素問撮要

-황제내경 소문이야기-

최재훈 저

다산출판사

머리말

「素問」은 우주 만상이 음양오행의 법칙으로 만들어졌으며, 온 생명(우주 생명)이나 낱 생명(생명 개체) 모두 음양오행의 법칙하에 생명활동을 하고 있다는 것을 가르치고 있다. 이것은 이론이 아니고 실제인 것이다. 「素問」은 한의학으로서는 최고봉이요, 최고로 정밀한 글이다. 이렇게 분명할 수 없다. 일 년 동안 하루 한 가지만 연구해도 三百六十五種을 연구할 것이다.

임상의로서 古方, 後世方, 四象方을 고군분투하며 공부하다 세월을 보냈는데, 45세에 이르러서 다시 「素問」을 공부할 기회가 생겼다. 「素問」이 수천 년을 전해지면서 후세가들의 글이 유입되어 분량이 많아진 것을 석곡 이규준 선생께서 이치에 합당한 부분만을 골라내어 재편집한 글이 「素問大要」다. 「素問大要」에서 내가 늘 즐겨 읽고 마음에 새기던 부분을 따로 편집한 것이 이 「素問撮要」이다.

無爲堂 李元世 선생님께 배우고 그 시기부터 소문의 구절구절들을 임상에 적용하고 정리하면서 한편으로는 溫芝 廉泰煥 선생님의 24체질침법을 공부하였다. 그리고 마침내 22년 동안 정리한 모든 내용을 「素問撮要」라는 제목으로 출간하게 되었다.

기초가 튼튼해야 내용을 깊이 이해할 수 있으며, 응용을 자유자재로 할 수 있는 것이다. 스승께 배우고 窮究하되 이론적 내용과 실제적 결과에 대하여 자기 자신에게 따져 물어야 한다.

글로는 나의 능력이 턱없이 부족하지만 전하고자 하는 마음만은 진실한 것이니 「素問」을 처음 접하는 한의학도들에게 조금이라도 보탬이 되었으면 하는 마음이다. 교정에 도움을 주신 24체질침 의학회 회원들께 감사드리며 읽고 또 읽어 부족한 점 질책하기를 당부하는 바이다.

2022년 11월

저자 씀

차　례

「황제내경 素問」에 대한 소개

저작 연대를 알 수 없는 내경의 내용을 전한 존재는 황제 軒轅 씨로 알려져 있다. 황제는 4659년 전 중국의 제왕이다. 황제의 성은 公孫이며 軒轅의 언덕에서 태어났으므로 軒轅 씨라 하였다.

「素問」은 이 황제와 천사인 기백과의 대화로써 우주 생성과 생명 활동하는 이치가 음양, 오행, 오상과 육기로써 생성되고 활동하고 있음을 설명하고 있다. 또한 자연과 인간, 즉 만물의 생성과 생명 활동하는 이치가 우주의 생성과 생명 활동하는 이치와 같고 심지어 사계와 밤낮, 오장육부와 피, 혈, 육, 근, 골에서 이루어지고 있는 생성과 생명 활동도 모두 똑같다며 이를 道在於一이라고 하였다.

또한 五行의 각각의 특성과 서로의 관계성인 상생상극과 상승상모를 통해 오장육부가 생명 활동하는 생리적·병리적 모습을 논하고 있으며 기거, 음식, 육기에 대한 대처방안과 가장 중요한 칠정에 관한 가르침도 수없이 강조하고 있다.

이 모든 것의 시작은 칠정을 움직이는 마음이다. 하늘이 藏德不止(장덕부지)하듯이 우리도 恬憺虛無(염담허무)해야 한다고 가르치고 있다.

一章 上古天眞論

황제와 기백께서 상고의 천진을 논하신 글이다.

천진은 우주가 창조된 생명력을 말하며, 그 생명력의 내용은 음양이라는 상대적 에너지이다. 음양이라는 상대적 에너지의 모습을 분석해 보면 五象(升達, 濡濕, 炎上, 燥凉, 潤下), 六氣(風, 寒, 暑, 濕, 燥, 火), 五行(木, 火, 土, 金, 水), 四季(春, 夏, 秋, 冬), 五脈(毛, 鉤, 代, 弦, 石), 밤낮 등 생명체가 藏德不止(장덕부지)하는 모두 같은 기운의 모습을 통틀어 천진이라 하는데 참이며 똑같다. 영원한 시간대에서부터 무한대로 존재하고 있는, 새로 생긴 것도 아니고 없어지지도 않는 처음과 끝의 개념을 알 수 없는 생명력인 불멸의 영적 존재가 천진이다(藏德不止(장덕부지)하고 있는 바로 그것!).

천진의 형과 상은 크고 작음의 개념이 없고, 얕고 깊음의 개념도 없으며, 선과 악의 개념도 없다. 방향도, 머무는 장소도, 집착도 없는, 즉 분별이 없고 이름과 글자로도 설명할 수 없는 道를 천진이라 하며, 살아 있는 모든 생명체는 이미 천진을 갖고 있다.

천진을 성인들의 말로 표현하자면 無陰無陽이요, 不增不減이요, 不垢不淨이요, 道體요, 分裂과 統一의 中이요, 妙妙玄玄 玄妙中이요, 如如不動이요, 淸淨光明이요, 成性存存이요, 寂寞無朕이요, 無요, 道요, 中이요, 如來요, 命이요, 無思요, 우주의 본체이며, 만물발생 이전의 본체인 것이다.

天眞圖

(불생불멸의 우주 생명 본체)

無陰無陽	如來
不增不減	命
不垢不淨	無思
道體	우주의 본체
分裂과 統一의 中	만물발생 이전의 본체
妙妙玄玄 玄妙中	一心
如如不動	唯心
淸淨光明	唯識
成性存存	佛性
寂寞無朕	法性
無	法身
道	眞諦
中	本性

天眞圖

(불생불멸의 우주 생명 본체)

本際	法界
般若	不虛妄性
實性	不變異性
眞如	不二法
眞心	平等性
眞性	離生性
眞實	法定
眞際	法住
實相	虛空界
性空	不思議界
如如	涅槃
如實	菩提
實際	阿摩羅識

天眞圖

(불생불멸의 우주 생명 본체)

勝義	自性淸淨
第一義諦	菩提心
第一義空	淸淨識
畢竟空	無垢識
圓成實性	眞識
性唯識	第九識
成唯實性	阿耨多羅三藐三提
勝義有	無上正等正覺
如來藏	無上正覺
大圓鏡智	無上等正覺
無分別智	無上正眞道
無分別心	無上正偏智
自性淸淨心	滅

天眞圖

(불생불멸의 우주 생명 본체)

滅度
無滅
寂滅
遠離
淸淨
不生
圓寂
圓覺
本體
眞相
一如
諸法實相

實相印
一諦
中道第一義諦
如實智
常住眞心
妙明眞心
眞我
眞性解脫
理體
經體
虛空佛性

天眞圖
(불생불멸의 우주 생명 본체)

常圓之月	一圓相
無位眞人	一精明
聲前一句	眞常心
父母未生前面目	一靈物
本來面目	心牛

典據 **昔在黃帝 生而神靈**하사 **弱而能言**하고 **幼而循齊하고 長而敦敏하고 成而登天하셨다. 迺問於天師曰 余聞上古之人이 春秋皆度百歲而動作이 不衰하더니 今時之人은 年半百而動作이 皆衰者는 時世異邪아 人將失之邪아.**

解說 **昔在黃帝 生而神靈하사** : 글로 만들려 하니 生而神靈이라 하였다. 태어나면서부터 벌써 성인이다. 신령이라고 하는 것은 아무것도 걸리는 것이 없고 모르는 것도 없는 것이다. 성인은 눈을 감아도 다 보인다. 과거도 알고 미래도 안다. 즉, 視聽於八遠之外한 것이다. 그렇다면 生而神靈만 한 것이 아니라 내내 神靈할 것이다.

弱而能言하고 : 하늘의 이치를 말하는 것이다.

幼而循齊하고 : 자라면서는 우주의 기운과 생성하는 이치에 따르기를 上古眞人과 똑같이 한다는 것이다. 제는 '같을 齊'이다.

長而敦敏하고 : 장성해서는 돈독하고 민첩하다는 것은 하늘, 우주 공간의 일을 모두 직접 하고 춘하추동도 다 만든다는 것이다. 長而敦敏이란 직접 陰陽을 운용하는 것을 말한다. 자체가 생명력인 것이다.

成而登天하셨다. : 이루어서는 하늘로 올라간다. 몸을 내버리면 곧 하늘인 것이다. 올라간다 하였지만, 그냥 앉아 있어도 하늘을 다 아니까 앉아 있어도 하늘이 되어 있다. 성인의 죽음이란 생명 자체는 영원하나 육체는 유형체니 한정이 있어 결국 막히게 되고 자연히 생명이 나간다. 막힘을 안다.

迺問於天師曰 余聞上古之人이 春秋皆度百歲而動作이 不衰하더니 今時之人은 年半百而動作이 皆衰者는 時世異邪아 人將失之邪아 : 성인 둘이 앉아서 묻고 답하는 것은 우리를 가르치려고 하는 것이다.

내가 듣건대 上古의 사람은 나이(春秋)가 백세를 넘어도 동작이 하나도 쇠하지 않고 튼튼했다. 그런데 요즘 사람은 나이가 오십만 되어도 동작이 예전 같지 않다. 이것은 때와 세상이 달라서 그러한 것인가, 아니면 예전 사람은 조리와 섭생을 잘했고 지금 사람은 그것을 잘 못해서 그러한 것인가?

上古之人과 今時之人의 양생을 비교하여 가르치다

典據 **岐伯이 對曰上古之人이 其知道者는 法於陰陽하고 和於術數하야 食飮有節하고 起居有常하야 不妄作勞라. 故로 能形與神이 俱而盡終其天年하야 度百歲乃去하더니**

解說 上古天眞論으로 시작되는 「황제내경 소문」은 황제와 천사인 기백의 대화로 후세 사람들을 가르치고 있다. 첫 번째 가르침은 옛 사람과 지금 사람과의 양생에 대한 비교이다.

岐伯이 對曰 : 천사인 기백이 대답하기를

上古之人이 : 아득한 옛날에 살았던 사람들은

其知道者는 : 도를 알았다 함은, 천진을 알았다 함이다. 우주의 생명 현상의 본체를 알았으며, 그러한 생명 현상에 따라 몸과 마음을 실천했다는 것이다. 마음에 두는 바나 집착함이 없이, 만족하고 감사하며 실천하고 살았던 것이다.

法於陰陽하고 : 밤낮의 법칙, 다시 말해서 해가 져서 어두워지면(陰) 몸과 마음을 쉬며 자고, 해가 떠서 주변이 훤해질 때쯤이면(陽) 몸과 마음을 발동하여 일어나고

和於術數하야 : 방법과 정도를 조화롭게 한다. 정신과 육체를 정도에 맞게, 즉 할 만큼만 하라. 인위로, 욕심으로 하지 말고 무리하지 말며 또한 일할 때나 쉴 때도 과부족이 없어야 된다고 가르치고 있다. 방법과 양도 내가 정하는 것이므로 내가 곧 천진인 것이다. 그러므로 인위로, 욕심으로 하지 말고 무위로, 천진으로 術과 數를 조화롭게 하는 것이다. 인연 따라, 그렇게 그렇게.

陰陽圖

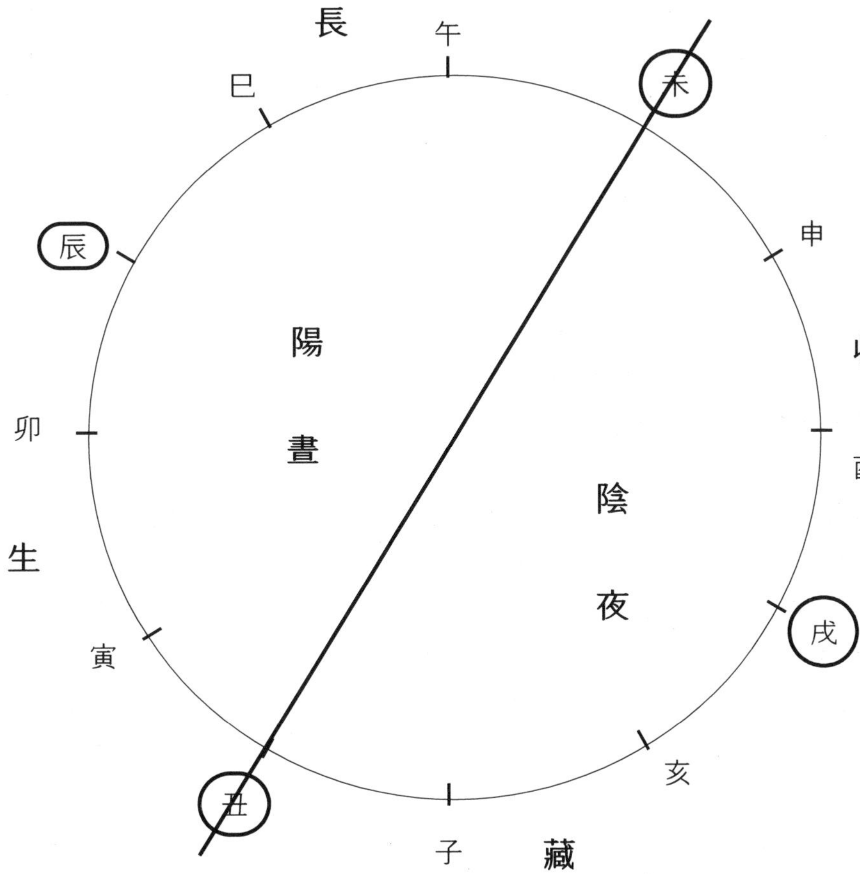

食飮有節하고 : 음식은 간식 없이 세끼(아침은 간단하게, 점심은 충실하게, 저녁은 부드럽게)를 과식함이 없이 꼭꼭 씹어 먹어야 된다. 음식의 양뿐만 아니라 맛도 너무 편중되지 말아야 한다. 너무 짜거나, 맵거나, 시거나, 달거나, 쓰거나, 기름져서는 안 되며, 有節해야 되는 것이다. 즉, 적당해야 되는 것이다, 입맛이 편중되어 나타나는 것이 바로 병이 생길 조짐이며 병에 걸린 것이다. 건강한 사람은 많이 먹고 싶은 욕구도 없을 뿐더러 먹지도 않으며, 간식 또한 당기지 않고 맛 또한 편중되게 먹고 싶지도 않기 때문에 자극적으로 먹지도 않는다. 다시 말하면 배고프지 않으면 안 먹고 맛을 즐길 정도로만 五味를 맛보는 것이다.

華佗가 曰 養生之術이 每欲小勞하고 但莫大疲니라. 有一老人이 曰하되 人可日 再食而不四五食也이며 又不可旣食後添食하라. 如此則必無不壽하니라.

한마디로 조금씩만 노력하고 몸을 크게 피곤하게 하지 말라. 하루 두 끼면 충분하고 간식하지 말라고 가르치고 있다.

起居有常하야 : 낮에 일 하고 움직이고, 밤에는 정신도 육체도 쉬어야 한다.

不妄作勞라. : 육체도 정신도 욕심 내지 말고 무리하지 말라. 모든 것은 욕심내서 한다고 이루어지는 것이 아니고, 열심히 한다고 되는 것도 아니다, '化於術數', 즉 방법과 정도를 알아서 거기에 맞추어 최선을 다하는 것이다. 운동도 마찬가지이다.

法於陰陽 和於術數 食飮有節 起居有常 不妄作勞 모두 人爲(욕심나는 대로 왈칵왈칵)로 하지 말고 無爲(방임이 아닌 있는 그대로)로 하라는 것이다. 그래서 其知道者라고 한 것이다. 우리도 그렇게 할 수 있다고 말하는 것인데 지금 우리가 그렇게 하고 있는가? 이것을 잘못해서 몸이 망가지기 시작하는 것이다. 타고난 체질과 성정이 다를지라도 其知道者의 모습은 같은 것이다. 그것은 우리가 바로 천진이기 때문이다. 욕심 때문에 마음이 가로막혀 천진임을 모르고 있는 것이다. 우리가 코로 냄새 맡고, 귀로 듣고, 눈으로 보고, 혀로 맛보고, 생각으로 판단하는 것이 바로 천진인 것이다, 그런데 천진은 무위이

다. 하려고 하는 바 없이 하는 것이 천진인 것이다.
故로 能形與神이 俱而盡終其天年하야 : 정, 기, 신이 마음이다. 정, 기, 신을 정당하고 적당하게 써 줌으로써 형체와 마음이 끄떡없이 그 천년까지 다 마친다는 말이다.
度百歲乃去하더니 : 백세를 넘긴다. 아무 병 없이 잘 살다가 간다.

典據 **今時之人은 不然也하야 以酒爲漿하고 以妄爲常하야 醉以入房하야 以欲竭其精하고 以耗散其眞하야 不知持滿하고 不時御神하야 務快其心하고 逆於生樂하야 起居無節하니 故로 半百而衰也니라.**

解說 **今時之人은 不然也하야** : 황제와 기백이 今時之人이라고 하는 그때의 세상과 그 이전 세상을 비교해 보면 그때의 사람은 이렇지 않았다.
以酒爲漿하고 : 술로써 장을 한다. 우리가 음식을 만들 때 장(간)이 들어가지 않는 것이 없다. 그래서 땀이나 소변, 눈물이 짠 것이다. 술로써 이와 같이 졸인다는 것이다.
以妄爲常하야 : 우리들은 무슨 일이든지 항상 무위로 하지 않고 妄爲常한다. 욕심을 내고 애를 쓰며 죽도록 한다. 무엇이 걱정되어서 그렇게 하려고 하는가? 될 일은 될 것이고 안 될 일은 안 될 것이니 걱정할 필요가 없다. 콩 심으면 콩 나고 팥 심으면 팥 나니 걱정할 것이 무엇이 있겠는가. 또 콩 심어 놓고 팥 날까를 걱정하고, 팥 심어 놓고 콩 날까를 걱정한다고 그렇게 되겠는가. 공연히 애만 쓰는 것밖에 안 되는 것이다. 그저 조심하고 최선을 다할 뿐, 본래 걱정할 것이 없는 것이다. 좋은 일도 지나가고 나쁜 일도 지나간다. 애 쓴다고 바뀌지 않는다.
醉以入房하야 : 잔뜩 취해서 입방하러 들어가서
以欲竭其精하고 : 그 정을 언제든지 다 빼내야 만족한다. 무엇이든지 욕심내면 탈이 나는 것이다.
以耗散其眞하야 : 그 진짜를 흩트려 소모해 버리고 마는 것이다. 우리가 마음 쓰고 걱정하는 것도 적절히 하고 말면 될 텐데 무슨 걱정이 있으면 사흘, 나흘, 한 달, 두 달을 마음을 졸인다. 이것이 칠정상인데 모든 병의 근원이 되는 것이다.

「素問」의 요지는 '恬憺虛無(염담허무)'인 것이다. 편안하고 행복하고 감사한 마음으로 삶을 영위해 나가라는 것이다.

不知持滿하고 : 가득 찬 것을 가질 줄 모른다. 정신도 쓸 만큼만 쓰고, 精도 좀 놔둬야 오래 살 것인데 끝까지 쓴다. 그러므로 지나치게 하는 것은 욕심의 발로이고 무지인 것이며, 최선을 다하는 것이 지혜로운 것인 줄 알아야 한다.

不時御神하야 : 때 아닌 때에 정신을 쓰고 요만큼만 성내면 될 것을 이만큼 성낸다. 비관하는 것도 요만큼 할 것을 이만큼 한다.

務快其心하고 : 언제든지 자기 마음에 즐겁기만 하면 다른 사람이야 죽든지 말든지 마음대로 하는 것이다. 이렇게 하면 상대도 그러니 싸움이 나는 것이다. 콩 심으면 콩 나고, 팥 심으면 팥 난다. 인과는 응보인 것이며 자연의 이치 아니겠는가.

逆於生樂하야 : 世上事 당장 눈에 보이는 것, 멋있는 것, 맛있는 것, 화려한 것만을 즐기는 것이 逆於生樂이다. 성인들은 욕심으로 하지 않고 그저 편안하고 편안한 것을 즐길 뿐이다(聖人爲無爲之事 樂恬憺之能).

起居無節하니 : 아무 때나 자고, 아무 때나 일어나고, 기거도 절차가 없다. 봄, 여름, 가을, 겨울 사계절 각각의 날씨가 우리 몸을 건강하게 하는 것이니 더울 때는 땀도 흘려야 되고 추울 때는 추운 맛도 몸으로 경험하는 것이 起居有節한 것이다. 덥다고 에어컨만을 즐기고 땀을 흘리지 않으면 냉방병이 되듯이 起居無節이 되는 것이다.

故로 半百而衰也니라 : 그렇기 때문에 반백에 쇠해질 수밖에 없는 것이다. 아무리 건강한 사람도 이렇게 하면 몸이 다 망가진다. 성인의 말씀이 특별한 게 없어 보이지만 우리가 실천할 것을 종용하며 제삼, 제사 가르치고 있는 것이다.

上古 聖人의 가르침을 가르치다

典據 **夫上古聖人之敎下也에 皆謂之虛邪賊風을 避之有時하고 恬憺虛無에 眞氣從之하야 精神內守니 病安從來리오.**

解說 **夫上古聖人之敎下也에** : 저 상고 성인들이 아랫사람들을 가르칠 때에

皆謂之虛邪賊風을 避之有時하고 : 춘하추동 사시의 어느 때나 虛邪賊風이 없을 수가 없으니, 어느 때든지 虛邪賊風을 피해야 된다. 虛는 정당하지 않은 것, 헛된 것을 말한다. 가령 화를 많이 내는 것도 헛된 것이다. 邪는 삿된 것이다. 賊은 남을 해롭게 하는 것이다. 風이라 하면 바람도 되고 풍속도 된다. 명품 가방이 유행이면 그저 갖고 싶어 난리가 난다. 虛邪賊風을 피하는 것이 완전한 예방주사인 것이다. 또한 자기 몸이 정상이 아닐 때는 虛邪賊風에 쉽게 당하기도 한다.

恬憺虛無(염담허무)에 : 정신과 육체를 씀에 있어서 평안하고 편안하게 허공과 같이 없는 듯이 살며 용쓰지 말고 애쓰지 말라는 마음 씀과 몸 씀의 기본을 말하는 것이다. 칠정에 사로잡히지 말고 그물에 걸리지 않는 바람처럼 살아야 한다. 육체가 성장、성숙하듯이 정신과 마음도 성장、성숙되어야 한다. 마음이 번거로울 때도 칠정에 사로잡히지 않는다면 마음이 성숙된 것이며, 칠정에 사로잡힘이 없는 恬憺虛無(염담허무)가 훈련된 사람이다. 우리도 환자도 훈련하면 된다. 타고난 체질과 성정이 다를지라도 恬憺虛無(염담허무)해야 하는 것이다. 「素問」의 가장 긴요한 가르침이 恬憺虛無(염담허무)인 것이다.

眞氣從之하야 : 그래야만 내 몸에서 순환하고 있는 육장육부의 속성, 즉 木氣(봄기운, 升達), 火氣(여름 기운, 炎上), 土氣(환절기, 濡濕), 金氣(가을 기운, 燥凉), 水氣(겨울 기운, 潤下)가 십이경락을 순환하면서 상생상극의 생리적 상황을 항상 유지할 수 있으니

精神內守니 : 여기서 정신은 정, 기, 신 모두를 포함한 표현이다. 정신이 나가지 않고 내 육체를 올곧게 지키고 있으니 心外無法이요,

心卽是佛(마음 밖에 법이 따로 없으니 마음이 곧 부처인 것이다.)이니 자기 자신을 믿어라. 즉, 천진을 믿어라. 나머지는 인연일 뿐이니 휘둘리지 말라.

病安從來리오 : 虛邪賊風을 避之有時하고 恬憺虛無(염담허무)하면 몸 안에 육장육부를 지켜내고, 부속된 구조물, 즉 피, 혈, 육, 근, 골, 눈, 코, 입, 귀 등 사지말단까지 온전하게 지켜낼 수 있다.

典據 **是以로 志閒而少欲하고 心安而不懼하며 形勞而不倦하고 氣從以順하야 各從其欲하야 皆得所願 故로 美其食하고 任其服하고 樂其俗하야 高下不相慕하니 其民을 故로 曰朴이니라.**

解說 **是以로** : 虛邪賊風을 避之有時하고 恬憺虛無(염담허무)를 가리키는 말로써 이렇게 함으로써

志閒而少欲하고 : 뜻이 한가롭다 보니 자연히 욕심이 적을 것이며 세상에 욕심낼 것이 별로 없다. 이렇게 하고 음양(陰陽氃氃)을 잘 고르면 그것이 행복인 줄 알고 감사한 줄 알게 되며 저절로 건강해지는 것이다.

이것은 우리 몸에도 꼭 마찬가지이다. 우리가 음식물(五味)을 먹으면 위가 소화를 한 뒤에 辛入肺, 酸入肝, 甘入脾, 苦入心, 鹹入腎으로 나뉜다. 그러나 甘入脾한다고 "단것, 너는 脾로 가!"라고 명령하지 않는다. 또 명령한다 해서 그놈이 가지도 않는다. 그저 먹을 뿐이며, 먹으니 그대로 이놈은 여기 가고, 저놈은 저기 가는 것이다. 똑같은 자료에 똑같은 기운으로 만물이 되었건만 이 물건 저 물건이 다르고 이사람 저 사람이 다른 것은 저절로 그렇게 쏠리기 때문이다. 그것이 체질인 것이다.

이와 같이 五味도 다 나름대로 쏠리는 것일 뿐이다. 가령 뼈처럼 단단한 것은 燥以乾之, 寒以堅之하는 기운이 좀 많이 쏠린 것이고 살처럼 부드러운 것은 濕以潤之하는 기운이 많이 쏠린 것이다. 모두 오행이 아닌 것이 없다.

心安而不懼하며 : 마음이 편하고 남 욕될 말 안 하면 두려워할 것도 겁낼 것도 없는 것이다.

形勞而不倦하고 : 몸은 좀 수고해도 마음이 늘 한가하므로 권태롭지 않은 것이다.

氣從以順하야 : 원기가 따라서 순조롭게 하니 과부족이 안 생긴다.

各從其欲하야 : 각각 그 욕망을 다 좇아간다. 우주 공간에 다섯 가지 기운과 육기가 합해져서 모든 오행 물체를 만드는 것이 各從其欲이다. 우리도 단것, 신 것 다 먹는다. 그러면 가령 酸入肝한다고 해도 酸이 간에 제일 많이 들어간다는 말이지 五味가 다 같이 가는 것이다. 나무 하나도 木이 제일 많을 뿐이지 五行이 다 들어가 있고 태양도 오행이 다 들어 있는 중에 火가 제일 많은 물체인 것이다. 뒤에 나오는 五五二十五가 바로 그것이다.

이것이 소화되어서 피가 될 놈은 피가 되고, 살이 될 놈은 살이 되는 것이다. 피혈육근골, 오장육부, 毛髮爪齒까지 다 저절로 되는 것이다. 그러나 만일 마음이 편치 않거나, 욕심이 있다면 소화도 못 시키고 甘入脾 등을 못해 당뇨병도 생기는 것이다. 五味가 바로 갔다면 그럴 이유가 없다. 그러므로 소화하는 것도 四肢百體는 가만히 있고 위만 소화한다고 보지 말라. 북을 한군데 두드리면 전체가 다 울리듯 우리는 하나이다.

皆得所願 : 모두 원하는 것을 다 한다. 피부에는 피부가 원하는 것이 오고 肌肉에는 肌肉이 원하는 것이 온다. 꼭 사람만 그런 것이 아니라 우주 공간에도 그렇고 동식물이 다 그렇다. 오로지 藏德不止(장덕부지)할 뿐이다.

故로 美其食하고 : 우리가 五味를 골고루 먹는 것이 하나도 나쁠 것 없이 다 영양이 된다.

任其服하고 : 자기 맡은 바에 복종을 한다. 木은 木대로 金은 金대로 할 일을 한다. 우리가 음식을 먹으면 각기 피, 혈, 육, 근, 골에 다 간다. 이것도 任其服이다. 입은 맛 좋은 것만 먹고 대장은 항상 대변을 내보낼 뿐이다. 그렇다고 대장이 "너는 왜 좋은 것만 먹고 찌꺼기만 내게로 내보내느냐?"고 불평하지 않는다. 대장은 입을 모른다. 위가 대장을 알겠는가? 안다고 해도 되고 모른다고 해도 되지만 만일 안다고 할 것 같으면 투정이 날 것이다. 위가 소화를 해서, 배급을 하는데 받는 놈이 알 것 같으면 "나를 더 다오." 할 것이다.

樂其俗하야 : 제 풍속을 즐거이 한다. 대장은 찌꺼기 출납에 만족할 뿐 밖에 나가니 대변이지 체내에서는 꼭 같다. 피는 피대로 제 풍속이 있듯이 피, 혈, 육, 근, 골이나 오장육부 다 각기 소임대로 할 뿐이다.

高下不相慕하니 : 높고 낮은 것, 서로 이렇게 생각하지 아니한다. 높고 낮은 것도 없지만 너는 왜 높을까, 나는 왜 낮을까 하고 투기하는 것이 없고 부러워하는 것도 없다.

其民을 故로 曰朴이니라. : 그렇기 때문에 그 백성을 순박하다 한다. 이 오장육부도 아주 순박한 물건인 것이다.

典據 **是以로 嗜慾이 不能勞其目하고 淫邪不能惑其心하야 愚智賢不肖가 不懼於欲이라. 故로 合於道하야 所以能年皆度百歲而動作不衰者는 以其德全不危也니이다.**

解說 **是以로 嗜慾이 不能勞其目하고 淫邪不能惑其心하야** : 그런 까닭으로 嗜慾(입으로 먹는 것, 마음으로 하는 것)이 능히 그 눈을 수고롭게 하지 않고, 음탕하고 삿된 것이 능히 그 마음을 미혹하지 아니한다. 기욕은 마음에서 나지 눈에서 나지 않는다. 삿된 것은 남을 해롭게 하는 것이나 보든지 말든지 하면 되지 남몰래 하는 것 모두가 삿된 것이다. 매력 있어 보이는 여자를 보면 마음이 動하기 쉽다. 그러나 마음이 정돈되어 있다면 미추의 껍질에 마음이 흔들릴 리가 없다. 사람의 내용(알맹이, 마음, 생명력)을 보면 똑같은 것이니

愚智賢不肖가 不懼於欲이라. 故로 合於道하야 : 그래서 어리석은 자나, 지혜 있는 자나, 어진 자나, 같잖은 자나, 자기 욕심부리는 데 아무 걱정이 없다. 그러니 合於道이다. 오장육부, 피혈육근골 어느 하나 어리석은 것이 없듯이 우리의 어리석고 똑똑함은 욕심에서 생기는 것

이다. 언제든지 정상이 아닌 데서 나오는 욕심일 때 겁이 나는 거지 정상으로 나오는 욕심이면 겁날 리가 없는 것이다. 자기 맡은 대로만 하면 겁날 것이 없는데 서로 속이니 겁이 나는 것이다. 道란 남을 위하는 것도 아니고 나를 위하는 것도 아니고 자기 할 일만 하는 것이다. 그저 쉬지를 아니하고 자기 임무만 한다. 남을 위한다 할 것 같으면 벌써 경쟁심이 생긴다. 내가 있고 남이 있기 때문에 경쟁이 생기는 것이다. 너도 나도 없다. 그래야 언제든지 이렇게 순환하는 것이다(藏德不止(장덕부지)). 이것이 道와 합한 것이다.

所以能年皆度百歲而動作不衰者는 以其德全不危也니이다 : 그러므로 백세가 되어도 동작이 쇠퇴하지 않는다. 그 德이 온전하여 아무 위태할 것이 없다. 우리가 인연이 다하여 육체와 정신이 분리되면 그것이 저승 가는 날이다. 아픈 데 없이 그냥 가면 좋으련만 우리는 온갖 곳이 다 아프다. 쇠하지 않으면 아픈 데가 없다. 그 사람이 德이 온전하여 위태로운 짓을 하지 않았기 때문이다. 정상이 아닌 데에서 병이 나는 것이다.

典據 **帝曰人이 年老而無子者는 材力盡邪아 將天數然邪아. 岐伯이 曰女子는 七歲에 腎氣盛하야 齒更髮長하며 二七에 天癸至하야 任脈이 通하고 大衝脈이 盛하야 月事以時下라 故로 有子니이다. 三七에 腎氣平均하야 故로 眞牙生而長極하고 四七에 筋骨이 堅하야 髮長極하고 身體盛壯하며 五七에 陽明脈이 衰하야 面始焦하고 髮始墮하며 六七에 三陽脈이 衰於上하야 面皆焦하고 髮始白하며 七七에 任脈이 虛하야 大衝脈이 衰少하야 天癸竭하고 地道不通 故로 形壞而無子也니이다.**

丈夫는 八歲에 腎氣實하야 髮長齒更하고 二八에 腎氣盛하야 天癸至하고 精氣溢瀉하며 陰陽和 故로 能有子하고 三八에 腎氣平均하야 筋骨이 勁强 故로 眞牙生而長極하고 四八에 筋骨이 隆盛하야 肌肉이 滿壯하고 五八에 腎氣衰하야 髮墮齒槁하고 六八에 陽氣衰竭於上하야 面焦하고 髮鬢이 頒白하고 七八에 肝氣衰하야 筋不能動하고 天癸竭

하며 精少하고 腎藏衰하며 形體皆極하며 八八則齒髮이 去하나니

解說 **帝曰人이 年老而無子者는 材力盡邪아 將天數然邪아** : 사람이 늙으면 자식을 못 낳는 것은 재주와 힘이 다해서 그런가? 아니면 본래 하늘의 數가 그렇게 정해져서 그런가?

岐伯이 曰女子는 七歲에 腎氣盛하야 齒更髮長하며 : 여자는 나이 일곱 살이 되면 腎氣가 성하고 여자아이가 남자아이보다 이를 먼저 간다. 胎髮이 빠지고 새로운 머리가 난다. 七은 少陽數, 八은 少陰數인데 男八, 女七은 음양교역이요 교역지묘이다. 음양이 둘이 아니다. 七은 少陽數로 넷, 셋이 일곱이다. 三은 奇數이고 四는 偶數, 그것도 음양이다. 八은 음수인데 八은 偶數가 둘이다. 그러므로 남자는 양이니까 偶數를 합하고 여자는 음이니까 奇數를 합한다. 음양 아닌 것이 하나도 없다. 숫자도 전부 다 음양이다.

二七에 天癸至하야 任脈이 通하고 大衝脈이 盛하야 月事以時下라 故로 有子니이다. : 열네 살이 되면 대개 월경이 통한다. 天癸는 꼭 月事가 아니라 精水가 통한다는 뜻이다. 임맥이 통하고 충맥이 성해져서 月事가 있게 된다. 그런고로 열네 살이 되면 아기를 가질 수 있다. 열네 살에 天癸至하는 것이 왜 그런가 하니, 이 좋은 육체를 가지고 그만 애들 때부터 경쟁을 한다. 좋은 것 나쁜 것을 따진다. 요새 애들은 일찌감치 경쟁하는 것을 배우니 經度가 빨라지는지도 모른다. 별것 아닌 것에 애를 태우니 열네 살이 안 되어도 아이들이 經度가 통하는 것 같다. 참으로 恬憺虛無(염담허무)할 것 같으면 스물한 살에 經度가 올지도 모른다.

三七에 腎氣平均하야 故로 眞牙生而長極하고 : 스물한 살에 腎氣가 평균, 이제 충실한 어른이 되었다. 완전히 완성되었다는 말이다. 젖니가 다 빠지고 새 이가 나고 난 뒤 제일 안에 어금니가 나는 것이 眞牙이다.

四七에 筋骨이 堅하야 髮長極하고 身體盛壯하며 : 스물여덟 살에 근골이 堅, 髮長極, 머리카락이 다 자라서 신체가 장성한다.

五七에 陽明脈이 衰하야 面始焦하고 髮始墮하며 : 서른다섯 살부터 서서히 노화가 시작된다. 탱탱하던 얼굴이 진액 부족으로 처지며 머리가 빠지기 시작한다.

六七에 三陽脈이 衰於上하야 面皆焦하고 髮始白하며 : 마흔 두 살에 이마와 볼까지 주름살이 생기고 머리가 세기 시작한다.

七七에 任脈이 虛하야 大衝脈이 衰少하야 天癸竭하고 地道不通 故로 形壞而無子也니이다. : 마흔아홉 살이 되면 요새 부인들은 대부분 經度가 끊어지고 형이 무너져서 아이를 낳을 수 없다. 地道不通이란 것은 精水가 마르고 온전히 다 안 통한다는 말이다.

丈夫는 八歲에 腎氣實하야 髮長齒更하고 : 丈夫는 여덟 살에 腎氣가 實하고 머리카락이 자라고 이를 간다.

二八에 腎氣盛하야 天癸至하고 精氣溢瀉하며 陰陽和 故로 能有子하고 : 열여섯 살이 되면 벌써 남자 행동을 한다. 天癸가 至, 이 天癸(男)나 저 天癸(女)나 음수, 양수가 동해서 정기가 溢瀉, 능히 注射할 수 있다. 음양이 和故로 能有子라.

이 손가락 하나도 손가락 조직체는 음이고 이걸 살리는 정, 기, 신은 양이다. 또 손가락을 움직이게 하는 것은 양이고 가만히 있게 하는 것은 음이다. 이렇게 음양이 합해져 있는 것이다. 원래 음이나 양이나 따로 있어서는 안 된다. 우리는 살아 있는 생명체이기 때문이다.

三八에 腎氣平均하야 筋骨이 勁强 故로 眞牙生而長極하고 : 스물네 살이면 벌써 다 컸다.

四八에 筋骨이 隆盛하야 肌肉이 滿壯하고 : 서른두 살에 다 성숙되었다.

五八에 腎氣衰하야 髮墮齒槁하고 : 마흔 살이 되면 腎氣가 쇠하고 진액이 마르므로 髮墮齒槁된다.

六八에 陽氣衰竭於上하야 面焦하고 髮鬢이 頒白하고 : 마흔여덟 살이 되면 양기가 떨어지고 이마와 볼까지 주름살이 생기고 머리가 세기 시작한다.

七八에 肝氣衰하야 筋不能動하고 天癸竭하며 精少하고 腎藏衰하며 形體皆極하며 : 쉰여섯 살이 되면 肝氣가 쇠해 움직임도 원활하지 못

하고 腎氣도 衰하여 다 늙어버렸다.

八八則齒髮이 去하나니 : 예순네 살이 되면 이도 빠지고 머리도 빠진다.

典據 **腎者는 主水하야 受五藏六府[1]之精而藏之라 故로 五藏이 盛이라야 乃能瀉하나니 今五藏이 皆衰하고 筋骨이 解墮하야 天癸盡矣라. 故로 髮鬢白하고 身體重하야 行步不正而無子耳니이다.**

帝曰有其年이 已老而有子者는 何也오. 岐伯이 曰此는 其天壽過度하야 氣脈이 常通而腎氣有餘也이니 此雖有子나 男不過盡八八이요, 女不過盡七七而天地之精氣皆竭矣이니다. 帝曰夫道者는 年皆百數라도 能有子乎아. 岐伯이 曰 夫道者는 能却老而全形身하나니 年雖壽나 能生子也니이다.

解說 **腎者는 主水하야** : 腎은 水를 주관한다. 水는 정수, 피, 물 등 모든 진액 있는 것을 가리킨다.

受五藏六府之精而藏之라 : 인체 내의 진액이 전부 스며들어 가서 골수가 된다. 腎에 저장을 하여 주사도 한다. 精氣라, 정이 기운을 먹는다. 오장육부의 정을 전부 藏하니까 五五二十五라 전부 다 모였다 해도 과언이 아니다. 그러니 腎者 作强之官이라 했다.

故로 五藏이 盛이라야 乃能瀉하나니 : 오장이 성해야 능히 주사할 것이 여기 많이 모일 것이다. 육부가 활동을 해서 정을 만들어 腎에다가 간직해 두어야 후손을 보지 않겠는가. 그러니 양기 돋운다고 신장만 자꾸 돋우고 신장에 들어가는 약만 쓰면 되겠는가(淸上, 通中, 溫下가 大法이다. 水升火降, 즉 火降水升이 자유로우려면 먼저 通中이 되어야 한다.).

다시 말하자면 通中이 잘 되면, 즉 온전한 소화기능을 갖고 있다면 淸上이 저절로 되고 溫下도 저절로 되는 것이다. 火降水升이 자연스

---

1) 오장육부나 육장육부의 한자는 원래 '五臟六腑', '六臟六腑'로 쓰지만 이 책에서는 원서에 있는 대로 고기 육변을 뺀 '五藏六府', '六藏六府'로 쓰기로 한다.

럽게 되는 것이다.

今五藏이 皆衰하고 筋骨이 解墮하야 天癸盡矣라. 故로 髮鬢白하고 身體重하야 行步不正而無子耳니이다. : 오장의 기운이 다 쇠약해지고 진액이 말라 근골도 약해지고 머리카락도 세어 버리며 몸도 무거워져 노인의 걸음걸이가 되므로 자식을 얻을 수 없다.

帝曰有其年이 已老而有子者는 何也오. : 이미 늙었는데도 자식을 낳는 것은 어찌된 일인가? 예순네 살에 腎氣衰라 했는데도 자식을 낳는 것은 어째서 그런가?

岐伯이 曰此는 其天壽過度하야 氣脈이 常通而腎氣有餘也이니 : 그것은 天壽가 과도하여 예순네 살을 조금 지났다는 말이다. 즉 기혈이 상통하고 腎氣가 유여해서 그렇다.

此雖有子나 男不過盡八八이요, 女不過盡七七而天地之精氣皆竭矣이니다. : 그 사람이 비록 자식을 낳더라도 그 아들은 예순네 살을, 그 딸은 마흔아홉 살을 넘기지 못한다. 꼭 죽는다기보다 천지의 정기가 마르므로 그때 많이 늙어 버린다. 늙어서 낳은 아들이 일찍 죽는다는 말이 여기서 나왔다.

帝曰夫道者는 年皆百數라도 能有子乎아. : 그러면 도통한 사람들은 백 살이 넘겼다 해도 능히 아들을 낳을 수 있는가?

岐伯이 曰 夫道者는 能却老而全形身하나니 年雖壽나 能生子也니이다. : 도통한 사람은 능히 늙는 것을 물리치고 形과 몸을 온전히 가질 수 있다. 그렇기 때문에 나이가 아무리 많아도 아들을 낳을 수가 있다. 恬憺虛無(염담허무)하여 眞氣從之하는 사람은 그럴 것이다.

典據 **黃帝曰余聞上古에 有眞人者하니 提挈天地하고 把握陰陽하며 呼吸精氣하야 獨立守神하야 肌肉若一이라. 故로 能壽蔽天地하야 無有終時니 此其道生이요.**

解說 **黃帝曰余聞上古에 有眞人者하니** : 황제왈 상고에 진인이 있으니, 儒家에서는 성인이요, 佛家에서는 부처와 같이 제일 높은 분이다.

提挈天地하고 : 천지라 하면 有도 되고 無도 되는데, 여기서는 형체가 있는 물건이다. 乾坤이라 하면 천지의 성정(元亨利貞, 春夏秋冬)이니 이것은 확실히 형체가 없는 물건이다. 挈은 당기는 것이고 提는 미는 것이다. 천지를 당기기도 하고 밀기도 하고, 우주 공간에 있는 모든 형체 있는 것을 자기 마음대로 주무른다는 말이니 진인이 우주 생명력이다. 진인은 우리와 같은 껍질은 덮어썼지만 내용은 하늘이다. 그러므로 우주 공간 동식물을 춘, 하, 추, 동으로 떡 주무르듯이 만들고 떨어뜨리며 생, 장, 수, 장하는 이것이 提挈天地이다.

把握陰陽하며 : 음양은 형체가 없는 것이지만 이것이 有를 만들어 내는 물건이다. 봄, 여름, 가을, 겨울이 보이지는 않지만 있게 하는 이치가 곧 음양이다. 把는 살짝 쥐는 것이고 握은 불끈 쥐는 것이다. 이러한 이치로 떡 주무르듯이 만들어 낸다는 말이다, 그러므로 提挈天地 把握陰陽이라 하면 우주 공간의 모든 유형과 무형을 자기 마음대로 하는 것이다.

呼吸精氣하야 : 生長收藏이 진인의 호흡이다. 우주의 정기를 자기 임의대로 운용한다는 말이다. 이는 恬憺虛無(염담허무) 眞氣從之하는 그 사람이지 딴 사람이 아니다.

獨立守神하야 : 홀로 서서 神을 지킨다. '獨'字는 佛家의 천상천하유아독존이라고 하는 그 '獨'字와 똑같은 내용이다. 유아독존이라는 것은 천지 우주 공간에 자기(大我) 하나뿐이라는 말이다. 실지 부처님도 이 몸뚱이를 말하는 것이 아니라 마음을 말하는 것이다. 우주 생명력은 남녀가 없다. 그러므로 獨이다. 원래 둘이 아니고 음양이 합해져 있는 것이다. 음양이 합해져 있지 않으면 생성이 안 된다. 그러므로 기혈이니 음양이니 하는 것이 합해져야 생성이 되는 것이다. 神이란 조화의 자취이다. 그러므로 그 법도를 그대로 하는 것, 조화를 지키는 것이 수신이다.

肌肉若一이라. : 산하대지가 우주의 肌肉이다. 우리도 똑같다.

故로 能壽蔽天地하야 : 고로 능히 壽가 천지를 덮는다. 하늘과 똑같다. 즉, 자기가 하늘이라는 말이다.

無有終時니 : 그러므로 마치는 때가 없다.

此其道生이요. : 이것이 道로써 사는 사람인 것이다. 그러므로 우리도 할 수 있는 한 겁낼 것 없이 순박하게 사는 것이 제일 먼저 할 일이다. 이렇게 한 후에 환자를 대해야겠다.

典據 **中古之時에 有至人者하니 淳德全道하야 和於陰陽하며 調於四時하야 去世離俗하며 積精全神하야 遊行天地之間하며 視聽八遠之外하나니 此皆益其壽命而强者也라 亦歸於眞人이요.**

解說 **中古之時에 有至人者하니** : 中古之時에 至人이 있으니
淳德全道하야 : 그 德을 순전히 하고 道에 온전하려고 한다. 꼭 그대로 하는 것이 道이다. 보통 사람은 내가 산다고 하지 하늘과 땅이 나를 살린다고 하지 않는다. 고마운 마음이 별로 없다. 그러나 하늘은 만물을 살려 놓고 “내가 잘했지?” 하지 않는다. 德이란 베풀어 놓고 “이것 갚아라.” 하는 게 아니다.
和於陰陽하며 : 음양은 사시로 말하면 春夏는 생장(양), 秋冬은 수장(음)이니 이러한 음양에 화합한다. 우리 몸도 有無가 합해 있으니 음양이다. 우리가 들이쉬고 내쉬는 호흡, 이것도 똑같이 음양이다. 어느 것 하나도 음양이 아닌 것이 없다. 음이 유여해도 안 되고 양이 유여해도 안 된다. 꼭 하나여야 된다.
調於四時하야 ; 사시에 조화를 이루고
去世離俗하며 : 몸은 같이 살면서 세상 풍속을 따라가지 않는다. 세상 풍파에 휘둘리지 않는다.
積精全神하야 : 정을 모으고 神을 온전히 하여 진인이 되려고 노력한다.
遊行天地之間하며 : 천지지간에 왔다 갔다 한다. 그러나 몸으로써가 아니라 神으로써 그렇게 한다.
視聽八遠之外하나니 : 八遠 밖의 것을 앉아서도 보고 듣는다. 지인은 진인처럼 마음대로는 못 주무르나, 우주공간 전체와 자기가 하나이니 그냥 듣고 본다. 이런 쪽으로 가만히 생각해 보면 자기 마음이 편해진다. 그러면서 “아! 이런 것이구나. 이런 것의 근본이 어디에 있는가

하니 恬憺虛無(염담허무)에 있구나.” 하고 깨닫게 된다. 그런데 우리는 몇 날, 몇 달, 몇 년을 칠정에 사로잡혀 살기 때문에 늙고 병들어 가는 것이다. 이런 것을 생각해 보면 자연히 마음이 너그러워진다. 이런 것을 연구해서 본인도 그렇게 하고, 환자에게도 그렇게 해 주면 그 사람이 위안을 받는 것이다.

此皆益其壽命而强者也라 : 이렇게 함으로써 수명을 더할 수 있다.

亦歸於眞人이요. : 이 또한 진인이 되어 간다. 진인은 자연이므로 애쓸 것도 없고, 지인은 좀 더 잘하면 얼마 안 가서 진인이 될 것이다.

典據 **其次는 有聖人者하니 處天地之和하며 從八風之理하야 適嗜欲於世俗之間하며 無嗔恚之心하야 行不欲離於世하며 被服章하야 擧不欲觀於俗하며 外不勞形於事하고 內無思想之患하야 以恬愉로 爲務하고 以自得爲功하야 形體不蔽하고 精神不散하니 亦可以百數니라.**

解說 **其次는 有聖人者하니** : 성인들은 생활에 있어서 항심이 있다. 마음이 안 흔들리므로 살아가는 것도 안 흔들린다. 편안한 사람이다. 우리는 마음이 안정되어 있지 않으므로 늘 이럴까 저럴까 한다.

處天地之和하며 : 천지의 화평한 기운으로 삶을 살아간다. 밤낮과 생, 장, 수, 장에 꼭 따라간다.

從八風之理하야 : 八風의 이치에 따른다. 八風은 주역 팔괘의 四方과 사유이다. 풍이란 산하대지의 지리가 다 다르기 때문에 여기저기 지나갈 때 공기가 조금씩 달라서 八風이 생겨난다.

適嗜欲於世俗之間하며 : 嗜欲을 세속 사이에서 적당하게 한다.

無嗔恚之心하야 : 짜증내고 분한 마음이 없다. 칠정에 휘둘리지 않는다.

行不欲離於世하며 : 행실은 세상을 떠나지 아니하려고 한다. 세상에 같이 살며 한다. 우리와 같이 살면서도 嗔恚의 마음이 없이 선을 행한다. ‘너는 너, 나는 나’라는 구분이 없고 호불호의 욕심도 없다.

被服章하야 : 章은 법인데 옷에도 법이 있다. 우리와 같이 옷을 입는다.

擧不欲觀於俗하며 : 나쁜 풍속을 따라하지 않는다. 평범한 옷과 먹을거리로 자기 마음이 편하도록 하지 꼭 세상을 따라가려고 애를 쓰지 않는다. 우리는 너무 좋은 것을 하려다가 탈이 난다.

外不勞形於事하고 : 밖으로는 일에 너무 몸을 시달리게 하지 않는다.

內無思想之患하야 : 안으로는 이것을 할까 저것을 할까 하는 걱정이 없다. 다른 사람이 뭐라고 하든 제 할 일을 할 뿐이다. 저 사람이 하니 나도 해 볼까 하는 마음이 없다. 정신을 딱 가다듬고 가만히 편안하니 恬憺虛無(염담허무)하는 사람이다.

以恬愉로 爲務하고 : 편안하고 기쁘게 살기를 힘쓴다.

以自得爲功하야 : 스스로 얻는 것, 내 속에 있는 정신, 생명력으로써 功을 삼는다. 앞의 積精全神도 이것이다. 우리는 반드시 밖에 있는 돈이나 물건을 끌어모아서 내게 혹은 우리 집에 갖다 놓아야 재미가 있으나 성인들은 자기에게 있는 恬憺, 그것을 끌어모으는 것이 재미다. 스스로 얻는 것, 자기 마음을 편히 하는 이것을 즐거움으로 삼는다.

形體不蔽하고 : 그렇게 하니 형체가 쭈그러지지 않는다. 요즘은 너무 하고 싶은 것, 사고 싶은 것, 가고 싶은 곳이 많은데 못해서 찌부러진다. 다른 사람을 따라가려고 애를 쓰고 다른 사람에게 뒤처질까 겁을 내고 마음고생을 한다.

精神不散하니 : 정신이 흩어지지 아니하고 또록또록하다(眞氣從之, 精神內守).

亦可以百數니라. : 능히 百數할 수 있다. 또한 사는 동안 편히 산다.

典據 **其次는 有賢人者하니 法則天地하며 象似日月하야 辯列星辰하고 逆從陰陽하며 分別四時하야 將從上古하야 合同於道하니 亦可使益壽而有極時니라.**

解說 **其次는 有賢人者하니** : 그 다음은 현인이라는 사람이 있으니

法則天地하며 : 천지에 법을 받아 천지가 하는 대로, 낮밤, 한 달, 일년, 춘하추동 등 그때그때 절후가 바뀌어 가는 그대로 법을 따라간다. 우주 동정과 같이 한다.

象似日月하야 : 모양은 일월같이 한다. 해와 달이 우주 공간에 훤하듯 현인들은 죽는 날까지 생기가 훤하다. 얼굴과 기상이 저 해와 달같이 명랑하고 활발하다.

辯列星辰하고 : 星辰과 같이 辯列하다. 星辰이 저렇게 많아도 한 번도 안 부딪치는 것은 우주 생명력이 꽉 차 있기 때문이다. 우리 몸도 오장육부, 팔다리, 이목구비에 정기신이 꽉 차야 된다.

逆從陰陽하며 : 음양에 역종한다. 역종이 곧 생, 장, 수, 장이니 생, 장, 수, 장에 그대로 따른다.

分別四時하야 : 四時(봄, 여름, 가을, 겨울)를 분별하여 생활한다.

將從上古하야 合同於道하니 : 장차 상고의 사람을 따라서 道에 합한다. 상고는 성인, 지인, 진인을 다 가리키는 것이다.

亦可使益壽而有極時니라. : 또한 현인들도 능히 천수를 더할 수도 있고, 그렇게 자꾸 닦아 가면 진인까지 따라 올라간다. 극은 가장자리이다. 진인처럼 하늘과 같아지는 것이 극이다.

사계에 대한 양생을 가르치다

典據 **春三月을 此謂發陳이니 天地俱生하야 萬物以榮하나니 夜臥早起하야 廣步於庭하고 被髮緩形하야 以使志生이니 生而勿殺하며 予而勿奪하고 賞而勿罰하나니 此春氣之應이니 養生之道也라. 逆之則傷肝하야 夏爲寒變하야 奉長者少하리라.**

解說 **春三月을 此謂發陳이니** : 폐장하는 계절인 冬三月을 지나 生하는 봄의 기상인 것이다. 발진, 즉 묵은 데서 발한다는 것은 갑자기 봄이 이렇게 쑥 나오는 것이 아니라 가을부터 秋收, 冬藏해서 비로소 봄이 나오는 것이다. 이것을 한다. 풀뿌리에서부터 이파리가 살금살금

돋아나고 가지 끝에서부터 새순이 살금살금 돋아나는 것이다. 언 땅이 차츰차츰 녹고 꽃나무에도 꽃봉오리가 생기기 시작하여 꽃을 피울 준비를 하는 것이다. 아직 바람은 차도 햇빛은 따뜻한 기운이 도는데, 이 기운을 升達이라고 표현한 것이다. 이런 성정을 가진 것이 木이며 肝인 것이다.

天地俱生하야 : 봄이 되어 따뜻한 햇빛이 비추니 地氣도 그때 동한다. 언 땅이 녹고 초목이 뿌리를 내리며 영양과 수분을 끌어올려 생동감 있게 생명 활동을 시작하는 것이다. 有無가 같이 살아나서 활동하기 시작하는 것이다. 이것이 木이며 肝의 생명력인 것이다. 이것이 軟弱輕虛而滑이며 端直而長인 것이다(肝脈이 뛰는 모습).

萬物以榮하나니 : 發을 해서 만물이 생동한다. 드디어 꽃이 피고, 개구리가 동면을 끝내고 땅 밖으로 나와 울기 시작하는 것이다. 이때쯤이면 겨울에 藏을 잘 한 사람은 생기가 나고 긍정적으로 봄기운을 즐길 수 있지만 겨울에 藏을 잘 안 한 사람은 도리어 봄을 타는 것이다.

夜臥朝起하야 : 밤에 자고 아침에 일찍 일어난다.

廣步於庭하고 : 우리가 밤에 잠을 잘 때는 모든 것이 쉬고 있다가 새벽이 되면 깨어난다. 그러면 우리 몸이 다시 활동을 개시하게 되는 것처럼 우리도 봄에는 적당히 운동을 해야지 과하게 해서는 안 된다. 藏에서 生으로 준비해서 시작하는 시작점이기 때문이다. 다시 말하자면 워밍업이다.

被髮緩形하야 : 묶었던 머리도 풀어헤치고 편안하게, 緩形은 겨울에는 추워서 겹옷을 입지만 봄이 되었으니 옷도 가볍고 편하게 한다.

以使志生이니 : 뜻으로 하여금 살게 한다. "아하! 이렇게 해야 되겠구나.", "아하! 이 정도로 해야 되겠구나.", "생명력을 잘 살펴서 살금살금 하는 것이구나." 비유하자면 가만히 있다가 활동을 준비하고 개시하는 시절이다.

生而勿殺하며 : 살려야지 죽여서는 안 된다. 살금살금이 살리는 것이지, 왈칵왈칵은 도리어 무리가 되어 죽이는 것과 같다. 悲도 怒도 殺에 해당된다.

予而勿奪하고 : 주고 빼앗지 말라. 무엇이든지 주면 좋지만 빼앗으면 기분이 언짢듯이 우리도 봄에는 반드시 뜻을 살리고 해치거나 빼앗지 말아야 한다. 봄에 새록새록 살아 나오는데 칠정에 억압을 당하면 모두 다 말살되지 않겠는가. 칠정에 성을 낸다거나 비관을 한다는 것은 뺏는 것과 마찬가지인 것이다.

賞而勿罰하나니 : 상을 주지 벌하지 말라. 상을 받으면 누구든지 좋지만 벌을 받으면 기분이 영 안 좋을 것이니 봄기운과 완전 반대가 된다.

此春氣之應이니 養生之道也라. : 이렇게 상을 주고 生하고 緩하는 것이 春氣에 응하는 양생의 道이다.

逆之則傷肝하야 : 脫하고, 벌하고, 殺하면 양생의 道가 아니다. 逆은 밖에서도 되고 안에서도 되는데 칠정과 가장 관련이 많다.

夏爲寒變하야 : 봄에 풀이 이만큼 자란다 하면 여름에는 長하니 훨씬 더 많이 자라야 하는데 봄에 아주 조금 자랐다면 여름에 가서 寒變이라. 생장기간에 따뜻한 기운으로 잘 자라 주어야 하는데 혹시나 추위에 당한 것처럼 제대로 못 크고 생기가 부족하게 되면 성장하지 못한다.

奉長者少하리라 : 長을 받을 것이 적다. 그렇다. 봄에 生을 다 받지 못하면 여름에 長을 받지 못한다.

典據 **夏三月을 此爲蕃秀이니 天地氣交하야 萬物華實하나니 夜臥早起하야 無厭於日하고 使志無怒하야 使華英成秀하고 使氣得泄하야 若所愛在外니 此夏氣之應이니 養長之道也라. 逆之則傷心하야 秋爲痎瘧하야 奉收者少하리다.**

解說 **夏三月을 此爲蕃秀이니** : 빼어나고 빼어나니 이만큼은 클 것이다.

天地氣交하야 : 春三月의 天地俱生은 살아 나오는 모습이고 여기서는 완전히 交를 한다. 즉, 왕성한 생명활동을 하는 것이다.

萬物華實하나니 : 華하고 實한다. 벌써 꽃이 맺히면서 이때부터 열매를 준비한다.

夜臥早起하야 : 밤에 자고 아침에는 봄보다 일찍 일어난다. 해가 일찍 뜨기 때문에 오랜 시간 자연과 함께 동화하는 것이다.

無厭於日하고 : 낮을 싫어하지 말고 日光을 받아야 한다.

使志無怒하야 : 뜻으로 하여금 성내지 말라. 성내면 꺾이고 부러지기 쉽다. 여름은 心이요, 炎上인데 怒氣의 升達이 합세하면 炎上이 너무 심해 아래로 내려오지 못하여 水升火降이 안 되고 火升水降이 되므로 火升되고 灼金肺된다. 상하가 모두 병 들게 되는 것이다. 알레르기성 비염 등이 여기에 해당된다. 木實로 인해 木侮金되어 폐는 힘들어지고 또한 木乘土되어 중초는 막히고 水升火降의 기전이 무너진 것이다. 濁氣在上된 것이다.

使華英成秀하고 : 花나 꽃봉오리를 成秀하게 만들고

使氣得泄하야 : 기운으로 하여금 泄을 얻게 한다. 위로도 크고 옆으로도 커야 되므로 내 생명력을 많이 사용하게 되는 것이며 결과적으로는 上焦, 中焦, 下焦의 榮衛까지 생명력이 충만하게 된다. 이것이 모두 使氣得泄인 것이다. 使氣得泄을 못 하면 夏爲寒變될 것이고, 夏爲寒變하면 使氣得泄을 못 할 것이다.

若所愛在外니 : 사랑하는 바가 밖에 있는 것 같다는 것은 마음이 언제든지 밖으로 활발하게 표현되어야 한다는 것이고

此夏氣之應이니 養長之道也라. : 그렇게 하는 것이 여름 기운에 응하는 것이요, 長을 기르는 道인 것이다.

逆之則傷心하야 : 칠정에 휘둘리는 것이 逆之이며 傷心하는 것이다.

秋爲痎瘧하야 : 여름에 풀이 어느 정도 자란다면 가을에는 長을 받아 알맞게 결실이 되겠는데, 여름에 풀이 많이 자라지 못한다면 가을에 가서 痎瘧이라. 생장기간에 따뜻한 기운으로 잘 자라 주어야 하는데 제때 못 크니 가을 기운을 제대로 받을 생기가 부족하여 痎瘧하는 것이다.

奉收者少하리다. : 長을 받을 것이 적다. 그렇다. 여름에 生을 다 받지 못하면 가을에 長을 받지 못한다.

典據 **秋三月을 此爲容平이니 天氣以急하고 地氣以明하나니 早臥早起하야 與鷄俱興하고 使志安寧하야 以緩秋刑하고 收斂神氣하야 使秋氣平하고 無外其志하야 使肺氣清이니 此秋氣之應이니 養收之道也라. 逆之則傷肺하야 冬爲飧泄하야 奉藏者少하리다.**

解說 **秋三月을 此爲容平이니** : 용서, 平平하다고 한다. 왜냐하면 춘삼월을 發陳이라고 했을 때 이 發陳은 秋收, 冬藏을 해 놓은 데서 이렇게 살그머니 올라오는 것처럼 시작도 끝도 없는 還周不休하는 모습인데 가을도 봄, 여름에 생장을 이만큼 해 놓은 데에서 살그머니 오므리는 것이다. 즉 수렴하는 것이다. 봄이 추동에 수장한 데에서 당장 나오는 것이 아니듯 이 가을에 거두는 것도 왈칵 거두는 것이 아니라 산에 단풍이 들듯이 차츰차츰 하는 것이 용평이다. 자연은 그렇게 생명활동을 한다. 人爲가 아닌 無爲로… 우리도 환자도 몸과 마음을 그렇게 해야 한다.

天氣以急하고 地氣以明하나니: 하늘 기운이 그때 좀 급해지고 땅 기운이 밝아진다. 여름에는 해가 높고 길어 증발이 많으니 비구름이 많이 생겨 雨水가 잦고 땅이 축축하다. 이제 가을에 해가 점차 기울고 짧아지면 빨아올리고 내려오는 게 적으니 증발도 적고 雨水도 적다. 구름은 높아지고 습기는 적어져서 우주공간이 넓어지고 공기가 燥寒해진다. 이것이 天氣以急이요 地氣以明이다. 이것이 金의 모습이며 폐의 모습인 것이다.

早臥早起하야 與鷄俱興하고 : 이는 수렴을 하기 때문에 일찍 자고 닭처럼 일찍 일어난다.

使志安寧하야 : 수렴하니 안녕하게 한다.

以緩秋刑하고 收斂神氣하야 使秋氣平하고 : 가을은 모든 나뭇잎이 생명력을 다하고 변색되어 떨어지니 추형이라 한다. 收斂神氣하야 使秋氣平하고는 가을 형벌을 천천히 해서 신기를 수렴해야 된다. 즉, 가을 기운인 폐 기운으로 하여금 平平하게 해야 된다는 뜻이다.

無外其志하야 使肺氣清이니 : 그 뜻을 밖으로 쓰지 마라. 그렇게만 수렴하면 폐의 기운이 정상으로 맑다.

此秋氣之應이니 養收之道也라. : 가을은 이렇게 수렴하는 것이며 이것이 가을의 정당한 모습이다.

逆之則傷肺하야 : 여기에서 逆之라 함은 성내는 것과 놀라는 것이고 憂, 思, 悲 이것도 秋氣를 맑지 못하게 하는 것이다.

冬爲飧泄하야 奉藏者少하리다. : 여기 肺合大腸이 아니던가. 飧泄은 음식물이 소화되지 못한 상태로 설사하는 것이다. 이것은 갑자기 수렴하려니 준비가 안 됐기 때문이다. 春夏秋의 각각의 생명활동이 정상으로 되면 奉藏者가 충분해서 冬爲飧泄이 될 리가 만무하다. 그러므로 春夏秋의 생명활동 중에 어느 시기라도 손상이 있으면 영향이 있을 것은 자명하다. 그런데 꼭 이것을 秋에 대해서만 飧泄이라고 한 이유는 가을은 수렴인데 설사하는 것은 수렴이 적어 그런 것이므로 冬爲飧泄이라고 한 것이다. 수렴이 적다고 하는 것은 폐의 생기가 부족해서 그런 것이다. 꼭 여기뿐만 아니라 春夏에도 영향이 있었기에 그럴 것이다. 秋가 收를 잘 못했기 때문에 冬爲飧泄이라고만 볼 게 아니라 여기에 탈이 나면 저기에도 문제가 생기는 것이다. 그래서 언제든지 음양을 하나로 보아야 한다. 오장육부를 合해 봐야지 떼어서 보면 안 된다. 밥을 소화시키는 것도 위 혼자 하는 게 아니라 오장육부, 피, 혈, 육, 근, 골이 合해져야 소화를 시킨다. 그렇기 때문에 우리 한의학은 오장육부, 피혈육근골을 合해서 보아야 한다.

典據 **冬三月을 此謂閉藏이니 水氷地坼하니 無擾乎陽하고 早臥晚起하야 必待日光하야 使志若伏若匿若己有得하고 去寒就溫하야 無泄皮膚하야 使氣亟奪이니 此冬氣之應이니 養藏之道也라. 逆之則傷腎하야 春爲痿厥하야 奉生者少하리라.**

解說 **冬三月을 此謂閉藏이니 水氷地坼하니** : 폐장이라, 이제 문을 닫는다. 물이 얼고 땅이 벌어진다.

無擾乎陽하고 : 양을 흔들지 말라. 밖에 나가서 너무 활동하지 말고 내 생기를 너무 흔들지 말아야 한다. 藏하는 계절이다.

早臥晩起하야 : 藏을 많이 하는 계절이기 때문에 일찍 자고 늦게 일어난다.

必待日光하야 :반드시 날이 훤해져서야 일어난다.

使志若伏若匿若己有得하고 : 엎드려 있는 것 같이 하고, 숨어 있는 것 같이 하며, 마치 내가 이미 갖고 있는 것 같이 깊이 간직을 한다.

去寒就溫하야 : 추운 데는 버리고 따뜻한 데로 나아가야 한다.

無泄皮膚하야 : 피부로 泄을 해서는 안 된다. 겨울에 땀을 뻘뻘 흘리고 나서 차가운 물에 들어가는 것은 해롭다. 이럴 때 우리 榮衛, 三焦가 충격을 받는다. 피부가 약한 사람은 피부염이 되기 쉽고 신경통에 걸리기도 쉽다.

使氣亟奪이니 : 기운으로 하여금 꼭 오므려 쥔다.

此冬氣之應이니 養藏之道也라. : 이렇게 하는 것이 冬의 應이요, 藏을 기르는 道이다. 가을부터 차츰 거두어 뿌리에 단단히 저장한다. 그러면 봄이 되어 싹이 잘 올라온다.

逆之則傷腎하야 : 칠정에 사로잡히는 것도 逆이 되고, 땀을 많이 내는 것도 逆이 된다, 폐장하는 계절이니 발산을 많이 하는 것도 逆이 된다.

春爲痿厥하야 奉生者少하리라 : 傷腎해 놓으면 春爲痿厥이라, 봄이 되면 힘을 쓰지 못한다. 위는 늘어진 것, 궐은 오그라진 것이다. 겨울에 收藏을 잘하면 자료가 많으니 차츰차츰 커서 올라갈 것인데 자료가 적으니 痿厥할 수밖에 없다. 이것이 道家의 양생하는 법이다.

四季圖

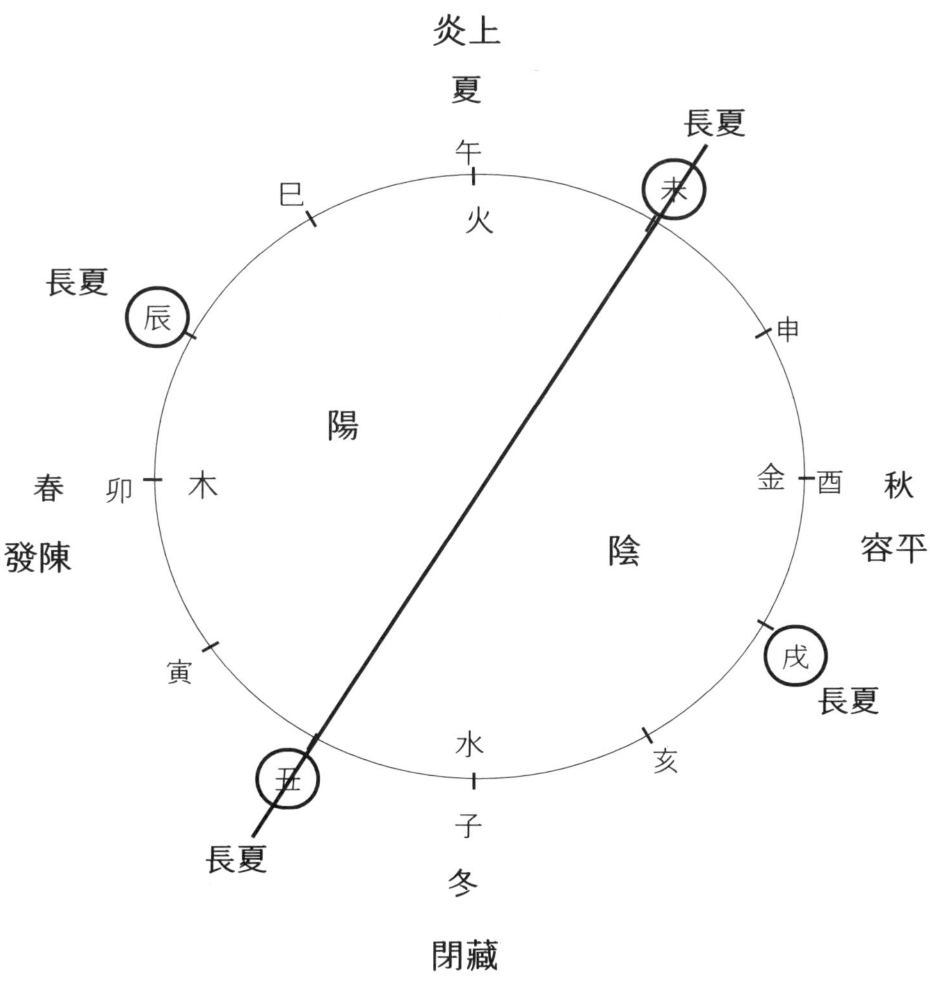

典據 **天氣는 淸靜光明者也라 藏德不止 故로 不下也니라. 天明은 則日月이니 不明하면 邪害空竅하나니라. 陽氣者는 剛塞하고 地氣者는 冒明이니라.**

解說 **天氣는 淸靜光明者也라** : 하늘 기운은 맑고 깨끗하고, 고요하고 훤하다고 했다. 하늘이나 마음이나 있기는 틀림없이 있는데 뭐라고 하기가 난감하다. 이것을 道家에서는 淸靜光明이라 하였고, 佛家에서는 空寂靈知淸淨이라 했고 儒家는 至虛至靈이라고 했다. 천기라 할 때의 氣는 佛家나 儒家의 靈과 같다. 광명이라 하는 것은 태양이 밝은 것이라든지 전깃불이 밝은 것과는 다른 것이다. 환한 것도 깜깜한 것도 아니고 아무것도 가려진 것 없이 탁 트인 가운데 훤하다 할까, 가맣다 할까 한 그것을 말한다. 玄이란 글자도 그런 뜻이다. 가맣다는 건 색깔이 아니다.

藏德不止 : 德이란 조금도 바라는 것 없이 베풀기만 하는 것을 말한다. 天氣가 밤낮과 춘하추동으로 모든 동식물을 키우는 바로 그 德을 말하는 것이다. 이것은 淸靜光明이라 해도 되고 五象(升達, 炎上, 濡濕,燥寒, 潤下)도 그 德일 것이다. 그치지 않는다는 것은 動靜이요, 음양이요, 體用이다. 즉 五象을 자료 삼아 음양이 발산과 수렴을 부단히 반복하는 과정에서 六氣가 활동되고 이 六氣와 五象이 한데 어울려 藏德不止(장덕부지)를 쉼 없이 하는 동안에 물체가 생겨나게 되는데 이것이 오행이다. 藏德不止(장덕부지)를 계속하여 자꾸 활동하니 진화를 하여 물체가 차츰 커져 지구 같은 것이 생기고 지구가 생기고 나면 동식물이 생기는 것이다. 그러므로 이 지구도 이 자료에 이 기운이요, 여기에 동식물이 난다 해도 이 기운에 이 자료이지 다른 게 아니다. 그 기운에 그 자료로 되었으니 이렇게 되면 아무리 동식물이 많지만 하나이다. 다섯 가지가 진화하여 이렇게 많아졌지만 근본을 보면 꼭 한 가지이다. 이것을 하나로 보는 것이 공부이다. 그러므로 우리 마음도 이와 같아서 天氣라 淸靜光明이라 하는 것처럼 하되 하는 듯 없이 하고 눈을 감고 있으면 훤한 이것을 淸靜光明體라 하겠

고, 이 體가 用이 없을 수 없으니 가령 누구를 생각하면 눈은 감았으나 앞에 훤하게 나타나니 이것이 用이다. 이런 體와 用은 眞이라 하겠고 그러나 생각하고 싶지 않은 것이 자꾸 문득문득 튀어 나오는 것은 妄念이니 이것은 가짜라 하겠다. 우리 마음은 본래 청정광명이다(動念卽乖!). 또 혼자 있으면 성이 안 나다가 누가 와서 나쁜 소리를 하면 성이 울컥 난다. 상대가 오니 흔들리는 것이다. 不動心이란 그렇게 어렵다. 그러나 성인들은 흔들림이 없다. 우주가 한 번도 쉬지 않듯이 우리 사람도 이와 같아서 우리 경맥, 정기신, 마음, 피혈육근골, 오장육부는 한 번도 쉬지를 않는다. 우리의 기혈이라 하는 것도 일분일초도 안 쉬어야지 잠깐이라도 쉬면 탈이 나고 아예 쉬면 죽어버린다.

故로 不下也니라. : 아래로 처지지 않는다. 그러므로 우리 기운은 언제든지 통해야지 만일 우리 기운이 정지하면 몸도 정지한다.

황제가 가로되 地憑乎아, 땅이 어디에 빙자해 있는가를 물었다. 이에 기백이 가로되 大氣擧之라, 큰 기운이 들고 있다(天元紀大論). 여기서 대기나 위의 천기나 마찬가지이다. 우리도 이 지구가 어디에 얹혀 있는 것도 아니고 끈에 매달려 있는 것도 아닌 것을 잘 안다. 지구 같은 별이 이렇게 많건만 하나도 처지지 않는다. 그러면서도 자전, 공전을 부단히 하니 이게 大氣擧之요, 藏德不止(장덕부지)요, 不下인 것이다. 우리 사람도 생명 활동을 하는 이것이 不下이다. 우리가 뜀박질을 하고 물구나무서기를 해도 오장육부가 헝클어지지 않는다. 생기가 활동함으로써 들고 있는 것이다.

天明은 則日月이니 不明하면 邪害空竅하나니라. : 天明은 즉 日月이니, 하늘이 밝은 것은 날과 달이 밝아서 밝다. 날과 달이 정기신이 제일 많다. 天에도 정기신이 있고 日月에도 정기신이 있다. 우리 손가락에도 정, 기, 신이 있다. 똑같다. 만일 우주 공간에 구름이 끼면 日月이 밝지 못하다. 이와 같이 춘하추동(간, 심, 폐, 신)이 제대로 안 되는 것이 邪害空竅이다. 하늘은 오행의 原體이다. 이렇게 天氣淸靜光明이 藏德不止(장덕부지)하기 때문에 日月이 다 생겨 활동을 하는 것이다. 우리 인체도 역시 그렇다. 인체도 천기, 생명력 이것이 들어서 활동함으로써 오장육부가 따라서 활동하는 것이다. 오장육부 가운데 심장이 제일 광명이 많고, 제일 예민하고, 제일 정기신이 많다. 또 耳目에도 정, 기, 신이 많다. 耳目은 무엇 때문에 밝은가 하면 마음 때문에 밝은 것이다. 오행의 물체 가운데 태양은 제일 火가 많아서 光明이 그리도 밝고, 우리 사람의 심장 이것도 오행 가운데 활동이 제일 많고 정기신이 많은 것이다. 정, 기, 신이 합한 것이 마음이니 정, 기, 신이 분명하지 않으면 코도 냄새를 못 맡고, 눈도 바로 못 본다(火升되어 灼金肺된 것이다.).

陽氣者는 剛塞하고 : 양기는 天氣라 해도 되고 생기라 해도 된다. 양기는 우주공간에 꽉 차 있는 것이다. 充滿이다.

地氣者는 冒明이니라. : 地氣라 하면 모든 형체 있는 것을 말한다. 地氣는 그 밝은 것을 덮어써야 된다. 여기서 明이란 天氣淸靜光明의 明도 되고 天明의 明도 된다. 즉 생명력이다.

이 우주 공간에는 지구뿐 아니라 무한히 많은 지구가 꽉 차 있다. 우리도 팔다리에만 기운이 있는 것이 아니라 머리카락 하나하나에도 꽉 차 있다.

典據 **雲霧不精則上應白露不下하나니 交通不表하야 萬物命故不施하리니 不施則名木이 多死하나니라. 陽氣不發하며 風雨不節하며 白露不下하면 則菀藁不榮하나니라. 賊風數至하고 暴雨數起하야 天地四時不相保하며 與道相失하면 則未央絶滅하나니라. 惟聖仁이 從之 故로 身無奇病하고 萬物을 不失하야 生氣不竭하니라.**

解說 **雲霧不精則上應白露不下하나니** : 우리 사람에게도 雲霧가 있다. 暑以蒸之, 濕以潤之하니 雲霧가 안 생길 리 없고 上焦如霧, 中焦如漚하니 여기가 雲霧 생기는 자리이다. 六氣의 활동이 원활하면 雲霧가 정상이다. 우리 六腑도 그 역할이 같은 것인데 이 六腑가 정상적이지 아니하면 雲霧도 정미롭지 아니하다. 그러면 위로 응하는 白露가 내리지 아니한다. 白露는 天氣以急, 地氣以明할 때 잘 생긴다.

白露라 하면 더 정미로운 것이니 우리 호르몬, 피, 정액, 정기신도 정미롭지 못할 것이다.

交通不表하야 : 交通은 交하여 通하는 것이니 우주의 動靜이요, 升降이다. 表는 나타난다는 말이니 밖이 제일 먼저 나타난다. 그러니 不表라하면 表裏가 분명치 못하다는 뜻이다.

萬物命故不施하리니 : 식물도 정상적으로 커서 결실을 맺고, 우리도 나고 자라서 백 살까지 사는 것이 萬物命故이다. 베풀지 못한다는 것은 정상이 못 된다는 것이니

不施則名木이 多死하나니라. : 그러면 목단, 매화, 소나무, 대나무 등등 특색 있는 나무가 많이 죽는다. 우리의 폐, 심, 비, 간, 신 이런 것이 이름 있는 나무이다. 白露는 우주 공간의 영양이다. 사람도 雨順風調하면(정상이면) 생기 출입하는 조직체에 白露가 交通할 것이다.

陽氣不發하며 : 양기, 즉 생명력이 항상 天氣淸靜光明하여 藏德不止(장덕부지)하면 백로가 不下할 리가 없겠으나 이렇게 못하는 것이 不發이다.

風雨不節하며 : 항상 天氣淸靜光明하여 藏德不止(장덕부지)하면 문제가 없는데 천기가 藏德止하니 風雨不節하는 것이다.

白露不下하면 則菀藁不榮하나니라. : 우리도 양기가 정상으로 활동하면 命故가 不施할 이유가 없다. 白露가 不下하면 菀할 것이 藁하여 榮華스럽지 않다. 우리가 우울하든지 섭섭해도(양기不發, 風雨不節) 정액이나 피(백로)가 덜 생겨나고 머리카락도 피부도 윤택하지 않을 것이다(菀藁不榮).

賊風數至하고 : 도적 바람이 자주 일어서 태풍도 되고 모질고 맹렬한 바람도 될 것이다. 요새 非節之風도 여기에 해당될 것이다. 賊도 우주 공간에 여러 가지가 있듯이 우리에게도 칠정이나 風, 寒, 濕, 과식, 과로가 다 도적인 것이다.

暴雨數起하야 : 이렇게 태풍이 올 때에 비도 온다. 우리도 성을 낸다든지 슬퍼한다든지 할 때 반드시 피와 수분이 활동을 더할 것이다. 우리가 마음으로 부끄러울 때 마음이 땀을 내는 것이다(心爲汗). 자기 혼자 무슨 염려를 하든지 위축되는 생각이 나면 긴장하게 되고 그때

땀이 나는 것이다. 또 활동을 갑자기 많이 하여 땀을 너무 내는 것도 폭우인 것이다.

天地四時不相保하며 : 여름이면 여름 바람이 불고, 봄에는 봄바람이 불어야 되는데 봄에 맹렬한 바람이 불고 소나기 오면 되겠는가? 이것이 天地四時不相保이다. 天地四時가 서로 보존을 안 한 것이다.

與道相失하면 則未央絶滅하나니라. : 적당히 바람이 불고 비가 와야 生長收藏이 될 것인데 그렇지 않으니 道와 더불어 서로 잃을 것이다. 우리도 칠정, 음식, 기거 등이 잘못되어 四時不相保가 될 것이다. 다른 사람이 재앙을 주지 않아도 죽는다. 未央하지 아니 해도 죽는다. 백 살도 못 살고 죽는다. 식물은 정, 기, 신을 다 갖추지 못했을지언정 아무 병 없이 살다 간다. 우리도 운동을 적당히 하면서 칠정에 사로잡히지 말고 중용에 喜怒愛樂之未發을 謂之中이요, 發而皆中節(動靜)을 謂之化라 한 것처럼 성을 내거나 비관을 할 때도 정신을 놓지 말고 제정신에 하면 未央에 絶滅할 리가 없는 것이다. 해가 잘 가다가 서에 가서 아이고! 하지 않고 그냥 넘어가듯이 이게 순조로운 것이다.

惟聖人이 從之 : 오직 성인들은 從之하야, 從之는 天氣淸淨光明 天明則日月 陽氣剛塞 地氣冒明을 잘하는 것이 從之이다. 자연이 하는 그대로가 從之인 것이다, 성인은 순조롭게 잘하기 때문에 칠정에 흔들리지도 않고 음식, 기거에도 실패함이 없고 풍, 한, 습에도 저촉 받지 않는 것이다.

故로 身無奇病하고 : 몸에 기이한 병이 안 생긴다. 奇病이란 것이 우주 공기도 나빠지고 사람이 제가 못난 짓을 하여 탈이 난 것이지 하늘이 준 병이 아니다.

萬物을 不失하야 : 만물을 하나도 잃어버리는 것이 없다. 우주 공간에 雨順風調하면 만물이 다 잘 살 것이고 우리도 精神內守하면 머리카락 하나도 잃어버리는 것 없이 그곳까지 다 영양이 가는 것이다. 이렇게 안 되는 것은 나의 욕심이 못 살게 하는 것이다.

生氣不竭하니라. : 생기가 백 년 동안 하나도 결손이 없이 쭉 연장이 되는 것이다. 그러나 지금 사람은 전부 다 이것을 아니하고 있기 때문에 만물失, 생기竭하게 되는 것이다.

사계를 逆함에 대하여 가르치다

典據 **逆春氣則少陽이 不生하야 肝氣內變하고 逆夏氣則太陽이 不長하야 心氣內洞하고 逆秋氣則太陰이 不收하야 肺氣焦滿이니라. 逆冬氣則少陰이 不藏하야 腎氣獨沈이니라.**

解說 **逆春氣則少陽이 不生하야 肝氣內變하고** : 逆春氣라 한 것은 겨울에 수장을 잘한 덕분에 봄에 유무가 꼬무락꼬무락 잘 나올 것이고 予而勿奪하고 賞而勿罰해야 되는데 왈칵왈칵하고 성을 내면 逆春氣가 아니겠는가? 少陽이 不生하야, 春氣가 줄기이면 少陽은 가지이니 줄기가 氣順해야 가지가 잘 벌어지지 원 줄기가 약한데 가지가 좋을 리 있겠는가? 梗은 가지이다. 肝氣內變이니 봄에 이만큼 클 놈이 생명 활동이 위축되어 위로도 못 크고 아래로도 못 크는 것이 內變이다. 內變이란 안의 생기가 부족한 것이니 겉에도 윤택할 리가 없다. 肝爲怒이니 왈칵왈칵 성을 내서 되겠는가. 봄은 바로 간이니, 간이 영향을 받고 간과 表裏인 足少陽膽이 영향을 받으니 少陽이 不生할 것이다. 少陽이 不生하면 肝氣도 영향을 받게 되는 것이다.
逆夏氣則太陽이 不長하야 : 使氣得泄하여 上焦, 中焦, 下焦, 榮衛까지 생명력이 충만해야 되는데 逆夏氣(우울, 비관, 炎上이 안 된 상태)하여 手太陽小腸이 不長하면 심경락이 손상을 입으니 心氣가 편치 않을 것이다. 心合小腸이니 心은 裏요, 小腸은 表라 太陽不長은 表에 영향이 먼저 있음을 말하고
心氣內洞하고 : 裏가 되는 心에까지 영향이 있음을 나타낸 것이다. 心氣는 천기, 양기니 양기가 剛塞하여 꽉 차야 할 것이 텅 빈 것이다.
逆秋氣則太陰이 不收하야 肺氣焦滿이니라. : 太陰이 수렴해야 하는데 수렴하는 것도 春夏에 충분히 잘 큰 것을 꽉 채워서 容平을 하면서

슬금슬금 수렴해야 하는데 不收하면 거둘 자료가 없으므로 수렴은 하고 자료는 없어 焦도 되고 수렴기운이 너무 빨리 들어오면 滿도 되는 것이다.

逆冬氣則少陰이 不藏하야 腎氣獨沈이니라. : 반드시 水升火降이 되어야 한다. 水升火降이 되면 獨沈할 리가 없을 것인데 火降이 안 되니 獨沈할 수밖에 없는 것이다. 逆冬氣라, 가령 겨울에 行房이 잦다고 하자. 처음에는 心腎이 교제를 하지만 좀 더 심하면 교제를 할 자료가 없어진다. 정액이 다 빠지니 올라올 기운이 없지 않은가. 水는 潤한 기운이 있어야 따라 올라가는 것인데 자료가 부족하니 水升火降이 안 되는 것이다.

사시음양이 만물의 생명활동의 근본임을 가르치다

典據 **夫四時陰陽者는 萬物之根本也라 所以聖人이 春夏에 養陽하고 秋冬에 養陰하야 以從其根이라. 故로 與萬物로 沈浮於生長之門이니 逆其根則伐其本하며 壞其眞矣라. 故로 陰陽四時者는 萬物之終始也라 生死之本也라 逆之則災害生하고 從之則苛疾이 不起하니 是謂得道라 道者는 聖人은 行之하고 愚者는 佩之하니라.**

解說 **夫四時陰陽者는 萬物之根本也라** : 四時는 生長收藏(木, 火는 양이고 生, 長이며 봄과 여름, 金, 水는 음이고 收, 藏이며 가을과 겨울)이고 陰陽動靜은 四時를 만드는 모습이다. 유형은 음이고, 무형은 양이다. 四時陰陽者는 만물의 근본이다. 生長收藏도 動靜도 表裏도 근본은 모두 음양이다. 만물이 다 다르나 그 근본은 같다. 四時가 음양이다. 음양은 春, 夏를 양이라 秋, 冬을 음이라 하지만 봄에도 음양이 있고 봄에도 生長收藏이 다 들었다. 만물의 근본을 생명력이라 해도 되고 음양이라 해도 될 것이다.

所以聖人이 春夏에 養陽하고 秋冬에 養陰하야 以從其根이라. : 그러므로 성인은 春, 夏에 양기를 길러 生, 長을 한다. 즉, 春三月대로 夏

三月대로 한다. 그대로 사방으로 활동하는 것이 養陽이다. 秋, 冬에는 음을 길러 收, 藏을 한다. 물체도 收, 藏을 하고 정신도 收, 藏을 한다. 以從其根에서 從은 순조롭게 따른다는 말이다. 근본은 음양이 第一이다. 음양이라 하면 막연한 것 같지만 기실은 다름 아닌 五象과 六氣, 즉 五運六氣이다. 이것이 오행을 만들어 내니 오행도 다름 아닌 음양이다. 태극이 활동하니 음양이라 하는 것이고 五運六氣의 생명력이 곧 음양이다. 그러므로 음양은 생기가 근본이다. 생기에는 정, 기, 신이 들어 있다,

故로 與萬物로 沈浮於生長之門이니 逆其根則伐其本하며 壞其眞矣라. : 그런고로 만물로 하여금 생장의 門에 浮하고 沈한다. 沈浮於生長之門은 火遊行其間과 같은 말이다. 生, 長, 收, 藏이 生長의 門이다. 生長은 여는 門이고 收藏은 닫는 門이다. 봄은 반쯤 연 門이고 여름은 활짝 연 門이다. 만일 根을 거스르면 本을 치게 되며 그 진짜가 무너진다. 浮, 沈은 動, 靜이다. 생장의 門이 곧 춘하추동이요, 음양이다.

故로 陰陽四時者는 萬物之終始也라 生死之本也라 : 陰陽四時는 만물을 終했다가 始했다 하는 것이다. 끝도 시작도 없는 것이다. 이것이 생사의 근본인 것이다. 古人들은 如環無端 終而復始라고 하셨다.

逆之則災害生하고 從之則苛疾이 不起하니 是謂得道라 : 逆하면 재해가 生하고 순종하면 나쁜 병이 일어나지 아니하는 것이다. 그렇게 하는 것이 道를 얻는다는 것이다.

道者는 聖人은 行之하고 愚者는 佩之하니라. : 바로 그 道를 성인은 그대로 행하고 愚者는 반대로 한다. 병이 나는 것은 모두 佩之한 것이다. 성인은 순종을 하기 때문에 병이 안 생긴다. 雨順風調한다. 우리도 오장육부, 칠정을 잘 다스리면 백년이 가도 아무 병이 없을 것이다. 우리로서는 水升火降이 음양이며 木生火, 火生土도 음양이다(法於陰陽). 이렇게 순조롭게 하면 병이 없을 터이고 별다른 병이 생기지 않을 것이다.

如環無端 終而復始圖

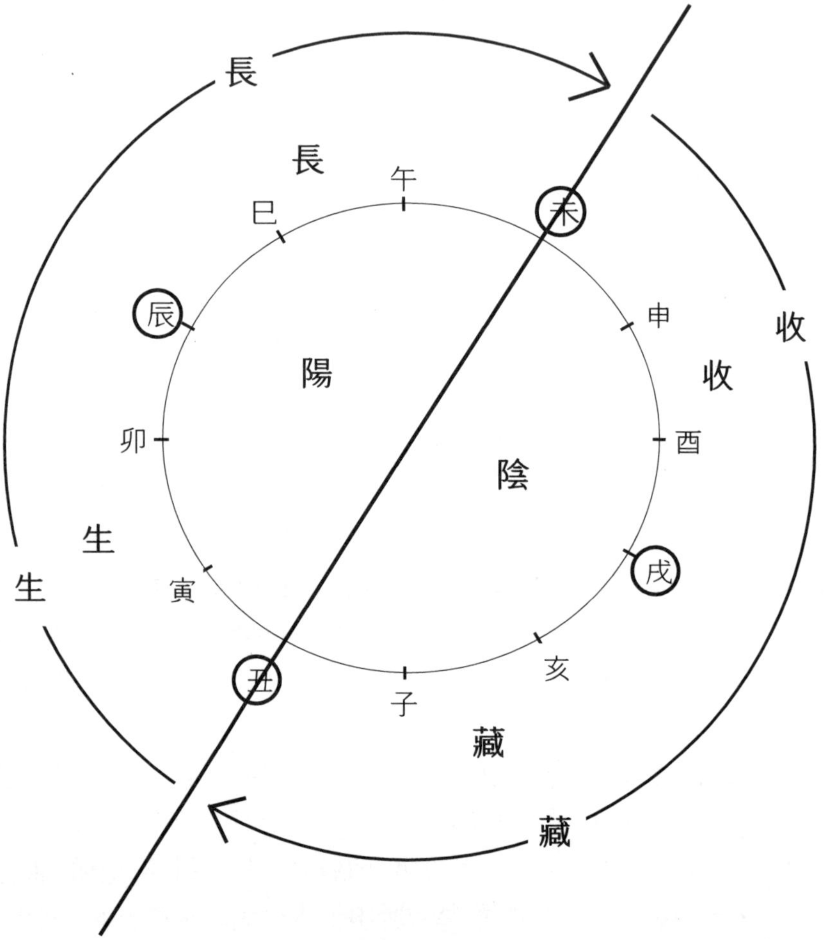

우리는 음식, 기거, 寒暑, 칠정을 고르지 못해 병이 나는 것이다. 「素問」은 천지, 음양, 오행, 상생, 상극을 떠난 게 없다. 「素問」은 우주 생성을 떠난 게 없다. 사람도 식물도 그걸 받아 사니 떠날 수 없는 것이다.

典據 **從陰陽則生하고 逆之則死니 從之則治하고 逆之則亂하나니 反順爲逆을 是謂內格이니라. 是故로 聖人은 不治已病코 治未病하며 不治已亂코 治未亂이라 하나니 此之謂也니라. 夫病已成而後에 藥之하고 亂已成而後에 治之면 譬猶渴而掘井하고 鬪而鑄兵이니 不亦晩乎아.**

解說 **從陰陽則生하고 逆之則死니**-음양에 순종을 잘하면 生하고 음양에 逆하면 死하는 것이다. 만약에 병이 났다 하더라도 순종하면 다스릴 수 있고 음양에 거스르면 병이 더 커지는 것이다.

從之則治하고 逆之則亂하나니 反順爲逆을 是謂內格이니라. : 順한 것을 뒤집으면 逆이 되는 것이니 본래는 順한 것인데 뒤집어서 병을 만드는 것이다. 이를 일러 內格이라 한다. 內格은 안에서 격동을 시켜 탈이 난 것이다. 자기가 탈을 낸 것이다. 이를 순조롭게 하면 잘 살지만 逆하면 죽고, 이에 따르면 다스리고 逆하면 요란해지는 것이다.

是故로 聖人은 不治已病코 治未病하며 不治已亂코 治未亂이라 하나니 此之謂也니라. : 그렇기 때문에 성인은 병이 났을 때 다스리지 아니하고 병이 나지 아니할 때도 이미 몸과(法於陰陽하고 和於術數하야 食飮有節하고 起居有常하야 不妄作勞라.) 마음을 다스리는 것이다(恬憺虛無(염담허무)). 난리가 났을 때 다스리지 아니하고, 난리가 나기 전에 다스리는 것이다. 志閒而少欲하고 心安而不懼하며 形勞而不倦 이것이 治未病이지 다른 것이 治未病인가. 만고불변의 가르침인 것이다.

夫病已成而後에 藥之하고 亂已成而後에 治之면 譬猶渴而掘井하고 鬪而鑄兵이니 不亦晩乎아. : 대저 병이 이미 생긴 뒤에 약을 먹이고 난리가 이미 일어난 뒤에 다스리려는 것은 비유하건대 목이 잔뜩 마를 때에 샘을 파려 하는 것이다. 싸움이 한창 일어났는데 무기를 만들려 하니 늦지 않겠는가!

二章 生氣通天論

典據 **黃帝曰 夫自古通天者는 生之本이 本於陰陽하니 天地之間六合之內에 其氣九州라 九竅五藏十二節이 皆通乎天氣하니 其生은 五요 其氣는 三이라 數犯此者則邪氣傷人하나니 此는 壽命之本也니라.**

解說 **黃帝曰 夫自古通天者는** : 황제께서 가로되, 예전부터 하늘의 이치를 잘 아는 사람은

生之本이 本於陰陽이라 : 우주 공간의 有無의 모든 생명이 음양에 근본해 있다. 하늘이 음양이다. 음양이란 우주 생명력이 동정하는 것이다. 陰陽動靜하는 내용이 五象(升達, 炎上, 濡濕, 燥寒, 潤下)이다. 五象이 활동하여 오행 물체가 생겼고, 오행 물체가 생긴 후 六氣가 합해져 계속 활동하고 있다. 六氣는 어떤 역할을 하는 것인가 하면 風以動之는 바람으로써 움직거린다. 寒以緊之는 찬 기운으로 단단하게 만든다. 暑以蒸之로 腐熟하게 한다. 濕以潤之는 습기가 있어야 살이 찌고 힘줄 같은 것도 윤택하게 한다. 燥以乾之함으로써 돌도 생기고 금도 생기며 뼈를 만드는 데에도 반드시 燥以乾之가 필요하다. 그러므로 火遊行於其間으로 火가 그 가운데 행한다고 하였다. 이 火는 따로 생겨난 독립적인 火가 아니라 오행, 육기가 서로 활동을 하면 그 기운이 합하여 움직임으로써 자연히 나는 열, 즉 이 모두를 합한 기운을 火(相火)라 한 것이다. 이런 기운을 모두 합하여 피혈육근골, 오장육부를 다 만드는 것이다. 그러므로 우리의 오장은 오행과 같고 육부는 육기와 같다. 음양을 근본해 전부 사는 것이다.

天地之間六合之內에 其氣九州라 : 음과 양의 기운이(생기, 생명력) 九州에 꽉 찼다. 九州는 팔괘에 가운데를 합한 것이다. 육합은 천지간과 상하사방이니 동식물의 생명력이나 우주의 생명력 할 것 없이 음과 양의 기운이 九州에 꽉 찼다.

九竅五藏十二節이 皆通乎天氣하니 : 우리 체내에도 오장과 十二節에 생명력이 꽉 차서 활동을 하는 것이 똑같다. 생기가 음양이니 인체에

음양이 차지 않은 데가 없다.

其生은 五요 其氣는 三이라 : 그 生이 오행이고 기운이 활동하는 것을 三이라, 上, 中, 下 三焦로 활동한다는 말이다. 榮衛라는 것은 左, 右(表, 裏)로 활동하는 것이다. 그러므로 三焦니 相火니 榮衛니 하는 것은 원기가 활동하는 것이다. 활동하는 方所가 달라 三焦니, 相火니, 榮衛라 하는 것이지 기운은 똑같은 한 기운일 뿐이다.

數犯此者則邪氣傷人하나니 : 음양의 기운, 즉 생명력(三焦의 활동, 榮衛의 활동)이 정상적 활동을 하지 않고 자꾸 문제를 일으키면 邪氣가 사람을 상하게 한다. 즉 六氣에 침습당하는 것이다. 風, 寒, 濕에 엄습을 당하는 것도 犯이요, 음식, 기거, 과로에도 犯이 있고, 칠정에 사로잡힘도 犯이다. 이는 반드시 우리가 犯하는 것이다. 이렇게 되면 相火가 활동이나 上, 中, 下 三焦의 활동 또는 榮衛의 활동이 안 될 수 있다. 이것을 맥으로 확인하는 것이다.

此는 壽命之本也니라. : 이것이 수명의 근본이다.

典據 **蒼天之氣가 淸淨則志意治하고 順之則陽氣固하야 雖有賊邪나 弗能害也라 此는 因時之序니라. 故로 聖人은 傳精神하야 服天氣而通神明하나니 失之則內閉九竅하고 外壅肌肉하야 衛氣散解하나니 此謂自傷이니 氣之削也라 陽氣者는 若天與日이니 失其所則折壽而不彰이라. 故로 天運은 當以日光으로 明이니 是故로 陽因而上하야 衛外者也니이다.**

解說 **蒼天之氣가** : 蒼天은 그냥 생명력이라 해도 된다. 하늘이 음양이다. 蒼天은 위에 있는 것, 즉 우리 머리가 창천이다.

淸淨則 : 蒼天의 기운이 청정, 즉 말갛고 깨끗하면 머리에 아무 복잡한 것이 없다. 蒼天之氣 淸淨은 天氣는 淸淨光明者也 藏德不止(장덕부지)하는 그 자리를 말한다. 만일 蒼天이 淸靜하다면 淸上이 된 것이고 내부적으로 淸上의 조건은 이미 通中되어 水升火降이 잘되고 있다는 증거이니 상부, 즉 머리에 이상이 있을 수 없는 것이다. 외상인

경우와 육기에 상한 경우는 예외이다.

志意治하고 : 志意는 정, 기, 신, 즉 마음이다. 정, 기, 신이 순조로운 것이 志意治이다. 청정광명하여 담담하고 깨끗하면 정신이 瞭然할 것이다. 藏德不止(장덕부지)하며 움직이는 태양이 동에서 서로 틀림없이 가니 흔들림이 없다. 그렇게 함으로써 밤, 낮, 봄, 여름도 다 되니 청정하고 변동이 없다. 이렇게 信心을 가지고 흔들리지 않는 것이 志意治이다. 그러나 우리는 금방 낯이 빨개졌다 파래졌다 한다.

順之則陽氣固하야 : 생명력이 순조롭게 활동하여 蒼天之氣가 청정하면 志意가 治하여 얼굴이 화평하고 반지르르하며 머리카락이 윤기가 돌 것이다.

雖有賊邪나 弗能害也라 : 칠정, 풍한습이 도적이다.

此는 因時之序니라. : 이는 때로 因하는 순서라 해도 되고, 때의 차례를 因한다 해도 된다. 양(생명력)은 生의 길이며 생명력이 청정하면 志意治하고 陽密內固하여 병이 날 게 없다. 병이 난 사람은 청정이 안 되어서 병이 난 것이다. 칠정에 사로잡히거나 휘둘리고 음식 섭취를 잘못하거나 풍, 한, 습에도 부주의하였기 때문이다.

故로 聖人은 傳精神하고 : 그런고로 성인은 傳精神이다. 傳은 출입, 호흡을 말한다. 생명력이 장부와 피, 혈, 육, 근, 골을 왔다 갔다 하는 것이 傳이다. 우주 공간에도 춘하추동으로 동식물에 생명력을 꽉 채운다. 정신도 가만히 있으면 안 된다. 相火가 활동하듯이 方圓曲直이 있어야 한다. 우리 생기도 오장육부, 피혈육근골이 方圓曲直처럼 하나도 막히지 않고 잘 돌아가는 것이 傳이다. 이런 것이 天氣淸淨이며 志意治이다. 怒則氣逆하여 욱하거나 성질내고 思則氣結하여 생기 활동이 막히는 것은 정신을 傳하지 못한 것이다. 혈맥은 언제든지 돌아 藏德不止(장덕부지)해야 한다는 것이다.

服天氣而通神明하나니 : 천기 자체는 淸淨光明이다. 服天氣는 천기를 먹는다, 복종한다는 의미이다. 그렇게 하니 神明이 저절로 모든 조직체에 통하는 것이다. 神明은 마음이다. 神明은 생기요, 조화이다. 예를 들면 이, 목, 구, 비는 듣고, 보고, 맛보고, 냄새를 맡는 기관일 뿐이지, 알아차리는 것은 神明이며 天眞이고 生氣인 것이다.

失之則內閉九竅하고 : 生氣가 怒則氣逆하여 욱하고 성질내서 올라간 生氣가 못 내려오고 思則氣結하여 생기 활동이 막히는 것이 失之이다. 안으로 九竅가 막힐 것이다.
外壅肌肉하야 : 生氣가 못 가니 陰平陽秘가 안 되어 外壅肌肉이 되고
衛氣散解하나니 : 衛氣가 흩어져 활동이 잘 안 된다. 위로 올라가면 아래가 막힐 것이고 아래로 내려가면 위가 막힐 것이다. 表裏가 하나인 것처럼 위라 할 때 榮衛를 하나로 보자.
此謂自傷이니 : 이는 자기가 그렇게 한 것이지 하늘이 그렇게 한 것도 아니요 다른 사람이 그렇게 하라고 한 것도 아니다.
氣之削也라 : 그러면 내 生氣가 깎이는 것이다.
陽氣者는 若天與日이니 : 양기는 하늘의 태양과 마찬가지이다. 生氣는 마음이 지배하니 우주 공간의 태양과 마찬가지이다. 이 넓은 하늘에 오직 태양의 빛만이 꽉 차서 막힌 데 없이 환하다. 우리 마음도 본래 막힌 데 없이 환한 것이다. 항상 칠정이 문제인 것이다. 왔다가 가게 두고 사로잡히지 말아야 한다. 또한 휘둘리지 말아야 된다. 늘 恬憺虛無(염담허무) 해야 한다.
失其所則折壽而不彰이라. : 그곳을 잃어버린, 즉 壽를 꺾어서 彰하지를 못한다. 우리 생명력이 막히거나 걸려 한 군데라도 못 가면 失其所이다. **不彰**은 생명력이 꺾였다는 것이다. 우리 생명력도 어디에든 막히면 失其所이다. 태양도 반드시 지면을 내리쬐어야 수분이 따라 올라가 水升火降이 된다. 筋腫, 肉腫, 帶下 이런 것도 失其所한 것이다. 그 사람의 기운이 위로 떠서 失其所한 것이다. 처음에는 위로 뜨지만 오래 그러면 뜰 기운도 없다. 그러니 나중엔 심, 폐 기운이 하나도 없고 아래가 차갑다. 반드시 **中焦**가 막혀 있을 것이다.
故로 天運은 當以日光으로 明이니 : 그 하늘에 운전하는 것은 마땅히 일광으로 밝고 우리는 생명력으로써 밝다. 그러니 우리는 반드시 마음으로 돌려야 한다.
是故로 陽因而上하야 : 위에 있다는 것은, 양은 경청하니 上浮한다는 것이다.
衛外者也니이다. : 칠정에도 휘둘리지 않게 되는 것이다. 언제든지 생

명력을 고르게 하려면 補瀉가 필요하다. 虛한 것은 補하고 막힌 것은 通하니 淸上, 通中, 溫下가 補瀉이다. 하늘의 해가 우주 공간에 꽉 차 지구가 이렇게도 환한 것처럼 우리 마음도 발가락 하나에까지 기운이 꽉 차 있는데 失氣所하여 못 가면 수명이 끊어진다. 그러므로 天에는 해요, 사람에는 마음이다.

청상이 안 되고 있다면 이유가 무엇인지 찾아야 할 것이다. 通中과 溫下도 마찬가지이다. 다시 말하면 上焦 자체의 문제일 수도 있지만 中焦나 下焦의 원인일 수도 있는 것이다. 즉, 火降水升이 잘 되고 있는가를 살피고 그 이유를 알아야 근본 치료를 할 수 있는 것이다(治病必求於本!).

寒,暑,濕,氣에 기인된 바를 가르치다

典據 **因於寒하면 欲如運樞하며 起居如驚하야 神氣內浮하고 因於暑하면 汗하며 煩則喘渴하고 靜則多言하야 體若燔炭이나 汗出而散하고 因於濕하면 首如裹하며 濕熱不攘하면 大筋은 緛短하고 小筋은 弛長이니 緛短은 爲拘요 弛長은 爲痿하고**

解說 **因於寒하면** : 내 생기가 체내에 꽉 차서 피부까지 호흡을 하고 있는데, 이 예민한 생기가 찬 공기에 엄습을 당하면 어떻게 되겠는가. 본래 손바닥에 얼음이 녹는 것도 우리 체온이 밀어내는 것 아닌가. 날씨가 대단히 차면 소름이 끼친다. 이것은 호흡하는 門을 닫는 것이다.

欲如運樞하며 : 내 생기가 순조롭게 활동해야 하는데 차가운 기운이 와서 밀어붙이면 내 정, 기, 신이 반드시 충격을 받는다.

起居如驚하야 : 기거할 때 꼭 놀라는 것처럼 한다. 부지불식간에 깜짝 놀라는 것이다. 생기의 활동 공간이 좁아져 있으니 충격이 생겨 흔들리는 것이다.

神氣內浮하고 : 밖의 찬 기운이 자꾸 치고 들어오니 내 정, 기, 신이 밀려 들어와 활동을 못하고 위로 뜨게 된다. 차가운 것이 덮치므로 내 생기를 배설하기 위해서 서로 투쟁을 하기 때문에 열이 난다. 이럴 때는 반드시 원기를 도와서 발산을 해야 된다. 들러붙은 찬 공기를 밀어내야 하는데 내 생기가 모자라 못 밀어내니 도우면서 발산해야 한다.

因於暑하면 汗하며 : 내 생기가 더운데 덮인다. 모든 것은 차가우면 오그라들고 더우면 늘어지고 퍼진다. 쇠붙이가 아무리 단단해도 더우면 늘어진다. 원래 내 생기도 열 내는 것이요 체온을 유지하는 것인데, 이 체온에다 더운 기운에 엄습 당하면 늘어지고 퍼진다. 우주 공간의 더운 기운과 내 기운이 마찰되니 땀이 날 수밖에 없다.

煩則喘渴하고 : 내 생기가 수고롭다 보면(煩) 더위를 몰아내려고 체온을 적절히 유지하기 위하여 땀을 많이 내므로 喘渴이 난다(淸暑益氣湯 加減).

靜則多言하야 : 더위에 지쳐 진액이 빠지고 내 생기가 부족하여 조금만 거슬려도 쉬이 짜증나고 삐지는 상황으로 모든 것이 마땅치 않아서 지껄여 대는 말들이다. 여기서부터는 상당히 허약한 상태이다. 맥문동, 인삼, 오미자, 원육 등의 약재를 사용해야 한다.

體若燔炭이나 : 몸이 그을린 숯처럼 윤택이 없다. 이것은 처음 땀 날 때가 아니고 땀날 기운마저 지나서 기운도 진액도 많이 상한 것이다.

汗出而散하고 : 그러니 땀을 약간 밀어내면 낫는다. 暑邪에 위협받아 생기가 지쳐 있으니 暑邪를 밀어내기 위하여 溫散시키되 補津液, 益氣하여 원기를 도와야 한다. 補해야 진액이 돌아오고, 기운이 살아나야 暑邪를 밀어낼 것이다. 淸暑에는 淸暑益氣湯을 많이 쓰는데 이는 발산제가 아니다. 또한 여름 음식으로 먹는 참외, 수박, 밀가루, 보리 등은 성질이 찬 데 가까우니 자연히 더위를 쉽게 이겼다. 정 심하면 鷄蔘膏, 生脈散을 먹었다. 人蔘은 원기를 돋우고 麥門冬은 淸暑하고 오미자는 더위에 상해서 퍼진 기운을 수렴한다. 淸暑益氣湯에도 人蔘, 黃芪가 처방되어 있어 더위에 지친 기운을 수렴한다. 六一散은 여름날 농부가 심한 노동으로 땀은 배출하였지만 노폐물이 미처 못 빠져나가 피부가 가렵고 갈증이 날 때 쓰는 약이지 보통 한가로운 사람의 약이 아니다.

因於濕하면 : 습기는 여름 날씨에 雨水가 잦을 때 비를 안 맞아도 방이나 옷가지가 꿉꿉한 그것이 습기이다. 寒은 얼고 熱은 마르는 것이니 寒熱이 뚜렷하지만, 습기는 寒熱이 고르지 못할 때 나는 것이다. 寒熱이 合해서 이것도 저것도 아닐 때 습기가 나는데, 찬 것을 못 이길 때 더 축축해지니 데워야 된다. 발산하고 원기를 도와야 한다.

首如裹하며 : 습기는 축축한 것인데 청정한 곳을 덮어씌우니 머리에 무엇을 싸맨 것 같이 답답하고 정신이 멍하다. 이것을 頭冒라 하며 담음이며 어혈이다. 이것의 원인이 되는 濕 아니고는 머리가 멍할 리가 없다. 직접 습기를 받지 않고 칠정에 휘둘려 생기가 막히고, 한참이 지나 기운까지 없을 때 찬 공기에 식은 습기가 침습하여 머리가 멍해지는 경우도 있다.

濕熱不攘하면 大筋은 緛短하고 小筋은 弛長이니 緛短은 爲拘요 弛長은 爲痿하고 : 緛短은 爲拘요 弛長은 爲痿하고, 머리에만 습기가 있을 리 없다. 어디든 습열이 체내의 어느 한 부분에 발생하게 되었을 때 생기가 이를 떨쳐내지 못하여 오랜 시일이 경과하면 큰 힘줄은 힘이 있으나 습열을 밀어내려고 하다가 그만 오그라들고, 小筋은 못 이겨서 그냥 축 늘어지고 시들어진다. 예를 들면 화초에 물을 안 주면 끝의 보드라운 놈이 먼저 시든다. 그 아래 중간은 밀어줄 기운이 없으니 자기가 살려고 당긴다. 이것이 緛短이고, 弛長이다. 수족이 시들어지는 것은 먼저 안이 시들어서 그런 것이니 언제나 補하면서 통해줄 필요가 있다. 그래서 補瀉가 필요하다. 예를 들자면 소아마비는 小筋弛長이요, 원인은 반드시 습기이다. 대개 어린이가 內傷外感으로 위에 습기가 차서 유통이 안 되면 가운데가 꽉 막혀 위로는 토하고 기운이 아래로 안 내려가니 그만 늘어지는 것이다. 通中이 안 되면 淸上도 안 되고, 溫下도 되지 않는다. 즉 水升火降이 되지 않는 것이다(陽明虛則宗筋縱 帶脈不仁 故足痿不用). 소아마비는 이렇게 해서 오는 것인데 소아마비에 덮어놓고 烏藥順氣散을 쓰면 되겠는가? 烏藥順氣散을 쓰는 경우도 있지만 濕熱不攘하면 大筋은 緛短하고 小筋은 弛長해서 온 것이 근본이니 그때의 기후를 보고 淸上, 通中하면 처음에는 잘 치료되고 몇 년이 된 것은 1~2년 약을 쓰면 돌아온다. 관절염으로 펴지지 않는 것도 大筋緛短이다. 因於寒, 因於濕, 因於暑가 되는 것은 만약 蒼天之氣 淸淨則 志意治 順之則 陽氣固 雖有賊邪 不能害也와 같이 원기가 충실하면 이럴 이유가 없을 것인데 내 생기가 위축되어 있기 때문에 이런 것이 붙는 것이다. 그러니 반드시 생기를 돋워야 할 것이다. 만약 생기가 있는 사람은 烏藥順氣散이 맞을 것이나 烏藥順氣散은 생기 돋우는 약이 없다. 원기를 보면서 습기를 봐야 한다. 何首烏, 蒼朮, 人蔘, 當歸 南星, 川芎, 薏苡仁, 五加皮, 附子, 川烏, 桂枝, 茯苓 等屬. 四時之氣에 更傷五藏이라, 四時, 즉 사계절 우주 공간의 기운이 정상으로 오면 우리 오장이 다칠 리가 없다. 사시 기운에도 이만큼 손해가 오는데 하물며 우리 자체가 밤, 낮 할 것 없이 늘 칠정에 사로잡히니 어찌 되겠는가! 우주 공간의 탈은 별반 없고 원인의 대부분이 칠정이다. 한시도 정상으로 있지 못하고 항상 칠정으로 인해 생명력이 음탕해진다. 모두 내 정, 기, 신이 방탕해져서 병이 되는 것이다. 외부의 원인은 육기밖에 더 있겠는가. 이것이 더했다가 저것이 더했다가 한다. 寒, 暑, 濕, 風의 성능은 어떠하며 우리 몸에는 어떻게 나타나는지를 연구하여 약을 써야지 方門을 따라가서는 안 된다.

七情·六氣圖

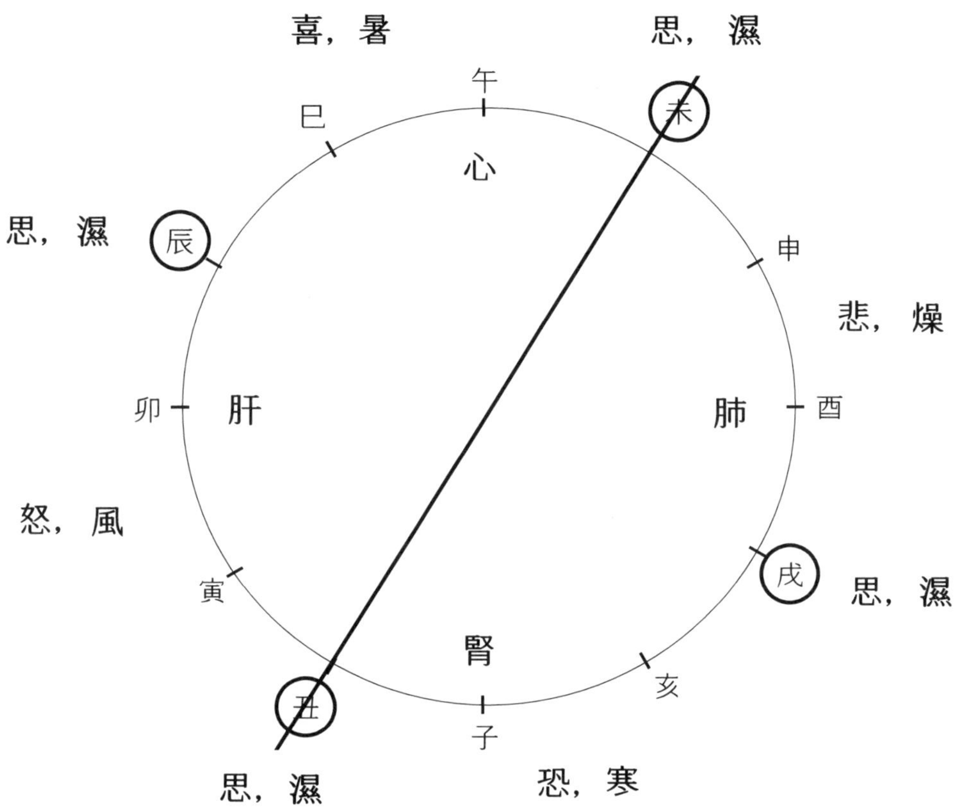

典據 **因於氣하면 爲腫이니 四維相代하면 陽氣乃竭하니라.**

解說 **因於氣하면 爲腫이니** : 바람은 성정이 이쪽저쪽으로 움직이는 것이다. 바람이란 넓고 빈 공간에서는 별로 표시가 없다가 바람이 가다가 막히는 곳, 즉 나무나 집, 물건 등이 있을 때 마찰이 나서 소리도 나고 흔들리는 게 보인다. 우리 몸에도 바람이 있지만 잘 안 보이다가 막힌 데가 있으면 腫이 된다. 氣聚血凝도 바람은 아니나 腫이다. 관절의 腫도 반드시 막힌 것이고 風水가 합해 있으니 蒼朮, 苦蔘으로 치고, 川烏로 뚫어 치료하면 된다. 因於風하면, 즉 바람이 불면 뿌옇게 먼지가 뜨는 것이 담, 가래가 나오는 것이니 눈이 벌겋고 낯도 벌게진다. 처음에는 중풍도 이렇게 흔들다가 축 늘어진다.

그런데 요새 중풍인 사람, 반신불수가 된 사람을 보면 정말 중풍이라면 반드시 맥이 洪大해야 하는데 洪大한 맥이 별로 없다. 열에 하나 있을까? 대개 다 잠잠하다. 심폐맥이 없다. 그런데도 불구하고 중풍이라 한다. 이것은 중풍이 아니라 반드시 칠정으로 온 것이다. 이것은 칠정이 원인으로서 氣陷, 氣消해져서 신경이 이렇게 된 것이다. 이런 것을 고사하고 수족을 잘 쓰지 못하면 덮어놓고 다 중풍이라 한다. 이렇게 기운이 없는 데다가 중풍 약을 쓰면 되겠는가? 그것은 중풍이 아니라 확실히 기허해서 신경이 마비된 것이다.

四維相代하면 陽氣乃竭하니라. : 앞의 1장에서 天氣淸淨을 말한 뒤에 여기는 병리를 말했다. 외부의 所祟는 이것밖에 없다. 이것이 더했다가, 저것이 더했다가 한다. 寒, 暑, 濕, 風의 성능은 어떠하며 우리 몸에는 어떻게 나타나는지를 연구하여 약을 써야지 方門에 따라가서는 안 된다.

典據 **陽氣者는 煩勞則張하야 精絶하나니 辟積於夏하면 使人煎厥하야 目盲不可以視하며 耳閉不可以聽하야 潰潰乎若壞都하며 汩汩乎不可止며**

解說 **陽氣者는** : 앞에서는 밖에서 들어오는 것을 말했고, 이제는 자기가 만드는 것이다. 양기는 꼭 양기만 논할 것이 아니라 음양을 합한 생명력이라고 보아야 할 것이다. 이 정, 기, 신은 우리 몸 어디 안 가는 데가 없다. 음양의 생명력은 어디 한 군데 없는 데가 없다. 이것이 양기이다.

煩勞則張하야 : 煩勞는 여러 가지가 있다. 일할 때, 산을 오를 때, 행동할 때, 말할 때, 정신을 쓸 때 모두 천천히, 적당히 하면 되는 것을 煩勞하여 긴장하면 병이 온다. 성을 내거나 비관을 해도 긴장되고 시들어지거나 시들어졌는데 너무 노력을 많이 해도 긴장될 것이다.

精絶하나니 : 동정과 굴신이 정미해야 되는데 정상이 못 되니 정이 끊어진다고 하였다. 그러나 정이 아예 끊어지면 죽는 것이니 그런 뜻은 아니고, 생기가 긴장하니 정이 활동을 덜 하여 정미로운 것이 적어진다는 말이다.

辟積於夏하면 : 양기 煩勞한 것이 여름에 辟積을 한다. '辟'字는 주름을 뜻한다. 양기가 煩勞하면 秋, 冬에는 그래도 좀 수월할 것인데 여름이니 우주 공간에 열이 꽉 차 벽적을 하면 맺혀서 더 탈이 나는 것이다.

使人煎厥하야 : 그러므로 사람이 열이 차고 위로 厥이 되어 그만 넘어지는 것이다. 淸暑益氣湯은 원기를 보고 利水道하고 소통도 하지만 辟積於夏했다면 이보다 강한 약을 써야 할 것이다(人蔘, 麥門冬, 五味子, 黃耆, 元肉, 白扁豆 등의 약재를 써야 한다.). 생기는 언제든지 개합이 순조로워야 한다.

目盲不可以視하며 耳閉不可以聽하야 : 煎厥하면 이렇게 된다. 너무 지친 것이다(人蔘, 麥門冬. 五味子 등의 약재를 써야 한다.).

潰潰乎若壞都하며 : 潰潰는 물이 부글부글 끓는 것이다. 우리 체내에서 난리가 나서 서로 살려고 버둥거리는 모습이다(白扁豆를 써야 한다.).

汨汨乎不可止며 : 汨汨은 潰潰보다 더 심한 모습이다. 생기가 난리를 쳐서 가히 그칠 줄을 모른다.

典據 **陽氣者는 大怒則形氣絶하며 而血菀於上하야 使人薄厥하고 有傷於筋하면 縱其若不容이니라.**

解說 **陽氣者는 大怒則形氣絶하며** : 이것도 자기가 만드는 것이다. 생명력이라는 것은 성을 많이 내면 形(유형의 형체)과 氣(정, 기, 신)가 끊어진다. 이는 중지를 한다, 즉 활동을 덜한다는 뜻이다. 형이 끊어지는 것은 뇌출혈도 여기 속하겠고, 기운이 끊어진다는 것은 여기서는 위로 올라가는 것이다(三黃瀉心湯 : 大黃, 黃連, 黃芩 各 6g을 쓴다.).

而血菀於上하야 : 혈이 위로 올라간다. 기운이란 것은 언제든지 위로 올라가기가 쉽다. 기운이 올라가니 피가 따라 올라가는 것이다. 피가 올라갈 때는 바람이 부는 격이니 먼지(찌꺼기)도 올라갈 것이다.

使人薄厥하고 : 사람으로 하여금 薄해서 厥하는 것이다. 즉, 갑자기 쓰러지는 것이다.

有傷於筋하면 縱其若不容이니라. : 넘어져서 근이 상하면 늘어진다. 축 늘어져서 활동이 안 되니 이것은 煩勞하는 것보다 더 갑작스레 생긴 것이다. 앞의 煩勞는 너무 많은 노력으로 생겼다면 大怒는 칠정이다. 煩勞가 차츰차츰 쌓여서 생기는 것이라면, 薄厥은 단번에 생기는 것이다. 양기가 煩勞하는 것도 여러 가지 경우가 있을 것이다. 또 大怒하는 것도 차츰차츰 쌓여서 怒하는 것도 있지만 갑자기 욱하고 怒하는 것도 있을 것이니 여러 가지 상황을 분석적으로 연구해 놓아야 한다. 이럴 경우는 어떨 것이라고 상상을 하고 있어야 환자가 오면 '이것은 생기가 煩勞한 것이구나! 하고 바로 알 수 있을 것이다.

典據 **汗出偏沮하면 使人偏枯하고 汗出見濕하면 乃生痤疿하나니 高粱之人이 足生大丁을 受如持虛하고 勞汗當風하면 寒薄爲皶하야 鬱乃痤이니라.**

解說 **汗出偏沮하면 使人偏枯하고** : 땀은 煩勞해서 날 수도 있고, 칠정으로 약해져서 날 수도 있다. 하여간 땀이 나는 것은 허약해져 있는 것인데, 이때 찬 공기가 확 들어오면 튼튼한 곳은 오므려 주는데 약한 부분은 찬 공기가 들어와 막히면 偏枯가 되는 것이다. 중풍의 반신불수도 일종의 偏枯이다. 또 흔히 노인이나 허약한 사람이 밤으로 어깨에 이불을 안 덮어서 된 견비통도 偏沮, 偏枯이다. 언제든지 차가운 공기에 막히는 것은 내 생기가 약해서 그런 것이니 생기를 돋워 주어야 한다.

汗出見濕하면 乃生痤疿하나니 : 땀이 났는데 축축한 데 자든지, 날씨가 흐리든지 하여 습기를 만나면 땀띠가 나거나 피부 소양증 같은 것이 된다. 이것도 汗出에 벌써 기운이 부족하니, 기운을 돋우면서 습기를 보면 된다(蒼朮, 人蔘, 桂枝, 麻黃, 當歸 등의 약재를 쓴다.).

高粱之人이 : 高粱之人은 喜則氣緩해서 편하고 노는 사람이니 榮衛三焦도 활동이 적다.

足生大丁을 受如持虛하고 : 大丁도 습기다. 저항력이 매우 약해지므로 조금만 걸어도 굳은 살, 티눈 등이 잘 생긴다.

勞汗當風하면 寒薄爲皻하야 鬱乃痤이니라. : 노력을 많이 하여 땀이 났는데 찬바람을 갑작스레 만나면, 찬 기운에 침습 당하여 皻가 되고, 濕鬱이 되면 땀띠가 생긴다. 皻는 제법 큰 부스럼이다. 이것을 보면 피부의 所祟는 寒, 濕이 틀림없다. 땀이 나서 그렇게 된 것이니 허한 것이다. 寒, 濕에는 원기를 보고, 울기에는 소통을 보면 되겠다. 병리가 이렇게 소연하다.

偏枯, 不仁, 痲痹症은 濕氣 있는 땅에 누워 있어도 따라 들어온다. 모두 허해서 隔된 것이니 補하고 瀉하면 된다. 도둑이 들어오다가도 "이 집은 문 잠겼다, 가자." 할 것이다. 생기 있는 사람은 도둑만 치면 되고 약한 사람은 도와가며 도둑을 쳐야 된다.

典據 **陽氣者는 精則養神하고 柔則養筋하나니 開闔이 不得하면 寒氣從之하야 乃生大僂하고 陷脈爲瘻요 留連肉腠니라 兪氣化薄하면 傳爲**

善畏하고 及爲驚駭니 營氣不從하야 逆於肉裡하면 乃生癰疽하고

解說 **陽氣者는** : 陽氣者는 天氣淸淨光明 藏德不止(장덕부지)하는 생명력이다. 생명력이라는 것은 음양이 합한 것이며 정, 기, 신이 합한 것이다.

精則養神하고 : 생명력이 정상적으로 활동하면 神(정, 기, 신)을 기른다. 恬憺虛無(염담허무)하면 眞氣從之가 된다.

柔則養筋하나니 : 생기가 출입하는 모든 공규, 몸 전체 유형체가 다 그럴 것이다.

開闔이 不得하면 寒氣從之하야 : 榮衛, 三焦, 피, 혈, 육, 근, 골이 정상으로 활동을 못 하는 것이 開闔不得이니, 열고 닫는 것을 정상적으로 못 하면 찬 것이 좇아 들어온다. 양기란 것이 오장육부, 피혈육근골 어디에도 없는 곳이 없으니 여기도 다 개합이 있다. 꼭 밖에서 차가운 것이 들어와서뿐만 아니라, 오장에 기운이 막혀서 생기가 못 가도 차가워질 수 있다. 그러므로 칠정으로도, 風寒으로도 차가울 수가 있는 것이다. 그러니 언제든지 藏德不止(장덕부지)해야 寒熱이 생기지 않으나 開闔不得하면 藏德止한 것이다. 藏德止하면 어디든지 寒熱이 생긴다. 처음에는 갈 곳에 가려고 생기가 난리를 치니 염증이 생겨 열이 나고 그 다음은 가려고 해도 오랫동안 못 가서 찬 것이 생긴다.

乃生大僂하고 : 開闔不得되면 피혈육근골에 내 생기가 못 가서 大僂가 생긴다. 허리근육의 긴장이 오래되면 척추가 구부러지고 디스크가 되며 좌골신경통도 되는 것이다.

陷脈爲瘻요 : 제법 깊이 맥까지 들어가면 瘻가 된다. 瘻는 漏也라, 風氣가 陷入于經하면 瘡潰水出漏然, 즉 창이 생겨서 진물이 난다. 이것은 골수염쯤 되겠다. 게다가 疽가 되어 고름이 잘 나오지도 않는다.

留連肉腠니라 : 그곳이 유연하면 肉의 조직까지 들어간다. 그러면 피부에도 肉의 조직에도 모두 寒氣從之하여 생긴 것이다. 처음에는 열이 날 것이나 음양을 조절하면 될 것이다. 생기가 靜則養神 柔則養筋하도록 하면 될 것이다.

兪氣化薄하면 : 수기는 등의 十二兪에 風, 寒, 濕의 기운이 들러붙는 것이다.

傳爲善畏하고 及爲驚駭니 : 그러면 傳해서 잘 두려워하고, 여기에도 신경이 있으니 그 부분의 살이 움찔할 것이다. 그 영향이 장부에까지 들어온다. 크게 경해하면 뇌신경에도 영향이 간다.

兪는 穴名이라, 背有藏府十二兪라. 양기는 怕寒, 차가운 것을 겁내므로 善畏及驚駭라. 善畏는 정, 기, 신이 억압받아 가지가 흔들리니 뇌신경도 흔들릴 것이다. 驚駭는 뇌신경까지 들어간 것이다. 경기나 간질도 다 여기에 속한다. 急爲驚駭할 때 찌꺼기가 따라 올라가니 南星, 川烏, 石菖蒲, 鏡面朱砂 등을 쓰는 것이다. 兪氣에만 化薄하여 그런 것이 아니라 兪氣에 들어갈 때도 움찔할 것이고, 어디든지 정, 기, 신이 없는 곳이 없으니 오장육부에 들어갈 때에도 그럴 것이다.

營氣不從하야 : 榮衛는 기혈을 의미하는데 表裏로도 쓰인다. 피부의 기운은 衛氣요, 衛分에서 피부까지 나오도록 하는 것은 營氣라고 말할 수 있으므로 榮衛는 표리가 된다. 그러니 營氣에 들어갔다는 것은 피부로 말하면 皮의 안에 皮血까지 들어갔다는 뜻이다. 그곳에 營氣가 不從하면, 營氣가 순조롭지 못하면

逆於肉裡하면 : 肉裡에 정지하여 생기가 들어가지도 나오지도 못하면 기운이 막혀 피가 못 가니 氣滯血凝해서

乃生癰疽하고 : 옹저가 된다. 癰은 피부 바깥으로 나오는 것이고 疽는 깊이 들어가는 것이다. 陽氣者는 靜則養神 柔則養筋하는 기운이 온전하면 營氣不從하여 옹저가 생길 이유가 없을 것이다(托裏消毒飮, 又 仙方活命飮 或加 夏枯草, 蒲公英, 魚醒草 등의 약재를 쓴다.).

典據 **魄汗이 未盡에 形弱而氣爍하야 穴兪以閉하면 發爲風瘧이니라.**

解說 **魄汗이 未盡에** : 백한은 形汗이라고 했다. 과로가 아니라 허약해서 나는 땀, 조금만 움직여도 나는 식은땀이다. 혼백이라고 할 때 혼은 血之最精이고 백은 氣之最精이다.

形弱而氣爍하야 : 형체가 약하고 기운(정, 기, 신)이 벌써 약해져 있다. 칠정에 사로잡혀서 나는 땀은 땀이 많이 나지 않으면서 진땀이 난다.

穴兪以閉하면 : 이미 허약하니 수혈이 항상 닫혀 있다. 닫혀 있는 것은 寒濕에 침범되어도 닫히지만 칠정에 사로잡혀도 닫힌다. 營氣가 활동을 잘 못 하듯이 形弱而氣爍하여 兪穴에 생기가 출입을 못한다. 穴兪란 것도 말하자니 穴兪이지 조직체 전부를 말하는 것이다. 모든 조직체가 활동이 안 되니 穴兪以閉한다.

發爲風瘧이니라 : 肺의 수렴 기운이 적으니 찬 기운이 들어와 寒熱往來를 하니 瘧疾이 된다. 風瘧은 한열이 往來한다.

典據 **故로 風者는 百病之始也라 清淨則肉腠閉拒하야 雖有大風苛毒이나 弗之能害니 此는 因時之序也니라. 故로 病久則傳化하야 上下不幷하면 良醫도 不爲하나니 故로 陽蓄積하면 病死나 而陽氣當隔이니 隔者는 當瀉라 不亟正治하면 粗乃敗之니라.**

解說 **故로 風者는 百病之始也라** : 百病의 처음이자 우두머리라, 예전에는 風을 제일 많이 말했다. 그때는 의식주가 완전치 않아 風에 쉽게 침습 당했다. 또 현세에는 칠정을 百病之始라 하겠고 풍, 한, 습 모두 百病之始라 하겠다.

清淨則肉腠閉拒하야-清淨은 天氣清淨, 생명력을 말한다. 생명력이 天氣清淨光明 藏德不止(장덕부지)하면 肉腠閉拒, 찬바람이 오면 탁 닫고 더우면 확 열어주고 해서

雖有大風苛毒이나 : 비록 큰 바람과 모진 독이 있다 해도

弗之能害니 : 능히 해롭게 못 할 것이다. 恬憺虛無(염담허무)해서 藏德不止(장덕부지)하면 온전한 것이다.

此는 因時之序也니라. : 때를 **因**하는 차례이다. 언제든지 이래야 된다. 봄에도 非節之風이 있고 여름도 그러하니 언제든지 恬憺虛無(염담허무)해서 藏德不止(장덕부지)하면 병이 나지 않는다. 어느 때든지

간에 淸淨光明해야 한다. 춘하추동, 사시, 밤낮 할 것 없이 사는 동안 이렇게 하면 병이 없는 것이다.

故로 病久則傳化하야 上下不幷하면 良醫도 不爲하나니 : 병이 오래되면 傳化하여 皮痺에서 血痺, 肉痺, 筋痺, 骨痺로 들어가서 上下不幷하면 피혈육근골, 장부, 표리 어디든 소통이 안 되니 良醫도 不爲라, 오래되면 骨까지 들어가서 榮衛, 三焦 활동이 안 되고 양기도 없고 생기가 막혀 命이 다 하는데 어떤 명의라도 못 고친다.

故로 陽蓄積하면 病死나 : 생명력은 막히면 병이다(陽氣當隔). 생기는, 양은 언제든지 활동을 해야지 축적되어서는 안 된다.

而陽氣當隔이니 隔者는 當瀉라 : 양기는 막히면 반드시 병이 되는 것이니 隔하거든 瀉해 주어야 한다. 즉 順氣시켜 주라는 말이다. 생명력이 오장육부, 피혈육근골 모두 藏德不止(장덕부지)하여야 된다.

不亟正治하면 粗乃敗之니라. : 빨리 正治를 못하면 粗해서 죽는다. 正治란 서로 소통하는 것이고 粗는 엉성하다는 뜻이다.

典據 **故로 陽氣者는 一日而主外하나니 平旦에 人氣生하고 日中에 而陽氣隆하고 日西而陽氣已虛하야 氣門이 乃閉하나니 是故로 暯而收拒하야 無擾筋骨하고 無見霧露니 反此三時하면 形乃困薄이니라.**

解說 **故로 陽氣者는** : 생명력이 활동하는 모습을 말하고 있다. 양기는 우주 생명력도 되고 사람 생명력도 된다.

一日而主外하나니 : 하루 종일은 밖을 주관하여 활동하니

平旦에 人氣生하고 : 평상시 이른 아침에 우리가 일어나면 人氣가 生하고

日中에 而陽氣隆하고 : 일중, 즉 한낮이 되면 생기가 제일 융성해진다.

日西而陽氣已虛하야 氣門이 乃閉하나니 : 저녁이 되면 양기가 허해져 기운의 문(모든 조직체)이 쉬기 위해 닫힌다.

是故로 暯而收拒하야 無擾筋骨하고 : 그렇기 때문에 해가 저물거든

정신과 육체를 거두어야 한다.

無見霧露니 反此三時하면 形乃困薄이니라. : 저녁에 어두울 때 안개나 이슬을 맞아도 안 된다. 이 세 때를 反하면 형체가 困하고, 薄할 것이다. 形만이 아니라 정, 기, 신, 혈도 困薄해질 것이다.

典據 **岐伯이 曰陰者는 藏精而起亟也요 陽者는 衛外而爲固也니 陰不勝其陽則脈流薄疾하야 幷乃狂하고 陽不勝其陰則五藏이 氣爭하야 九竅不通이니라. 是故로 聖人은 陳陰陽이라 筋脈이 和同하고 骨髓堅固하며 氣血이 皆從하나니 如是則內外調和하야 邪不能害하야 耳目이 聰明하고 氣立如故니라.**

解說 **岐伯이 曰陰者는 藏精而起亟也요** : 음은 精을 간직하여 일어나기를 빨리 한다. 안은 음이니 오장은 精을 간직하여 육부와 피혈육근골까지 모두 다 관리하는데, 오장에 병이 들면 중한 병이 되어 고치기가 어렵다는 뜻이다. 그러니 음병은 언제나 중하다. 亟은 빠르다고 보기도 하고 과하다, 중하다는 뜻도 있다.

陽者는 衛外而爲固也니 : 양기라는 것은 밖에서 六氣가 못 들어오게 하고 안에서 생기가 못 새어 나가게 해서 생명을 튼튼히 하는 역할을 한다.

陰不勝其陽 : 칠정에 휘둘리면 휘둘릴수록 피가 마르고 잠도 안 오며 소화도 안 되고 육체는 망가진다.

則脈流薄疾하야 : 도저히 맥이 정상으로 뛰지 않고 난리가 난다. 모든 것은 마음으로 되는 것인데 그 마음이 난리가 나서 문제가 되는 것이다. 그래서 「素問」의 첫 장인 上古天眞論을 가르치고 있는 것이다. 천진이 바로 마음인 것이다.

幷乃狂하고 : 陰不勝其陽이므로 狂證이 생기는 것이다, 음양은 항상 똑같아야 하는데 하나가 많으면 병이 된다. 음이 그 양을 이기지 못한, 즉 맥의 흐름이 薄하고 疾하여 狂疾이 된다. 음이 언제든지 양을 조절해야 한다(陰平陽秘). 그런데 음이 양을 조절하지 못하면 양의 활동이 과다하게 될 것이다. 노인이 슬며시 몸을 움직이면 괜찮으나 갑자기 자세를 바꿀 때 담이 들어 결리는 것도 陰不勝其陽이다. 陰不勝其陽도 오래되면 도리어 心肺脈도 肝腎脈도 약해지고 陽不勝其陰이 된다. 기운이 좋은 사람도 보름이나 한 달이 지나면 까라진다. 모든 것이 오래되면 시들어지는 것이다. 현대인들이 대개 陰不勝其陽이다. 예전에는 의식주 해결이 우선이었지만 현대인들은 칠정에 너무 휘둘린다.

陽不勝其陰 : 양이 그 음을 이기지 못한, 즉 늘어져 버린다.

則五藏이 氣爭하야 九竅不通이니라. : 서로 살려고 몸부림칠 것이다. 화평치 않고 정상적이 아니다. 이것을 다툰다고 하였다. 예를 들면 음은 생식기니 양이 가야 발기를 한다. 한의학의 치료법은 결국 補瀉이다. 허하니 도와줄 수밖에 없고, 막힌 것을 통하게 해 주는 것밖에 없다. 이치만 알면 된다.

是故로 聖人은 陳陰陽이라 : 무슨 所崇든지 음양을 고르는 것이 제일이다. 그런고로 성인은 陳陰陽이라, 우주생명력이 藏德不止(장덕부지) 하듯이 동정을 정당하게 하는 것, 日月 왕래하는 것, 식물 크는 것, 이것이 우주의 행동이다. 그저 藏德하고 不止할 뿐이다. 이렇게 하면 병이 생길 리가 없다. 陰勝陽勝만 고르면 된다. 성인은 침도 안 맞고 약도 안 먹고 그저 恬憺虛無(염담허무)로 해결했을 것이다.

筋脈이 和同하고 骨髓堅固하며 氣血이 皆從하나니 : 陳陰陽하면 筋脈이 화합해서 협동을 잘하고, 골수가 견고하고 기혈의 순환이 순조로울 것이다. 筋脈이 春夏(肝, 心)에 해당하고 骨髓는 秋冬(肺, 腎)이니 生長收藏이 모두 완전하면 병이 없다.

如是則內外調和하야 邪不能害하야 : 그렇게만 하면 안팎이 조화되어서 삿된 것이 능히 해롭게 하지 못 한다. 칠정과 육기에 충격받지 않는다.

耳目이 聰明하고 氣立如故니라. : 이목이 총명하고 기운이 든든히 서서 늘 이전과 같다. 藏德不止(장덕부지), 眞氣從之가 氣立如故이다. 이것이 진실한 예방의학인 것이다.

典據 **風客淫氣하면 精乃亡하야 邪傷肝也니 因而飽食하면 筋脈이 橫解하야 腸澼爲痔하고 因而大飮則氣逆하고 因而强力하면 腎氣乃傷하고 高骨이 乃壞니라.**

解說 **風客淫氣하면** : 風이 내 생명력을 음탕하게 한다. 淫이란 風이 안과 밖을 주물러 뒤범벅되고 방탕하게 된 것이지 아직 큰 병이 된 것은 아니다.

精乃亡하야 : 精이라 하면 정, 기, 신을 다 말한다.

邪傷肝也니 : 여기서의 간은 筋脈을 말한 것이다. 심해지면 邪氣가 간까지 들어가겠지만, 筋屬肝의 筋은 꼭 힘줄만 이야기하는 것이 아니라 힘줄, 혈관, 신경계통, 지락 등 모든 것이 筋에 속하는 것이다.

因而飽食하면 : 因이라 했을 때는 벌써 그 사람이 소화기가 약하다는 뜻이다. 소화기가 건강한 사람은 포식하고 싶은 욕구도, 간식의 욕구도 일어나지 않는다. 風客淫氣해서 내 정, 기, 신이 정미롭지 못하고 힘줄이나 신경계통에 모두 邪가 있는데 그때 밥을 왈칵 많이 먹으면

筋脈이 橫解하야 : 藏府가 소화를 못 해내 늘어지고 풀린다.

腸澼爲痔하고 : 이미 장이 약한데 포식을 하면 소화가 안 되고 습열이 생겨 장이 헐어서 치질이 된다. 치질은 수축이 잘 안 되어 생긴 것이다. 포식을 했을 때는 꼭 치질만 생기는 게 아니라 위궤양, 장궤양 등 여러 가지 증상이 생긴다.

因而大飮則氣逆하고 : 因이라 하면 風客淫氣가 되어 있을 때 大飮, 술을 많이 먹으면 기운이 올라간다. 또한 우리 오장에도 각각 氣逆이 올 수 있다. 素問, 이 글자는 적어도 연구할 자료가 굉장히 많다. 글자 해석만 해서는 얻는 게 적다. 가르치고 있는 의미를 궁구해야 된다. 자기 자신에게 따져 물어야 한다.

因而强力하면 : 强力은 몹시 무거운 것을 갑자기 들든지, 行房이 과격하다든지 하여 기운을 갑자기 많이 쓰는 것이다.

腎氣乃傷하고 : 그러면 수화교제가 안 된다. 腎氣는 언제나 精을 藏하는데 强力을 많이 하면 藏이 덜 된다.

高骨이 乃壞니라. : 高骨은 脊椎骨을 가리키니 다치지 않고 디스크가 되는 것이 곧 여기에 속한다. 高骨에 藏精이 잘 되어 있어야 하는데 大飮이나 强力을 하면 디스크가 되는 것이다.

陰陽之要에 대하여 가르치다

典據 **凡陰陽之要는 陽密乃固이니 兩者不和하면 若春無秋하고 若冬無夏이니 因以和之를 是謂聖度라. 故로 陽强不能密하면 陰氣乃絶하나니 陰平陽秘하면 精神이 乃治하고 陰陽이 離決하면 精氣가 乃絶이니라.**

解說 **凡陰陽之要는 陽密乃固이니** : 태양의 따뜻한 기운이 우주 공간에 꽉 차듯 우리 생기도 온몸 구석구석 한군데도 빈틈없이 전부 꽉 차 있어야 한다. 생기는 기실 心力이다.
兩者不和하면 若春無秋하고 若冬無夏이니 因以和之를 是謂聖度라. : 음양이 화합하지 못하면 봄만 있고 가을이 없는 것과 같고 겨울만 있고 여름이 없는 것과 같다. 봄은 升達하고 가을은 收斂하는데 升達만 하고 收斂이 없으면 안 되듯이 動靜, 즉 生, 長, 收, 藏이 알맞아야 한다. 음양이 화합을 하는 이것을 성인의 法(聖度)이라고 한다.
故로 陽强不能密하면 : 양이 너무 강하기만 하고 密하지 못하면
陰氣乃絶하나니 : 자꾸 쓰고 또 쓰니 精이 다 빠져나가 음기가 乃絶한다. 태양이 양이요, 山河大地가 음이다. 태양이 山河大地를 살리듯 하는 게 陰平陽秘요, 쿡쿡 쥐어박는 것이 陽强不能密이다. 칠정이 陽强이다.
陰平陽秘하면 精神이 乃治하고 : 陰平陽秘를 방에 비유하자면, 방구들 밑에 고래가 깔려 있는데 부엌에서 불을 때면 불이 직접 고래로 들어가는 게 아니라 따뜻한 기운이 방고래로 들어간다. 陰平이란 고래가 하나도 막히지 않고 전부 다 통해 있는 것과 같이 우리 조직체가 하나도 막히지 않고 내 생기가 잘 가도록 열려 있는 것이다. 陽秘

란 부엌에서부터 불기운이 잘 들어와서 온 방이 따뜻한 것과 같이 우리 몸에 생기가 꽉 차서 활동하는 것을 의미한다. 만일 방고래는 잘 통해 있어 부엌에서 불을 때는데 방 밑 구들 벽에 구멍이 한두 개가 있다면 온기가 보존이 되지 않고 밖으로 새 나갈 것이다. 그러므로 陽은 衛外라 했다. 양은 밖을 호위한다는 의미이다. 우리 체내에도 아홉 구멍은 굴뚝과 마찬가지이다. 우리 체내 조직체에 양기가 다 가서 遊行을 해야 체온이 유지가 되듯이 빠져나오면 안 된다. 이것이 陰平陽秘이다. 우리 몸에서 이렇게 단단한 뼈, 조직에도 생기가 출입을 한다. 이것이 陽秘다. 우리 오장육부, 피혈육근골 한군데도 막히지 않은 것이 陰平이다. 이와 같이 하나도 막히지 않은 조직체에 내 생기가 잘 출입하는 것이 陰平陽秘이다.

上古天眞論에서 陽氣者剛塞 地氣者冒明이라 하였다. 전등불로 말하자면 이 방을 구석구석까지 환하게 비치는 것이 陽氣者剛塞이다. 塞은 막혔다는 뜻이 아니라 꽉 찼다는 말이다. 地氣는 물체이다. 물체 하나하나가 모두 이 빛을 덮어쓰고 있는 것이 地氣者冒明이다. 그러니 이 말도 陰平陽秘와 똑같은 말이다. 風, 寒, 濕이 조직체에 부딪치면 조직이 막혀 생기가 출입이 잘 안 된다. 이것이 차차 들어가면 안까지 연락이 다 되어 있으니 육부를 거쳐 오장까지 들어간다. 이것이 外感으로 傷하여 陰平陽秘가 안 되는 모습이다. 칠정은 이와 다르다. 陰平은 다 되어 있는데 칠정으로 기체되어 생기가 조직체로 소통이 안 되는 것이다. 이것이 칠정으로 陰平陽秘가 안 되는 모습이다.

陰陽이 離決하면 精氣가 乃絶이니라. : 이렇게 마음이란 편벽된 게 있으면 鬱證이 되고, 가리고 막혀 병이 쉽게 생기는 것이다. 마음에 구름이 낀 것이다. 「素問」에 天氣淸淨光明이라 했다. 비행기를 타고 올라가면 구름 위에는 아무것도 없고 말간 허공뿐이다. 이것을 말하자니 할 수 없이 淸淨光明이라 한 것이다. 우리 마음이란 것도 심장의 정, 기, 신이지 심장이 아니다. 마음이나 허공은 있는 것도 아니고 없는 것도 아니다.

그런데 칠정에 사로잡혀 생기가 유통이 안 되면 가리고 막혀 울체되어 여러 가지 병이 된다. 淸淨光明이 안 되고 구름이 낀 것이다.

그러므로 이걸 그냥 툭 털어버리면 병이 낫는 것이다. 그럴 때 우리는 먼저 칠정에 붙들린 줄 알아야 한다. 살다보면 안 붙들릴 수가 없다. 그럴 때는 '에라! 좀 쉬자.' 하면 된다. 그것이 禪이요, 명상인 것이다. 분석하지 말라!

因於露風하면 乃生寒熱함을 가르치다

典據 **因於露風하면 乃生寒熱이라 是以로 春傷於風하면 邪氣留連하야 乃爲洞泄하고 夏傷於暑하면 秋爲痎瘧하고 秋傷於濕하면 上逆而欬하야 發爲痿厥하고 冬傷於寒하면 春必溫病하나니 四時之氣가 更傷五藏이니라.**

解說 **因於露風하면 乃生寒熱이라** : 정당하게, 계절이나 시기에 맞게 오는 이슬이나 바람이 아니고, 모두 비정상적인 날씨를 말한다. 하늘이 고르지 못하니 이슬이요, 막혔으니 바람이 일어나는 것이다. 찬 것이 오니 내 생명력이 마다하고 이상 활동으로 열이 나는 것이다. 그러므로 찬 것이 병이요, 열 내는 것은 나이다. 寒熱은 가벼운 경증이나 기운이 막히면 營血衛氣가 왔다 갔다 못 하니 寒熱이 된다. 칠정이나 노력으로도 이렇게 될 것이다.

是以로 春傷於風하면 : 봄기운은 따뜻하고 생동감이 있다. 만물이 깨어나고 생명이 시작되는 계절이다. 그런데 봄의 차가운 바람 때문에 돋아나던 새싹들이 그만 시들시들해지듯이 우리가 자꾸 성을 내는 것도 바람인 것이다. 이와 같이 우리도 생명력이 약해진 상태에서 여름이 되어 더위에 지치면 기운이 까라지고 장은 처져 설사가 나는 것이다. 우리 몸이 陰平陽秘하면 春傷於風할 이유가 없으나 허약하기 때문에 春傷於風되면

邪氣留連하야 : 그 邪氣를 밀어내지 못해 내 체내에 붙어 있으면 간까지 영향을 미친다.

乃爲洞泄하고 : 통설은 건더기 없이 좍좍하는 물 설사다. 찬바람에

새싹이 시들어 버리듯이 우리 몸도 수렴 기운이 부족해져 그만 통설을 하는 것이다.

夏傷於暑하면 秋爲痎瘧하고 : 여름에 더위에 상하면 땀도 흘리고 기운과 진액이 빠져나간다. 주리가 열려 수렴을 하지 못한다. 이렇게 주리를 내내 열어 두었다가 가을 찬바람에 미처 주리를 못 닫으면 秋爲痎瘧이라 瘧疾이 되기 쉽다. 예전에는 瘧疾이 많았다. 우리 처방에는 충을 직접 죽이는 약을 별로 쓰지 않는다. 蟲生濕熱하니 습열을 치고 생기를 돋우면 충은 저절로 죽는다(何人飮 : 何首烏 12~40g, 人蔘 12~40g, 當歸 8~12g, 陳皮4~8g, 煨薑 5片, 寒多時 煨薑 12~20g).

여름 음식으로 먹는 참외, 수박, 밀가루 등은 성미가 찬 데 가까우니 자연히 더위를 쉽게 이겼다. 정 심하면 生脈散을 먹었다. 人蔘은 원기를 돋우고 麥門冬은 淸暑하고 五味子는 더위에 상해서 퍼진 기운을 수렴한다. 淸暑益氣湯에도 人蔘, 黃芪가 들어 있어서 더위에 풀린 기운을 수렴한다. 六一散은 여름날 농부가 심한 노동으로 땀은 배출하였지만 노폐물이 미처 못 빠져나가 피부가 가렵고 갈증이 날 때 쓰는 약이지 보통 한가로운 사람의 약이 아니다.

秋傷於濕하면 上逆而欬하야 發爲痿厥하고 : 덮어놓고 가을에는 습기가 있을 리 만무하다는 말이 있는데 이는 사실이 아니다. 9월이나 10월에 장마가 잘 오는데 이것이 가을의 습기이다. 가을이 오면 폐도 容平(용납함이 平平하다)으로 슬그머니 오그리는 것이 제 본성인데 습기가 어부렁 어부렁하고 있으면 창문이 빽빽한 것처럼 기관지에 습이 끼어서 내 기운이 수렴 활동을 못 하니 위로 뜨면서 기침을 한다. 그러므로 桔梗, 杏仁, 蘇子, 蘿葍子 등 모두 다 기운을 내리는 약을 사용한다. 上逆하면 咳가 되어 기운이 위로 올라가 버리고 아래로 못 내려가서 痿도 되고 厥도 된다. 厥은 上逆에 붙이고 痿는 위로 기운이 올라가서 밑으로 내려갈 기운이 없으니 축 늘어진다. 肺主氣하는데 소통이 안 되니 늘어질 수밖에 없다.

冬傷於寒하면 春必溫病하나니 : 겨울에 식물에 흙을 북돋워 주고 봄을 기다리면 제때에 잎이 날 것이다. 그러나 겨울에 몇 번이나 흙을 파서 뒤집었다가 봄을 기다리면 잎이 4월에 날지 5월에 날지 모른다.

이와 같이 겨울에 기운을 못 받았으니 탈이 나는 것이다. 溫病은 傷寒도 모진 傷寒이 아니고 자기 기운이 충실하지 않아 못 밀어내는 바람에 겨울 동안 머물러 있다가 완전히 봄이 되어 공간에 양기가 충만해질 때 내 기운을 이용하여 밀어내려다 생기는 것이다. 그래서 원기부족인 것이다. 그러므로 溫病은 언제든지 원기부터 돋우어 가면서 발산을 해야 된다. 서양의학에서는 傷寒이나 溫病 같은 것을 치료하기가 제일 어렵다고 한다. 이 微塵(바이러스)이 자꾸 변하기 때문에 치료약을 만들어 놓으면 변종이 되어 애를 먹는다고 한다. 기후가 변동을 하니 微塵도 기후에 따라 動靜을 해서 변종이 되기도 하고, 없어지거나 번성하기도 한다. 또한 우리 생기도 動靜을 한다. 그러나 蟲生濕熱이라는 말과 같이 微塵은 습열일 때 제일 잘 살아난다. 그러므로 우리는 寒, 濕, 熱을 다스리는 것이다. 우리 한의학에는 거기 해당되는 약이 다 있다. 세균이든 바이러스든 무슨 변종이든 상관없이 다스릴 수 있다. 그 사람의 체질과 생기를 보고 濕, 寒, 熱을 다스리면 된다. 겁낼 것이 없는 것이다.

四時之氣가 更傷五藏이니라. : 사시, 즉 사계절 우주 공간의 기운이 정상으로 오면 우리 오장이 다칠 리가 없다. 사시 기운에도 이만큼 손해가 오는데 하물며 우리 자체가 밤낮 할 것 없이 수시로 칠정에 휘둘리니 우주 공간의 탈은 별반 없고 원인의 대부분이 칠정이다. 한시도 정상으로 있지 못하고 항상 칠정으로 인해 생명력이 음탕해진다. 모두 내 정, 기, 신이 방탕해져서 병이 되는 것이다.

味過於五味에 대하여 가르치다

典據 **陰之所生은 本在五味하고 陰之五宮은 傷在五味라 是故로 味過於酸하면 肝氣以津하며 脾氣乃絶하고 味過於鹹하면 大骨氣勞하며 短肌하며 心氣以抑하고 味過於甘하면 心氣喘滿하며 色黑하고 腎氣不衡하고 味過於苦하면 脾氣不濡하고 胃氣乃厚하며 味過於辛하면 筋脈이 沮弛하며 精神이 乃央이니라.**

解說 **陰之所生은** : 음은 물체를 말한다. 즉 오장도 피, 혈, 육, 근, 골도 물체이니 음이다. 몸은 반드시 五味로써 자라고 성숙되며 유지된다.

本在五味하고 : 그러므로 五味가 생명활동의 근본이 되는 것이다. 먹어야 산다.

陰之五宮은 傷在五味라 : 음인 五宮(오장)은 五味에 상하기도 한다. 적당하게 먹으면 生하지만

是故로 味過於酸하면 : 五味를 편식하거나 과식하면 상한다. 그러니 만약 신 것을 너무 많이 먹으면

肝氣以津하며 : 津은 나루터 津이니, 강 중간은 물이 많이 있는데 나루에는 진흙 모양의 물이 질퍽하게 있는 모습이 津이다. 그러니 肝氣가 잘 돌지 못하고 혼탁하여 활동을 잘 못한다는 말이다. 酸入肝하는 것은 간 기운이 긴장하도록(酸以收之) 자연히 그리되는 것이다. 즉 간은 봄이라 봄이 활동하는 것과 같이 生, 長만을 지향하므로 혹여 과할 때 酸以收之하여 조절하려고 그때 신 것이 당긴다(五味子, 山茱萸, 覆盆子). 그러나 味過於酸하면 도리어 활동이 안 된다. 신 것을 많이 먹으면 입이 쪼그라드는 것처럼 도리어 모든 경락의 기운 소통이 덜해질 것이다. 수렴이 너무 많이 되니 도리어 활동이 안 되는 것이다. 한 세상을 살아가는 중에 평범한 삶이 가장 어려운 것이고 가장 고귀한 것이다. 평범하기가 그리 쉽지 않다.

脾氣乃絶하고 : 脾는 습기가 많으니 火生土로 습기를 조절해야겠지만 흔들어 줘야 될 필요가 있다(風能勝濕). 土는 중화작용을 하는 靜體이다(亥子=水, 寅卯=木, 巳午=火, 申酉=金. 십이지지의 춘하추동 사계에 辰, 戌, 丑, 未=土가 장하로서 중화작용을 하며 사계를 아우른다.). 그러나 靜은 반드시 動을 기다리고 있다. 우리 몸도 맨날 가만히 있으면 오그라질 것이다. 風能勝濕이라 힘줄을 흔듦으로써 습기가 잘 升達이 되어 따라 나간다. 그런데 肝氣以津하니 비장의 활동이 덜 되어 습기가 잘 안 빠져 나간다. 木乘土(薏苡仁, 乾栗, 茯苓, 蒼朮, 蘿菖子), 水侮土(人蔘, 白朮, 香附子, 砂仁, 山査, 乾干, 附子, 肉桂)의 상

태인 것이다.

味過於鹹하면 大骨氣勞하며 : 鹹이 堅之하는 것, 한마디로 단단하게 하는 성질이 있는 것인데 도리어 너무 많이 먹으면 榮衛가 활동이 안 되고 진액도 마르므로 大骨氣勞가 되는 것이다. 生, 長, 收, 藏이 원만해야 생명 활동이 순조로운 것인데 수장만 하니…

短肌하며 : 鹹以堅之라 살이 단단해져야 할 것을 너무 많이 먹으면 榮衛가 활동이 안 되고 진액이 부족해지니 살도 마르는 것이다.

心氣以抑하고 : 水升火降이 안 되는 것이다. 火降해서 水升이 되어야 하는데 火降을 해도 진액이 부족한 상태라 水升할 자료가 없으니 心氣以抑되는 것이다.

味過於甘하면 心氣喘滿하며 色黑하고 腎氣不衡하고 : 甘以緩之라 단 것을 많이 먹으면 위가 늘어져서 입맛이 없어지고 소화도 잘 안 된다. 中焦가 막히니 火降이 안 되고 火升되어 心氣喘滿되는 것이며, 얼굴색이 누르스름하고 거무스름하며 윤기가 없이 푸석하고 부기가 있어 보인다. 火降이 안 되니 水升할 수 없어 腎氣가 不衡하는 것이다. 腎氣가 편치 못하다.

味過於苦하면 脾氣不濡하고 : 苦味는 燥하고 차갑다. 입맛이 없을 때는 쓴 것을 조금 먹으면 입맛이 돌아온다. 苦味를 너무 많이 먹으면 위가 燥해지고 냉해진다.

胃氣乃厚하며 : 위가 두텁다는 것은 좋은 게 아니라 활동이 안 되어 뻐근해지고 답답한 상태를 말하는 것이다. 이는 燥해서 그런 것이니 이럴 때는 枸杞子, 龍眼肉을 사용하면 된다.

味過於辛하면 筋脈이 沮弛하며 : 辛은 발산이다. 발산이 너무 되면 진액이 적어져서 筋脈이 막히고 늘어져 시들어진다. 이렇게 되면 억압을 받아 재앙이 된다.

精神이 乃央이니라 : 실제로 너무 매운 음식을 먹고 急强發汗되고 난 후에는 정신이 하나도 없다.

五味圖

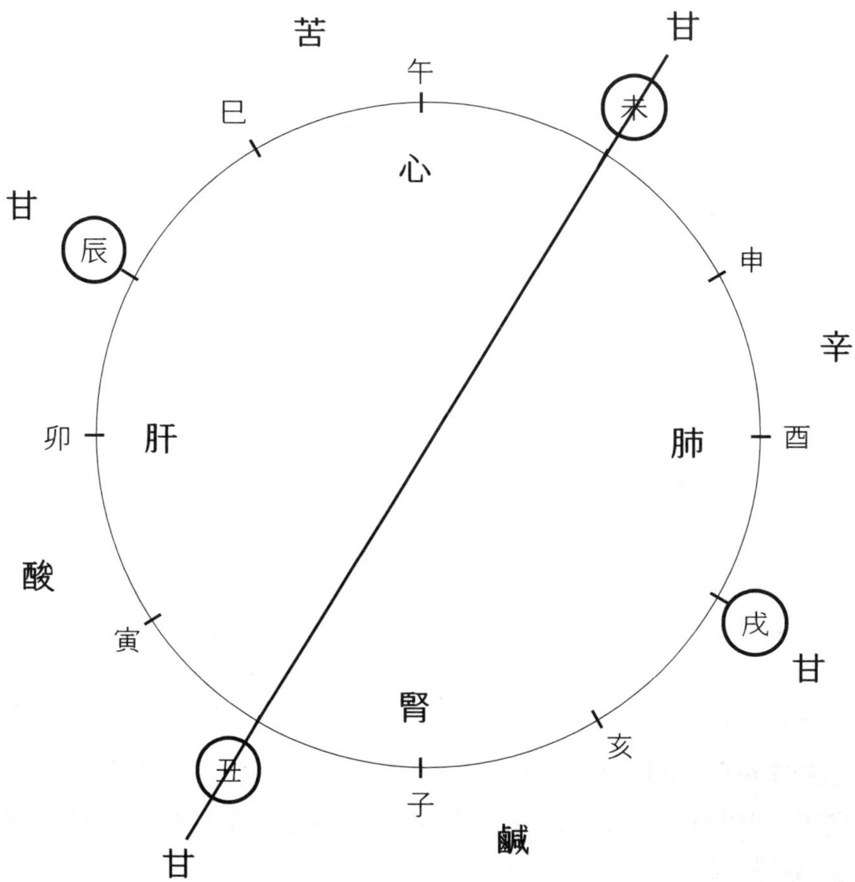

謹和五味에 대하여 가르치다

典據 **是故로 謹和五味하면 骨正筋柔하고 氣血이 以流하고 腠理以密하니 如是則氣骨이 以精하고 謹道如法하면 長有天命하니라.**

解說 **是故로 謹和五味하면 骨正筋柔하고** : 그런고로 五味를 삼가 잘 화합하면 骨이 正하고 筋이 부드럽다. 건강한 상태에서는 五味가 적절하게 먹고 싶지만 오장의 기능이 항진이나 저하되면 五味에 반응하여 편협하게 구미가 당기는 것이다.

氣血이 以流하고 腠理以密하니 : 기혈이 순조롭게 흐르고 주리가 密한다. 五味에 수렴하는 것도 있고 통하는 것도 있으며 불리는 것도 있으니(生=酸, 長=苦, 化=甘, 收=辛, 藏=鹹) 이 다섯 가지 맛이 오장으로 들어가서 육부를 조절하고 정, 기, 신을 다 만드는 것이다. 우리 몸의 기혈이 몸에 순조롭게 갈 때는 가는 줄 모른다. 막히면 "아야!" 하는 것은 못 가서 아픈 것이다. 氣血以流도 통하는 것, 거두는 것, 불리는 것이 있어야 하고 腠理以密도 통하는 것과 收하게 하는 것이 있어야 한다.

如是則氣骨이 以精하고 : 그러면 생기가 피혈육근골에 온전한 생명활동을 하게 되는 것이다.

謹道如法하면 長有天命하니라. : 삼가 道를 해서 法과 같이 하면 길이 天命이 있다.

三章 金匱眞言論

四時之勝에 대하여 가르치다

典據 **黃帝問曰 天有八風하고 經有五風은 何謂也요. 岐伯이 對曰 八風이 發邪하야 以爲經風하야 觸五藏하야 邪氣發病하나니 所謂得四時之勝者는 春勝長夏하고 長夏勝冬하고 冬勝夏하고 夏勝秋하고 秋勝春이니 所謂四時之勝也니이다.**

解說 **黃帝問曰 天有八風하고** : 하늘에는 여덟 가지 바람이 있는데 이는 팔괘이다. 「周易」의 四方과 四維를 합하면 八風이 된다. 같은 하늘도 기운이 조금씩 다르다. 이것은 우주 생성의 이치로 한 것이다. 天氣란 것이 藏德不止(장덕부지)하고 있지만 마찰이 된다는 뜻이다. 天氣도 각각의 방위에 갈 때마다 기운이 바뀌어 서로 相生相克하는 모습이다. 하늘의 기운인 甲木, 乙木(간, 담)이 그 하나요, 丙火, 丁火(심, 소장)가 또 하나요, 庚金, 辛金(폐, 대장)이 또 하나요, 壬水, 癸水(신, 방광)가 또한 하나로써 여덟 가지의 각각 다른 기운의 모습이며 모두 風이라고 표현한 것이다. 생명은 각각 다른 기운이 조화되는 변화인 것이며 순환하는 것이다.

經有五風은 何謂也요. : 모든 오행 물체가 오행으로 되었지만 木은 木이 좀 많은 것이고 金은 金이 좀 많은 것과 같이, 오장도 오행으로 되었지만 폐, 심 구조와 성질이 다른 것이다. 그래서 經에는 五風이 있고, 사람은 오장이 있어 그곳에 생기가 출입하므로 오장, 五風이라 하였다. 바람은 요동하는 모습이니 기운으로도 본다. 그래서 八風의 風자를 바람이라고 해도 되고 생기라 해도 된다.

岐伯이 對曰 八風이 發邪하야 : 八風이 정당하고 순조로우면 문제가 없는데 邪를 發하는 것은 過不足에서 생긴다. 天明은, 즉 日月이니 不明하면 邪害空竅라 했다. 五運六氣도 이래서 문제가 생기는 것이다. 臟德不止하면 邪가 있을 리 없는데 臟德止가 될 때에 邪가 생긴다. 우리도 三焦, 榮衛가 정상으로 활동하면 邪가 날 리가 없다.

以爲經風하야 : 發邪하면 12경락에도 충격을 받을 것이다

觸五藏하야 邪氣發病하나니 : 오장에까지 충격이 온다. 邪氣가 발병을 하는 것이다. 八風 이외에도 음식, 기거, 노력, 칠정 등으로 자체에서 邪가 나기도 한다.

所謂得四時之勝者는 : 八風이 發邪하니 정상적인 四時의 모습을 갖추지 못한다. 그로 인해 四時가 만물을 생육하는 모습도 비정상적인 모습이 되므로 생명 활동이 뒤죽박죽이 되는 것이다. 四時가 오장이니 오장의 생명 활동도 뒤죽박죽이 된다.

春勝長夏하고 : 長夏는 四季라고도 한다. 계절마다 석 달 안에 長夏가 18일씩 있다. 봄 하나에도 生, 長, 化, 收, 藏이 다 들어 있다. 봄에 生만 있고 收藏이 없으면 풀이 빳빳하지 못할 것이다. 즉, 봄은 그중에 升達하는 기운이 제일 많다는 말이다. 그러나 봄에 온화한 기운이 많아도 봄기운만 계속되면 풀이 충분히 자라지 못한다. 그러면 가을 收나 겨울 藏도 제대로 안 된다. 언제든지 四時가 올발라야 된다. 八風發邪하여 제 할 일을 제대로 못하기 때문에 相生相克의 균형은 무너지게 되고 春勝長夏를 하는 것이다. 春은 木이고 봄이며, 長夏는 환절기이며 土이니 木克土하는 것은 생리적 상황이지만 八風發邪하여 木克土가 병리적 상황인 木勝土가 되어 버리는 것이다. 예를 들면 봄의 기운이 정상보다 더우면 봄기운만큼 클 것을 초여름 기운만큼 커 버린다. 또 자꾸 성을 내면 升達 기운이 유습한 수분을 당겨 발산을 많이 시킨다. 이렇게 되면 木의 기운이 너무 강해서 木克土가 아닌 木勝土가 되어버리는 것이다. 소화기에 충격을 받으니 증상은 위장병이지만 원인은 木實에 있으니 근본 치료를 하려면 木實을 平하게 하여야 한다. 「難經」에 木欲實에 金當平之하라는 소중한 가르침이 있다.

長夏勝冬하고 : 長夏는 脾胃를 말하는데 胃는 辰, 戌 土이고, 脾는 丑, 未 土이다. 冬은 水이고 藏이다. 이는 土克水는 생리적 상황이지만 八風發邪하여 제 할 일을 제대로 못하기 때문에 相生相克의 균형

은 무너지게 되고 長夏勝冬이 되는 것이다. 土克水하는 것은 생리적 상황이지만 八風發邪하여 土克水가 병리적 상황인 土勝水가 되어 버리는 것이다. 土는 제 성능이 유습하다. 土가 水를 흡수한다. 우주 공간에 비가 많이 오면 그 물이 바다로 흘러들어가지만 그보다 지면에서 흡수하는 것이 훨씬 더 많다. 또 미처 흡수되지 못하고 지면을 흐르던 뻘물도 차츰 땅이 흡수한다. 이것이 土克水이다. 유습한 이것도 자기 혼자 하는 게 아니라 火生土하였기 때문에 土克水가 잘 되는 것이다. 즉, 이것은 생리적 상황을 말하는 것이다. 예를 들면 土가 水를 적당히 흡수해야지(土克水의 생리적 상황) 많이 흡수해도(土勝水) 안 되고, 적게 흡수해도(水侮土) 안 된다. 위에 습이 많이 있으면 中焦가 막혀 火가 降하지 못한다. 그러면 淸上, 通中, 溫下의 上, 中, 下의 균형이 깨어지고 마는 것이다.

冬勝夏하고 : 겨울(亥, 子, 丑)은 藏하는 기운이고, 여름(巳, 午, 未)은 長하는 기운이니 水克火는 생리적 상황이지만 八風發邪하여 제 할 일을 제대로 못하기 때문에 相生相克의 균형은 무너지게 되고 冬勝夏가 되는 것이다. 水克火하는 것은 생리적 상황이지만 八風發邪하여 水克火가 병리적 상황인 水勝火가 되어 버리는 것이다. 예를 들면 물의 성질은 차고 불의 성질은 덥다. 찬 것은 더운 것을 이기고(水勝火), 더운 것은 찬 것을 녹인다(火侮水). 水는 내려가는 성질이니 위로 올라가는 火의 성질을 억압한다 할 수 있다. 찬물을 끼얹어 불을 끈다 함은 물체를 이용한 것이므로 인위가 있어야 그렇게 되지만 이것은 潤下와 炎上의 성질을 말하는 것이다.

五行 相生, 相克(생리적 상황)과 相乘, 相侮(체질적인 병리적 상황) 모두 생명력의 모습일 뿐이다. 그러므로 恬憺虛無(염담허무)만이 오행의 생명력을 온전히 하여 우리 몸 안에서 활동하고 있는 생명력을 안정시킬 수 있는 것이다.

夏勝秋하고 : 여름(巳, 午, 未)은 升達하는 기운이고 가을(申, 酉, 戌)은 收斂하는 기운이니 火克金은 생리적 상황이지만 八風發邪하여 제 할 일을 제대로 못하기 때문에 相生相克의 균형은 무너지게 되고 夏勝秋가 되는 것이다. 火克金하는 것은 생리적 상황이지만 八風發邪하여 火克金이 병리적 상황인 火勝金이 되어 버리는 것이다. 예를 들면 夏勝秋란 것도, 여름에 반드시 이만큼 키워 주어야 收斂하는 기운도 이만큼 收斂이 된다. 長이 적으면 收斂하는 것도 그만큼 적을 것이다. 여름에 습기가 너무 많으면 가을에 收斂이 안 될 것이고, 여름에 너무 燥해 버리면 가을에 습기가 없어 너무 말라 버린다. 부족해도 안 되고 너무 많아도 안 되는 것이다. 藏德이 똑같이 되어야 한다.

秋勝春이니 : 가을(申, 酉, 戌)은 收斂하는 기운이고 봄(寅, 卯, 辰)은 生하는 기운이니 金克木는 對化的 관계성을 가진 생리적 상황이지만 八風發邪하여 제 할 일을 제대로 못하기 때문에 相生相克의 균형은 무너지게 되고 秋勝春이 되는 것이다. 金克木하는 것은 생리적 상황이지만 八風發邪하여 金克木이 병리적 상황인 金勝木이 되어 버리는 것이다. 秋勝春에서 가을은 收斂하는 성질이니 燥寒이라, 燥하고 차갑다. 날씨가 봄에 화창할 때 잘 크던 것이 날씨가 한 사나흘 추워지면 그만 시들어진다. 사람도 비관(肺)하면 식물처럼 肝(怒)이 시들어진다. 이것이 金勝木이고 秋勝春이다.

所謂四時之勝也니이다. : 우주 공간의 기운도 이렇게 될 뿐 아니라 오장육부도 이것과 꼭 같다. 四時도 水火金木土(亥子는 水, 寅卯는 木, 巳午는 火, 申酉는 金, 辰戌丑未는 土)이고, 오장도 水火金木土(신, 심, 폐, 간, 비)이다.

五行 相生·相克圖

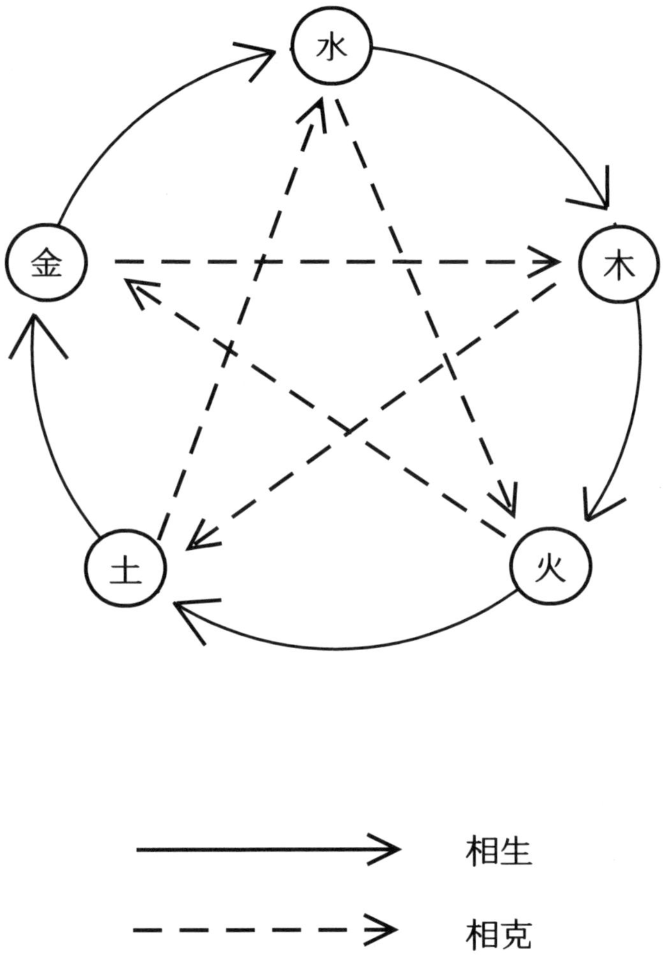

五行 相乘·相侮圖

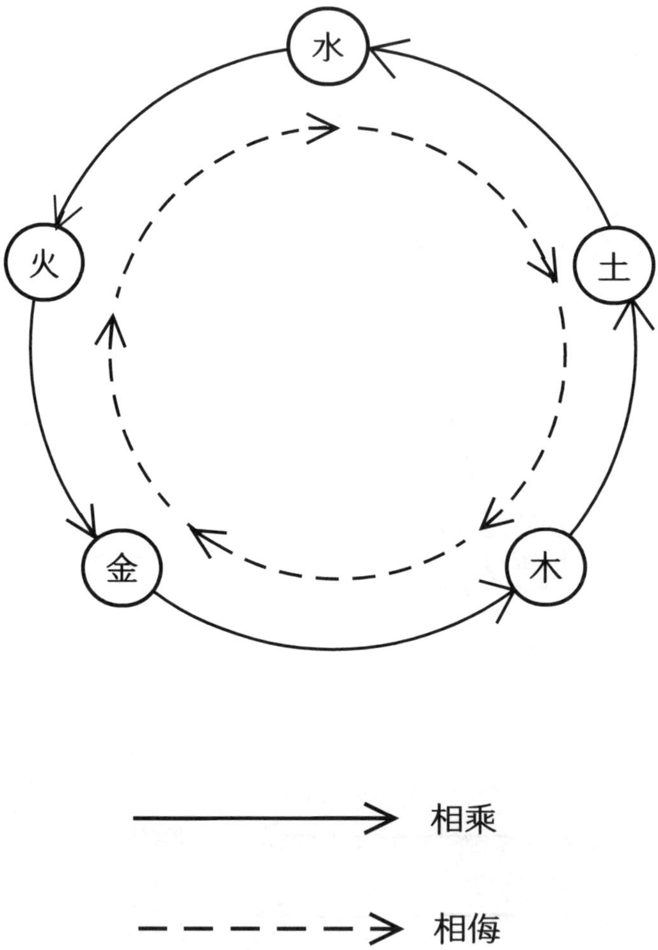

방위와 사계, 오장의 관계에 대하여 가르치다

典據 **東風은 生於春하니 病在肝하며 兪在頸項하고 南風은 生於夏하니 病在心하며 兪在胸脇하고 西風은 生於秋하니 病在肺하며 兪在肩背하고 北風은 生於冬하니 病在腎하며 兪在腰股하고 中央은 爲土하니 病在脾하며 兪在脊이라.**

解說 **東風은 生於春하니 病在肝하며** : 八風이 發邪해서 들어오면 먼저 받는 것이 있는데, 이것이 또 다른 데로 전하는 것을 말한다. 간은 春이며 東이고 風이며 木이다. 이렇게 항상 같은 의미로 해석한다. 東風의 '風'字는 기운으로 봐도 된다. 기운도 되고 바람도 된다. 동쪽 기운은 봄에서 나온다. 또는 봄기운은 東에서 나온다 해도 될 것이다. 木의 생기는 봄에서 나오니 병은 간에 있다. 즉, 바람의 所祟가 간에 잘 온다는 말이다(怒傷肝). 또 봄에 간에 병이 잘 온다는 말도 된다.

兪在頸項하고 : 頸項은 가지에 해당한다. 간에 직접 병이 나는 수도 있지만 가지에 먼저 들어오는 경우도 많다. 그러므로 頸項은 병이 들어오는 門戶이다. 흔히 자다가 목을 잘못해서 頸項痛이 있을 때 蒼朮 木瓜 등을 쓰는 것도 頸項이 힘줄이므로 간을 치료하는 것이다.

南風은 生於夏하니 病在心하며 兪在胸脇하고 : 心은 夏이며 南이고 暑이며 火이다. 이렇게 항상 같은 의미로 해석한다. 火의 생기는 夏에서 나오니 병은 心에 있다. 또 여름에 心에 병이 잘 온다는 말도 된다. 그러니 胸脇, 膻中에 영향이 많겠다.

西風은 生於秋하니 病在肺하며 兪在肩背하고 : 肺는 秋이며 西이고 燥이며 金이다. 이렇게 항상 같은 의미로 해석한다. 金의 생기는 秋에서 나오니 병은 肺에 있다. 또 가을에 肺에 병이 잘 온다는 말도 된다.

北風은 生於冬하니 病在腎하며 兪在腰股하고 : 腎은 冬이며 北이고 寒이며 水이다 이렇게 항상 같은 의미로 해석한다 水의 생기는 冬에서 나오니 병은 腎에 있다. 또 겨울에 腎에 병이 잘 온다는 말도 된다.

中央은 爲土하니 病在脾하며 兪在脊이라. : 중앙은 長夏이며 中央이고 濕이며 土이다. 이렇게 항상 같은 의미로 해석한다. 土의 생기는 長夏에서 나오니 병은 脾에 있다. 또 환절기에 脾에 병이 잘 온다는 말도 된다.

사계와 병의 소재와 善病에 대하여 가르치다

典據 **故로 春氣者는 病在頭하고 夏氣者는 病在藏하고 秋氣者는 病在肩背하고 冬氣者는 病在四支 故로 春에 善病鼽衄하고 仲夏에 善病胸脇하고 長夏에 善病洞泄寒中하며 秋에 善病風瘧하고 冬에 善病痺厥이라.**

解說 **故로 春氣者는 病在頭하고** : 봄에 두통이 잘 나타난다는 뜻도 되고, 간의 所祟는 頭에 잘 나타난다는 뜻도 된다. 왜냐하면 생기가 그곳에 있으니 억압을 당하면 거기에 잘 나타난다는 말이다. 한의학에서는 신경이란 말이 따로 없고 경락이라 하는데, 특히 肝經과 관계가 많다. 筋屬肝이니 신경, 힘줄, 경락, 혈관, 지락 등 모두가 간에 속해 있다.

夏氣者는 病在藏하고 : 병이 장에 있다는 것은 여름 기운은 炎上하는 기운이 많으니 이를 收斂하는 오장이 제일 먼저 손상을 받는다는 말이다. 더위에 상하면 특히 심장과 폐가 많이 상한다. 그러니 더위에 상했을 심, 폐 기능을 회복시키는 데 주안점을 둔다. 藏하는 기운을 못하도록 長하므로 生脈散에 五味子가 들어가는 것이다.

秋氣者는 病在肩背하고 : 이것은 背屬肺分이라 한 것과 같이 肩背에 병이 있다.

冬氣者는 病在四支 : 秋冬에 수장이 잘 되어 있지 않으면 사지에 힘이 없다.

故로 春에 善病鼽衄하고 : 봄은 발생하는 기운인데 秋冬에 收藏이 잘 되어 있지 않으면 春의 주된 작용인 발생은 하고, 발생할 자료는 부족하여 기운이 위로 떠서 코피가 잘 난다.

仲夏에 善病胸脇하고 : 仲夏와 克의 주된 작용인 長, 收가 잘 안 되고 仲夏에는 胸脇에 병이 잘 온다.

長夏에 善病洞泄寒中하며 : 長夏의 주된 작용인 化가 잘 안 되고 長夏에 善病洞泄寒中한다.

秋에 善病風瘧하고 : 가을에 風瘧이 잘 온다.

冬에 善病痺厥이라 : 겨울의 주된 작용인 藏이 잘 안 되고 사지가 저리고 찬 痺厥病이 잘 생긴다.

冬不按蹻에 대하여 가르치다

典據 **故로 冬不按蹻하면 春不鼽衄하고 春不病頸項하면 仲夏에 不病胸脅하고 長夏에 不病洞泄寒中하면 秋不病風瘧하고 冬不病痺厥이니라.**

解說 按蹻는 動作泄津이라 했다. 겨울에 운동을 너무 심하게 한다거나 行房을 많이 해서 藏精이 주장인 계절에 진액을 많이 빼내지 말아야 한다. 즉, 겨울에 按蹻를 하지 아니하고 잘 저장을 하면, 봄에 여간 삿된 바람이 있다 해도 鼽衄病이 안 걸릴 텐데 그렇지 못 하니 밑천이 약해서 鼽衄病症이 잘 생기는 것이다. 그러나 이것도 夏不按蹻도 있고 秋不按蹻도 다 있을 것이다. 즉 生. 長. 化. 收. 藏이 정당하게 정상적으로 활동한다면 天氣가 淸淨光明하여 藏德不止(장덕부지)해서 四時가 勝하지 않으면 이럴 리가 없는 것이다. 秋에 수렴을 잘 해서 冬에 藏을 잘해야 春夏가 生長이 잘 되는 것이다. 이것이 생명체와 사계의 관계성이자 道在於一인 것이다.

이렇게 오장의 성정은 서로서로 관련되는 것이며 진단과 치료도 相生相克, 相乘相侮의 이치를 벗어날 수 없는 것이다. 이것이 한의학의 위대한 발견이며 원리이다. 人身은 小天地라는 것도 우주의 생성 원리나 인간의 생성 원리나 똑같다는 것을 말한다. 이는 「素問」에서 수도 없이 되풀이하는 것이다.

우주 공간에도 天有八風하여 순조롭다가 간혹 한 번씩 逆節이 되어 雨順風調가 안 되는 경우가 있다. 물론 그럴 수 있다. 하지만 그 정도로는 충격을 받지 않는다. 그런데 사람은 자기 자신이 이렇게 만든다. 만들어도 여간 만드는 것이 아니다. 하루 종일 우리는 눈 뜨고 있을 때뿐만 아니라 자면서도 가만히 있지 않는다. 꿈꾸는 것이 이것이다. 칠정에 사로잡혀 온종일 분석하고 해결책을 찾는다. 그러나 해결책은 없으며 해결되지도 않는다.

春不病溫과 秋成風瘧에 대하여 가르치다

典據 夫精者는 身之本이라. 故로 藏於精者는 春不病溫하고 夏暑에 汗不出者는 秋成風瘧하나니

解說 精은 정, 기, 신을 말한다.

夫精者는 身之本이라. : 精은 身의 제일 근본이라, 우리 몸은 유형과 무형이 같이 존재하고 있는데 정, 기, 신은 무형의 생명력이다.

故로 藏於精者는 春不病溫하고 : 그런고로 精을 잘 보존하는 사람은 봄에 溫病이 걸릴 리가 없다. 生, 長, 化, 收, 藏을 잘 하고 恬惝虛無(염담허무)만 잘 한다면 病溫도 風瘧도 없는 것이나 마찬가지이다.

夏暑에 汗不出者는 秋成風瘧하나니 : 여름에 더울 때에도 평상시 生, 長, 化, 收, 藏을 잘 하고 恬惝虛無(염담허무)만 잘 한다면 여름 더위에 상하지 않을 것이다. 여름에는 반드시 所愛在外로 땀도 내고 발산을 해야 하는데 에어컨 바람을 자주 쐬면 몸이 寒濕에 침습당하여 냉방병이 되는 것이다. 이것이 여름 더위에 汗不出하면 秋成風瘧과 비슷한 원리이다. 여름에는 반드시 所愛在外하여 활짝 나가야 지락, 신경 등이 제대로 발현하여 크는데, 그렇게 못 크니 가을 기운이 오면 더 오므라질 수밖에 없다. 봄, 여름에 잘 생육되면 가을에 수렴하고 추수할 일이 많고 겨울에 창고에 들어갈 게 많을 것이다. 그렇지 않고 生長이 적으면 收藏도 적고, 收藏이 적으면 生長도 적으니 봄에 生할 때에 藏이 된 자료도 적을 것이다.

陰陽中之陰陽에 대하여 가르치다

典據 **故로 曰陰中有陰하고 陽中有陽하니 平旦至日中은 天之陽이니 陽中之陽也요 日中至黃昏은 天之陽이니 陽中之陰也요 合夜至鷄鳴은 天之陰이니 陰中之陰也요 鷄鳴至平旦은 天之陰이니 陰中之陽也라.**

解說 **故로 曰陰中有陰하고 陽中有陽하니** : 병의 증상도 初症, 中症, 末症이 있듯이 우리가 성을 내는 것도 약간 성을 내는 경우, 좀 많이 성을 내는 경우, 완전히 성을 내는 경우 등 정도에 따라 상, 중, 하가 있을 것이다. 비관하는 것도 이와 같다. 추운 것과 더운 것도 각각 상, 중, 하의 다름이 있을 것이다. 過不足의 過에도 여러 가지가 있을 것이고 不足도 여러 가지가 있을 것이다. 그런 것이 여기에 모두 포함되어 있다.

平旦至日中은 天之陽이니 陽中之陽也요 : 음 중에도 有陰하고 양 중에도 有陽하니, 아침나절부터 낮까지는 陽中之陽이고

日中至黃昏은 天之陽이니 陽中之陰也요 : 낮부터 저녁까지는 陽中之陰이라, 하루 동안에도 이렇게 상, 중, 하의 모습이 있듯이 모든 것에는 상, 중, 하가 있다. 虛하다는 것도 반드시 상, 중, 하가 있고 過한 것도 상, 중, 하의 단계가 있다. 그러니 상황을 봐 가며 치료의 강도도 조절해야 하는 것이다(壯火食氣 少火生氣).

合夜至鷄鳴은 天之陰이니 陰中之陰也요 : 合夜는 저녁 식사 후 어둑어둑할 때이고 鷄鳴은 밤중이다.

鷄鳴至平旦은 天之陰이니 陰中之陽也라. : 한밤중을 지나 새벽을 말한다. 우주가 그렇듯이 진단과 치료를 陰症, 陽症만 구분하지 말고

상, 중, 하 輕重을 분별해야 하는 것이다.

內外, 背腹, 오장육부의 음양에 대하여 가르치다

典據 **故로 人亦應之하니 夫言人之陰陽則外爲陽內爲陰이요 言人身之陰陽則背爲陽腹爲陰이요 言人身之藏府中陰陽則藏者는 爲陰이요 府者는 爲陽이니 肝心脾肺腎五藏은 皆爲陰이요 膽胃大腸小腸膀胱三焦六府는 皆爲陽이라.**

解說 **故로 人亦應之하니** : 그런고로 사람도 꼭 그와 같다. 그렇다고 해서 장에는 음양이 없고 부에는 음양이 없을까? 음양은 꼭 붙어 있는 것이다.
夫言人之陰陽則外爲陽內爲陰이요 : 表가 양이고 裏가 음이다.
言人身之陰陽則背爲陽腹爲陰이요 : 背部는 양이고 腹은 음이다.
言人身之藏府中陰陽則藏者는 爲陰이요 府者는 爲陽이니 : 장은 음이고 부는 양이다.
肝心脾肺腎五藏은 皆爲陰이요 : 간, 심, 비, 폐, 신, 즉 오장은 음이고
膽胃大腸小腸膀胱三焦六府는 皆爲陽이라. : 담, 위, 대장, 소장, 방광, 삼초, 즉 육부는 양이다.

五藏六腑 陰陽圖

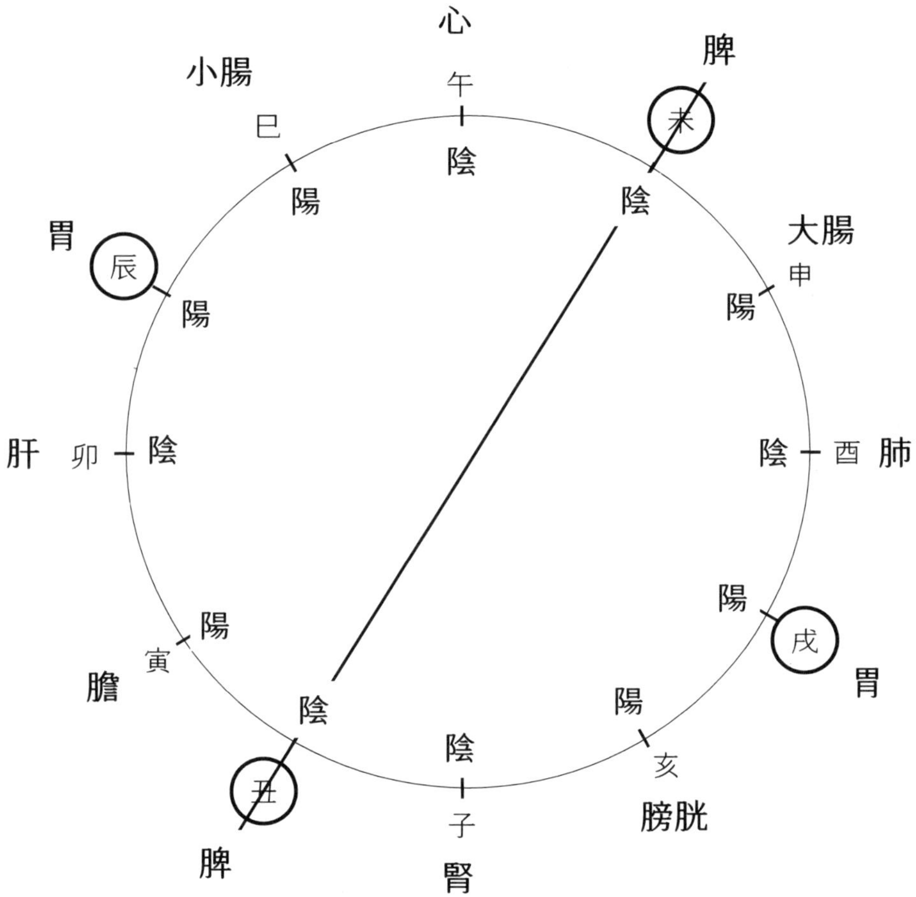

춘하추동의 病在陰陽에 대하여 가르치다

典據 **所以로 欲知陰中之陰과 陽中之陽者는 何也요. 冬爲病은 在陰하고 夏爲病은 在陽하고 春爲病은 在陰하고 秋爲病은 在陽이니 皆視其所在하야 爲施鍼石也라.**

解說 **所以로 欲知陰中之陰과 陽中之陽者는 何也요.** : 그러므로 陰中之陰과 陽中之陽을 알아야 하는 까닭은 무엇인가.
冬爲病은 在陰하고 : 겨울에 병이 됨은 추워서이고
夏爲病은 在陽하고 : 여름에 병이 됨은 더워서이고
春爲病은 在陰하고 : 봄에 병이 됨은 따뜻해야 되는데 추워서이다. 날씨가 추워지면 발아가 잘 안 된다. 누구든지 봄을 타는 사람은 藏精이 부족한 것이니 반드시 신장을 補해야 한다. 그런 이유로 예전에는 熟地黃을 많이 썼는데 그래서는 안 된다. 겨울에 藏이 안 되고 按蹻를 많이 한 까닭이라 반드시 양기를 돋워야 할 것이다.
秋爲病은 在陽이니 : 가을에 도리어 발산을 많이 하면 수렴이 안 되어 병이 잘 걸린다. 가을에 늘어져서 기운이 없다는 것은 양이 부족해서 그런 것이다. 이 양은 발산의 양이 아니라 수렴의 양이다. 발산하는 것이나 수렴하는 것이나 똑같은 기운이다.
皆視其所在하야 爲施鍼石也라. : 그 병이 그렇게 생겼다면 그것에 대하여 침구나 약을 쓰면 된다고 가르치고 있다.

天地와 藏府의 陰陽이 같음을 가르치다

典據 **故로 背爲陽이니 陽中之陽은 心也요. 背爲陽이니 陽中之陰은 肺也요. 腹爲陰이니 陰中之陰은 腎也요. 腹爲陰이니 陰中之陽은 肝也요. 腹爲陰이니 陰中之至陰은 脾也니 此皆陰陽表裏內外雌雄이 相輸應也이 故以應天地陰陽也라.**

解說 **故로 背爲陽이니 陽中之陽은 心也요.** : 왜 背爲陽이요 腹爲陰이라고 하는가 하면, 먹는 것은 형체가 있는 것이니 위로 들어간다. 위, 대장, 소장, 방광 모두 물체가 들어 있는 藏府이다. 그러니 腹을 음이라고 한 것 같다. 그러나 뒤쪽에는 이런 형체가 들어가는 모습이 없다. 대신에 그 기운이 위, 대장, 방광, 소장에 다 통해 있다. 뒤는 기운과 정, 기, 신이 통하는 자리이고 앞에는 직접 물체가 있으니 背爲陽이요 腹爲陰이라고 생각하자. 背爲陽이요 腹爲陰이라고만 했지 똑똑하게 분명히 말한 것은 없다.

四時 중에 心은 巳, 午, 未월을 주관하니 陽中之陽이다. 심장은 炎上하는 기운이 많으므로 심장에 탈이 있으면 반드시 背에 탈이 있다. 심장의 기운은 아래로 내려가는 것이 정상이므로 기운이 위로 올라가면 탈이 난다. 火升하면 灼金肺되는 것이다.

背爲陽이니 陽中之陰은 肺也요. : 四時 중에 肺는 申, 酉, 戌월을 주관하니 陽中之陰이자 背屬肺分이다. 心은 더워서 문제가 생기고 肺는 추워서 문제가 생긴다.

腹爲陰이니 陰中之陰은 腎也요. : 四時 중에 腎은 亥, 子, 丑월을 주관하니 陰中之陰이다.

腹爲陰이니 陰中之陽은 肝也요. : 四時 중에 肝은 寅, 卯, 辰월을 주관하니 陰中之陽이다. 위, 대장, 소장, 방광 모두 물체가 들어 있는 藏府이다. 들어온 물체가 흡수되어 肝에서 生하고 腎에서 藏하는 것이다.

腹爲陰이니 陰中之至陰은 脾也니 : 四時 중에 脾는 辰, 戌, 丑, 未월을 주관하니 陰中之至陰이다. 辰, 戌, 丑, 未는 上, 中, 下에서 中焦이다. 음양이 물체가 아니듯이 至陰은 물체가 아닌 생기를 말한다.

此皆陰陽表裏內外雌雄이 相輸應也이 : 이렇게 주고받고 하는 것이다.

故以應天地陰陽也니라. : 천지의 음양이나 장부의 음양이나 똑같다. 절대 음양이란 것을 정하지 말라. 밤은 음이고 낮은 양이라고 하지만 낮이 됐다 밤이 됐다 하는 것이 음양이다. 음양이란 것은 항상 변화하는 모습이다. 춘하추동도 춘하는 양이고 추동은 음이지만 언제나 사시사철이 바뀌고 또 바뀐다. 동정이 음양이다. 한 번 동했다가 한 번 정했다가 하는 이것이 道이다.

오장이 四時에 應하여 각각 받는 곳에 대하여 가르치다

典據 **帝曰五藏이 應四時에 各有收受乎아. 岐伯이 曰有하니 東方青色은 入通於肝하야 開竅於目하고 藏精於肝하니 其病은 發驚駭하고 其味는 酸이요 其類는 草木이요 其畜은 鷄요 其穀은 麥이요 其應은 四時에 上爲歲星이니 是以로 春氣는 在頭也요 其音은 角이요 其數는 八이니 是以로 知病之在筋也요 其臭는 臊이니다.**

解說 **帝曰五藏이 應四時에 各有收受乎아.** : 오장이 사시에 응한다 하니 각각 받는 곳이 있는가.

岐伯이 曰有하니 東方青色은 入通於肝하야 : 동방이 木이고, 春이 木이며 청색이 木이라 간과 통한다. 그래서 맥이 뛰는 모습도 봄기운과 같은 모습으로 뛴다. 간맥, 즉 萬物之所以始生하는 모습인 耎弱輕虛而滑端直而長! 간은 봄기운과 마찬가지이다. 왜냐하면 우리가 밤에 잘 때는 피가 활동을 덜하여 정맥으로 많이 들어가고 날이 새서 활동을 하면 동맥으로 피가 많이 가니 四時 기운으로 말하자면 봄이 되는 것이다. 춘삼월은 此爲發陳이라, 발진은 갑자기 나오는 것이 아니라 묵은 데서 나오는 것이다. 겨울 석 달 동안 잘 간직했다가 차츰차츰 나와야 뿌리가 든든한 것이다. 우리도 밤에 자면서 쉬어야 아침에 활동이 잘 되는 것과 같은 이치이다.

開竅於目하고 : 우리는 잠에서 깨면 봄의 발진과 같이 눈부터 뜬다. 이렇게 간의 기운이 눈으로 통해 있다. 눈에 정명한 양기가 제일 많다. 신경과 혈관, 근, 힘줄이 많이 분포하고 있다.

藏精於肝하니 : 木의 기운을 가장 많이, 木의 정, 기, 신을 藏함을 말한다,

其病은 發驚駭하고 : 小兒 驚氣나 음식을 잘못 먹어 식중독에 몸이

뒤틀리는 것도 驚駭의 모습이다.

其味는 酸이요 : 간은 봄기운으로 升達하는 성정을 가지고 있지만 五味 중에 수렴하는 맛인 酸味를 좋아한다.

其類는 草木이요 : 봄에 초목이 자라나는 모습이 升達인 것이며 물체 중 가장 뚜렷하게 봄의 모습을 보여주고 있다.

其畜은 鷄요 : 닭이 새벽에 운다는 것은 제일 먼저 동한다는 의미도 되고 닭의 행동을 봐서 간의 행동도 알 수 있다.

其穀은 麥이요 : 보리는 시월 말에 갈아 오월에 베니 양기도 돋우고 소화도 잘 되며 통하는 힘도 많아 간에 좋다는 말이다.

其應은 四時에 上爲歲星이니 是以로 春氣는 在頭也요 : 木은 升達이니 위로 잘 간다.

其音은 角이요 : 각은 나무로 나무를 때리는 소리이다. 딱! 하고 말지 울리는 소리가 없다. 사람이 오행으로 타고 났으니 궁, 상, 각, 치, 우 오음도 다 감별해야 된다. 角은 오행 중에 나무에 제일 많이 들어 있다. 우리말로는 '어'이다.

其數는 八이니 : 「周易」에 生數, 成數가 있는데 生數는 三이고 八은 東方成數라 했다.

是以로 知病之在筋也요 : 초목의 가지가 벌어지고 가지 끝, 잎맥에까지 생기가 가듯이 꼭 힘줄뿐만 아니라 신경, 혈관, 경락 등 모든 생명이 출입하는 장소를 모두 간으로 망라하여 이해해야 한다.

其臭는 臊이니다. : 누린내가 나는 것은 간에 염증이 있다고 본다.

五應圖

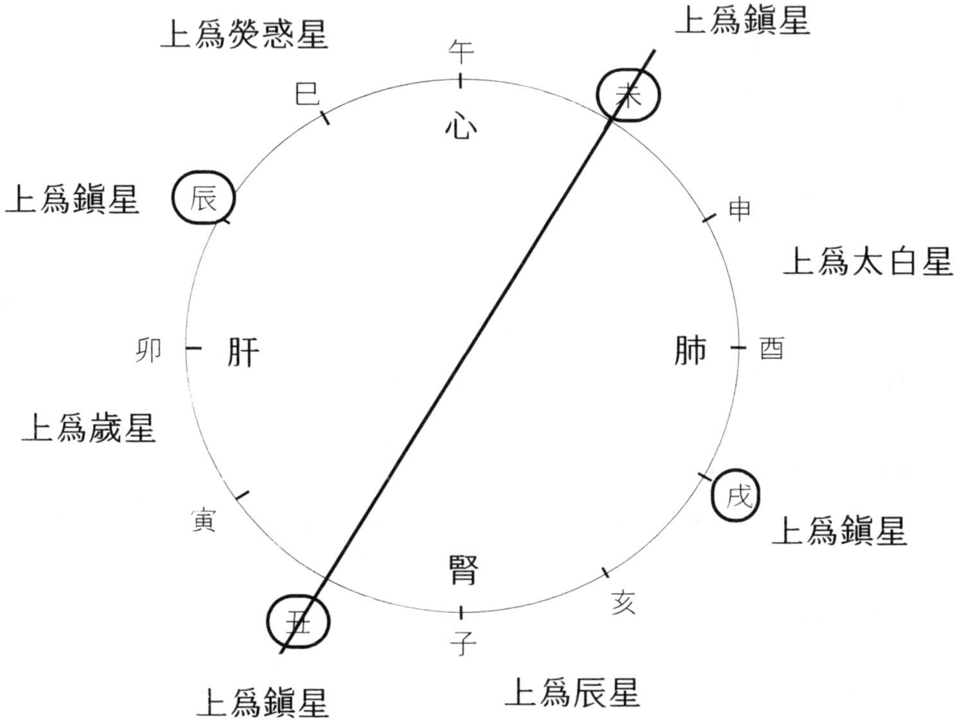
上爲熒惑星
午
上爲鎭星
未
巳
心
上爲鎭星
辰
申
上爲太白星
卯
肝
肺
酉
上爲歲星
戌
上爲鎭星
寅
腎
亥
丑
子
上爲鎭星
上爲辰星

五畜圖

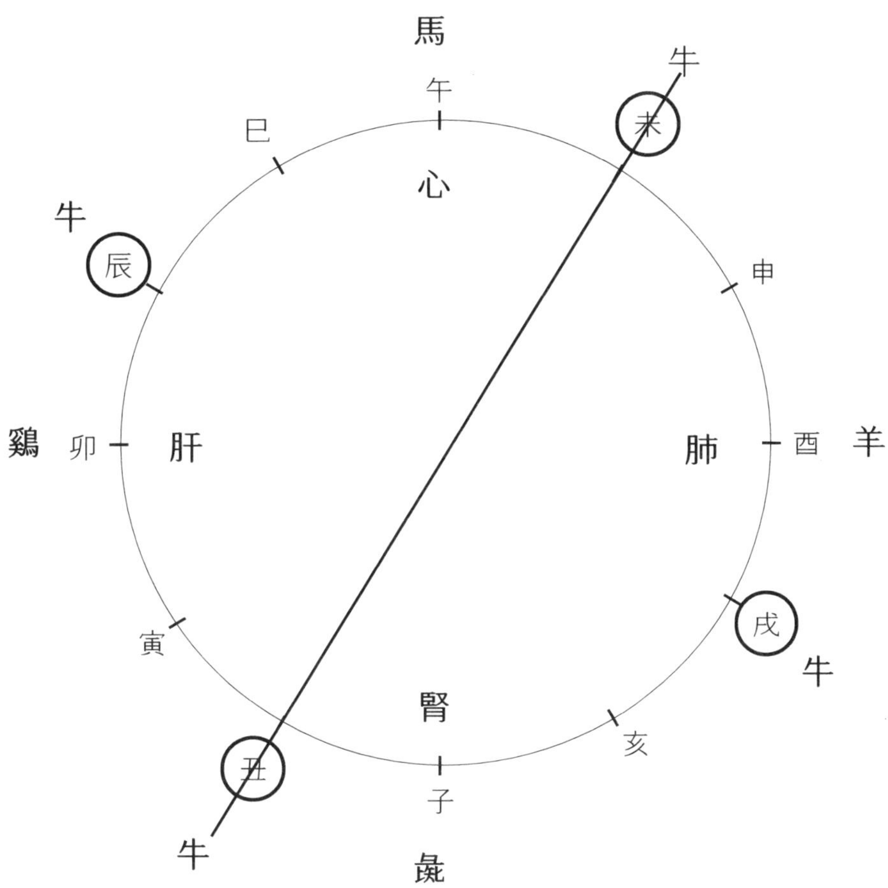

五穀圖

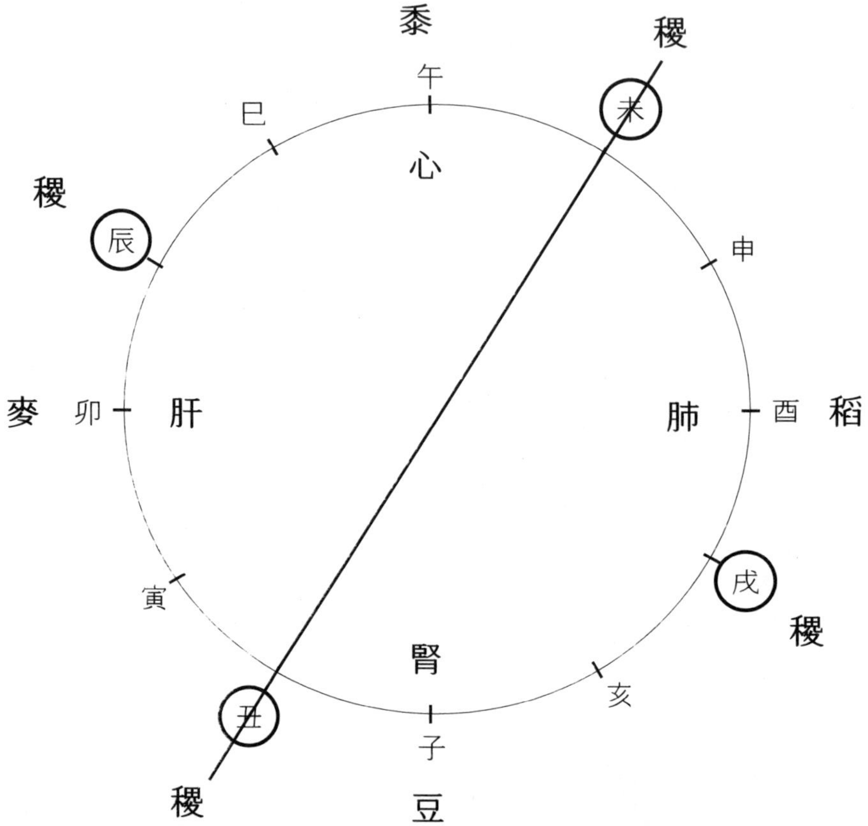

五音圖

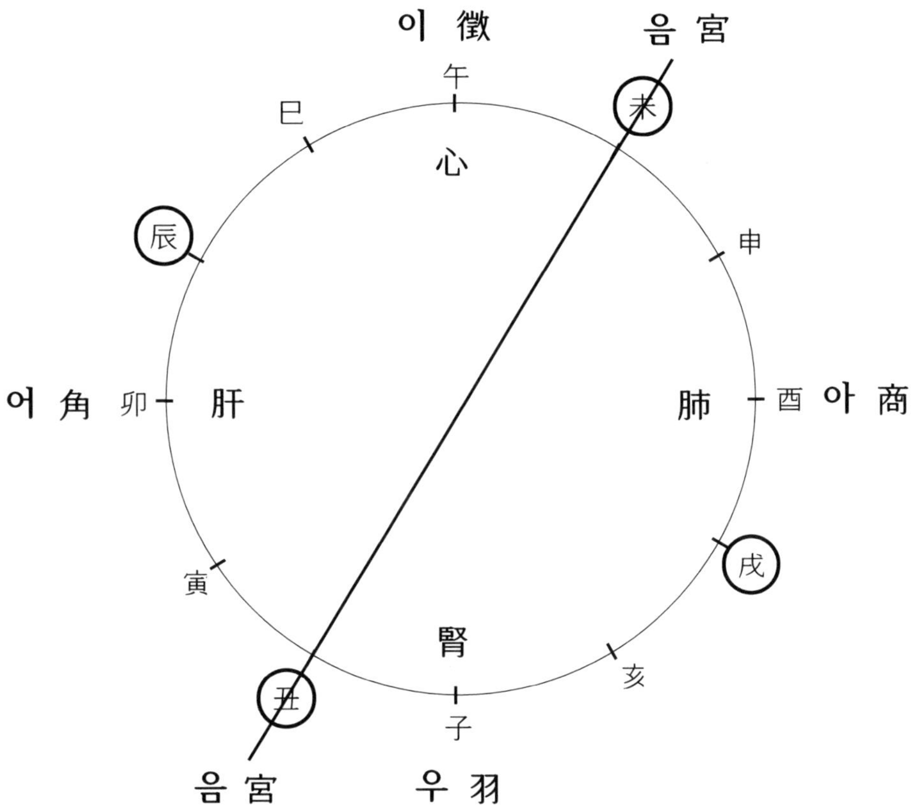

典據 **南方赤色은 入通於心하야 開竅於耳하고 藏精於心하니 故로 病在五藏하고 其味는 苦요 其類는 火요 其畜은 羊이요 其穀은 黍요 其應은 四時에 上應熒惑星이니 是以로 知病之在脈也요 其音은 徵이요 其數는 七이요 其臭는 焦이니다.**

解說 **南方赤色은 入通於心하야** : 火는 염상이며 南方이 火이고 心에 통해 있다.

開竅於耳하고 : 눈은 감거나 가려지면 전혀 안 보이지만 귀는 가려도 작게라도 들린다. 본래 귀나 마음은 막힌 데 없이 항상 열려 있는 것이니 火遊行其間과 비슷하다. 마음에 아무것도 없는 듯해도 오만 생각이 난다. 귀도 마음처럼 장애물이 없다. 담 넘어 사람들의 이야기를 볼 수는 없어도 들을 수는 있으며 「楞嚴經」에도 마음을 공부하기 위하여 부처께서 耳根圓通法을 설한 바 있다. 사실 말이 나왔으니 말이지 듣는 것으로 마음을 공부하는 것이 아니라 듣는 근원(耳根), 다시 말해서 뇌하수체를 觀하는 小僧의 密法이다. 뇌하수체는 비로자나 부처님의 常住處이기 때문이다. 다른 말로 하자면 창조주, 천진의 常住處이다.

藏精於心하니 : 우리가 활동을 하면 가슴과 등에 땀이 많이 나고 배에는 땀이 덜 난다. 그것은 심장과 폐가 활동을 제일 많이 하므로 가슴에 열이 많이 나고 땀이 먼저 나는 것이며 심폐의 활동은 열을 식히기도 한다. 자동차에 비유하면 라디에이터 같은 역할을 한다.

故로 病在五藏하고 : 心은 君主之官이니 오장을 통솔하는 藏府이다. 肝爲怒라 하는 것도 심장이 먼저 받아서 간에 그 영향이 나타나는 것이다.

其味는 苦요 : 심장은 여름 기운으로 炎上하는 성정을 가지고 있지만 火는 늘 火遊於行其間해야 한다. 심장은 炎上이 주이므로 五味 중에 氣下하는 맛인 苦味를 좋아한다.

其類는 火요 : 여름은 長하고 성정이 炎上하며, 물체 중 가장 뚜렷하게 여름의 모습을 보여주고 있는 것이 火이다.

其畜은 羊이요 : 주에 羊當作馬라 했듯이 말이라고 해야 한다. 五畜 가운데 말이 제일 활동이 많다. 말은 자신이 火이므로 여름을 잘 견디지 못한다.

其穀은 黍요 : 黍는 기장

其應은 四時에 上應熒惑星이니 : 형혹성은 숨을 때도 있고 나타날 때도 있다.

是以로 知病之在脈也요 : 맥은 생기이니 기운이 활동하는 모든 곳이다.

其音은 徵이요 : '치'는 불에 물을 부으면 피하는 소리이다. 우리말로는 '이'이다.

其數는 七이요 : 「周易」에 生數, 成數가 있는데 생수는 二이고 七은 南方成數라 했다.

其臭는 焦이니다. : 누구든지 코에 단내가 난다 하면 心臟熱인 것이다.

典據 **中央黃色은 入通於脾하야 開竅於口하고 藏精於脾하니 故로 病在舌本하고 其味는 甘이요 其類는 土요 其畜은 牛요 其穀은 稷이요 其應은 四時에 上爲鎭星이니 是以로 知病之在肉也요 其音은 宮이요 其數는 五요 其臭는 香이니다.**

解說 **中央黃色은 入通於脾하야 開竅於口하고 藏精於脾하니** : 가장자리가 없으면 중앙이란 개념도 있을 수 없으니 중앙을 正位라 할 수 있고 四方을 四維라 할 수 있다. 공자의 글에는 中과 사유가 있고 불가에서는 이런 것은 없고 如如然이라 했다. 실은 여기가 그곳이고 저기가 이곳이나 하나인 것은 같다. 영원한 시간대에서부터 무한대로 존재하고 있는, 새로 생긴 것도 아니고 없어지지도 않는 시작과 끝의 개념을 알 수 없는 생명력이 그것이다. 희다, 붉다는 편벽적인 데 비해 황색은 正色이다, 脾胃는 창고라 했다(開竅於口), 육체를 보존, 유지, 성장, 성숙할 여러 가지 음식물이 소화되어 장정되는 것이다.

故로 病在舌本하고 其味는 甘이요 其類는 土요 : 舌本이라, 입맛이 건강의 계측이다. 입맛이 없다는 것은 병의 시작을 알림이요, 입맛의 회복은 병의 회복의 조짐이다. 무슨 색다른 관찰이 필요할까! 오행의 土는 木, 火, 金, 水 모두를 아우른다. 사계의 중간에서 충격 없이 변화를 아우른다. 온 생명인 우주의 생명도, 낱 생명의 하나인 사람도 십이지지의 굴레 속에서 여환무단하고 있다, 즉 인묘진, 사오미, 신유술, 해자축으로 춘하추동의 사이사이에 진, 술, 축, 미, 즉 토가 있으므로 계절의 변화를 중화하고 있는 것이며 長夏로 표현되고 있다.

其畜은 牛요 : 脾를 가축으로 말하면 제일 느리고 둔하고 살 많고 힘 쓰는 것이 소이다. 괘상으로는 곤이지괘이다. 묵묵히 존재한다. 土가 그런 의미이다.

其穀은 稷 : 稷는 피

其應은 四時에 上爲鎭星이니 是以로 知病之在肉也요 : 새로운 계절의 사이, 일시로는 낮의 끝에 서서 밤의 시작에 있는 戌時와 같은, 皮도 아니고 骨도 아닌 肉의 조짐을 보인다. 木, 火, 金, 水를 관리한다.

其音은 宮이요 : 其音은 宮, 宮聲은 토기 때리는 것처럼 울리는 소리이다, 우리말로는 '음'이다.

其數는 五요 : 기수는 중앙 五十土이며 새로운 시작이요 마무리다. 즉 生의 끝이요, 長의 시작이요, 長의 끝이요, 收의 시작이요, 收의 끝이요, 藏의 시작이요, 藏의 끝이요, 生의 시작인 것으로 終而復始인 것이다. 늘 그곳에 자리 잡고 지향하고 있는 것이다.

其臭는 香이니다. : 태음인계의 간실체질(乙木侮陰金 체질)의 경우 몸에서 腥臭(비린내)가 나듯이 몸에서 고소한 냄새가 난다(소음인계 4개 체질인 신실, 방광실, 비허, 위허 체질). 고소한 냄새가 저절로 날 리가 없다. 정상이 아니다. 요점은 맥으로 체질을 감별하면 타고난 체질을 알 수 있으며 병근을 정확하게 알 수 있다. 通中하면 淸上도 되고 溫下도 되는 것이다.

生數·成數圖

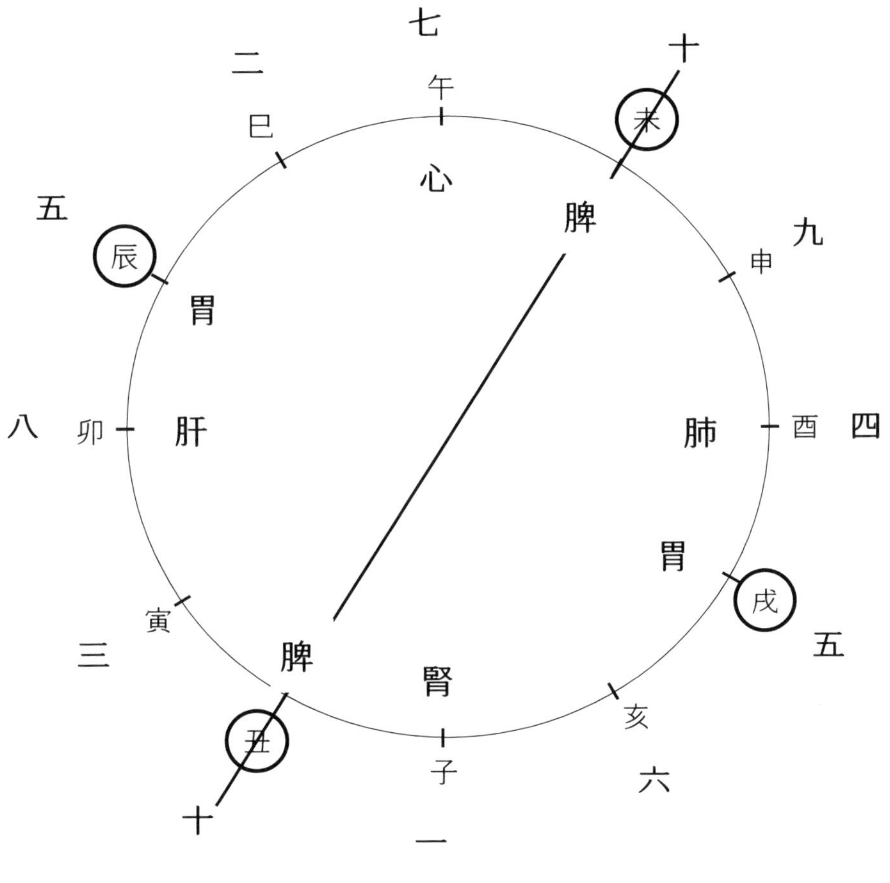

五臭圖

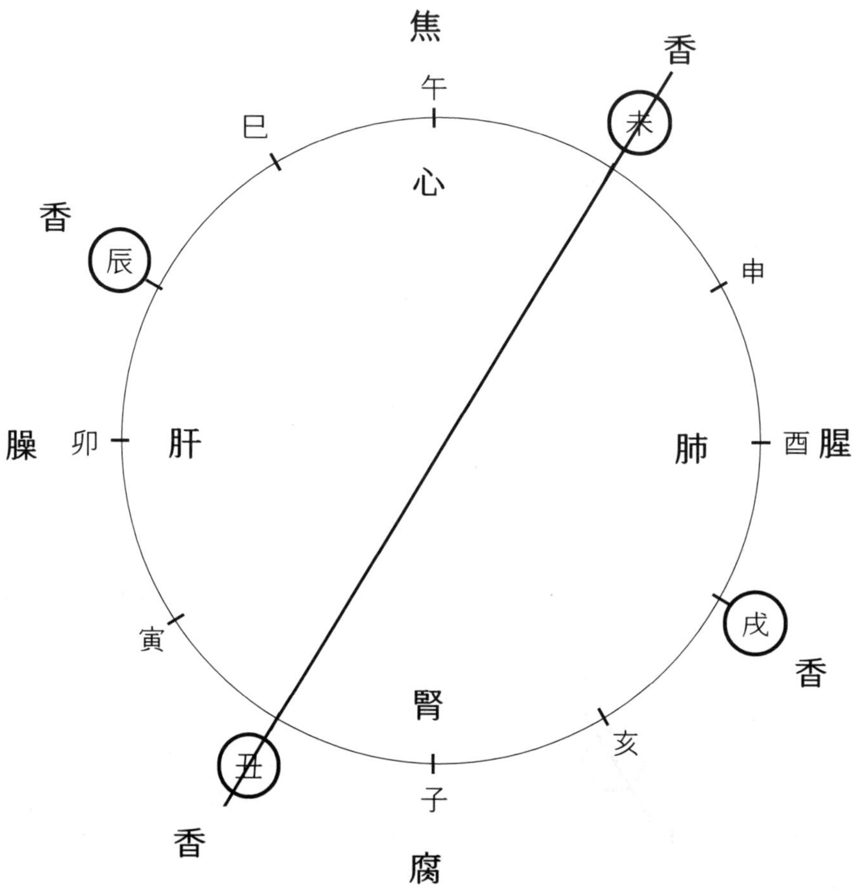

五色圖

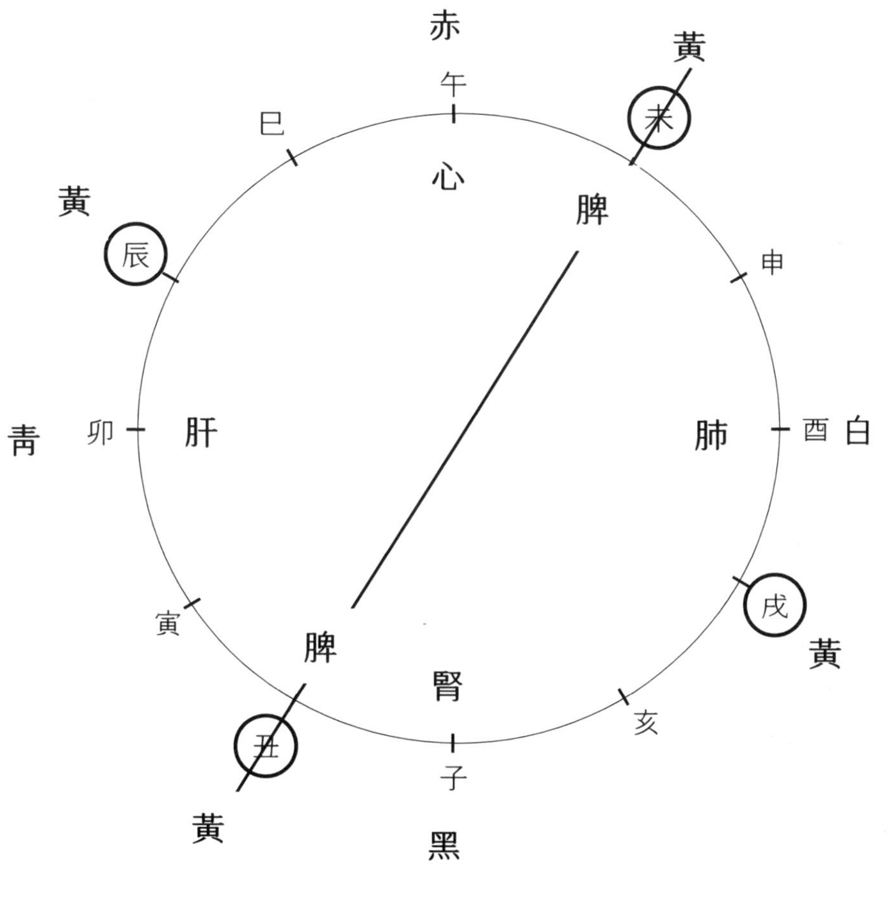

典據 **西方白色은 入通於肺하야 開竅於鼻하고 藏精於肺하니 故로 病在背하고 其味는 辛이요 其類는 金이요 其畜은 馬요 其穀은 稻요 其應은 四時에 上爲太白星이니 是以로 知病之在皮毛也요 其音은 商이요 其數는 九요 其臭는 腥이니다.**

解說 **西方白色은 入通於肺하야** : 가을 기운은 燥凉하고 金이며 西方이며 백색이며 폐에 통해 있다. 藥性으로 보아도 백색으로 된 약이 폐에 많이 들어간다(貝母 , 白芷, 人蔘, 石菖蒲, 薏苡仁, 乾栗, 山藥, 沙蔘 等屬).

開竅於鼻하고 : 코로 호흡을 할 때 폐도 호흡을 한다. 그러므로 폐가 宣布도 하고 收斂도 한다. 그러므로 폐에 의해 藏精된다.

病在背하고 : 폐는 양중지음이라 했고 背屬肺이다. 음(風寒)이 처음 들어오는 자리이다.

其味는 辛이요 : 이걸 보면 폐는 반드시 宣布한다. 辛甘은 發散爲陽이다.

其類는 金이요 : 폐는 가을 기운이며 燥凉하며 청정하여 金氣와 같다.

其畜은 馬요 : 馬가 아니고 羊이 맞다. 염소는 폴짝폴짝 잘 뛰고 얄망궂으며 성질도 빠르니 폐에 붙이는 것이 맞다.

其穀은 稻요 : 其穀은 벼

上爲太白星이니 : 太白星은 저녁에 서쪽에서 돋는다.

是以로 知病之在皮毛也요 : 六氣에 예민하게 반응하는 곳이 皮毛이다. 자동차의 라디에이터와 같다. 호흡과 함께 체온조절을 하며 반응한다.

其音은 商이요 : 꽹과리를 두드리면 울리면서 꾀갱꽹꾀갱꽹거리며 나는 소리이다. 사람들 중에 말이 빠르고 맑고 청아한 목소리가 있다. 우리말로 '아'이다.

其數는 九요 : 生數는 四이고 九는 西方成數라 했다.

其臭는 腥이니다. : 비린내이다. 東武 李濟馬가 태음인이라고 발견한 체질, 즉 간실체질 환자들의 체취에서 비린내를 흔히 맡을 수 있다.

五竅圖

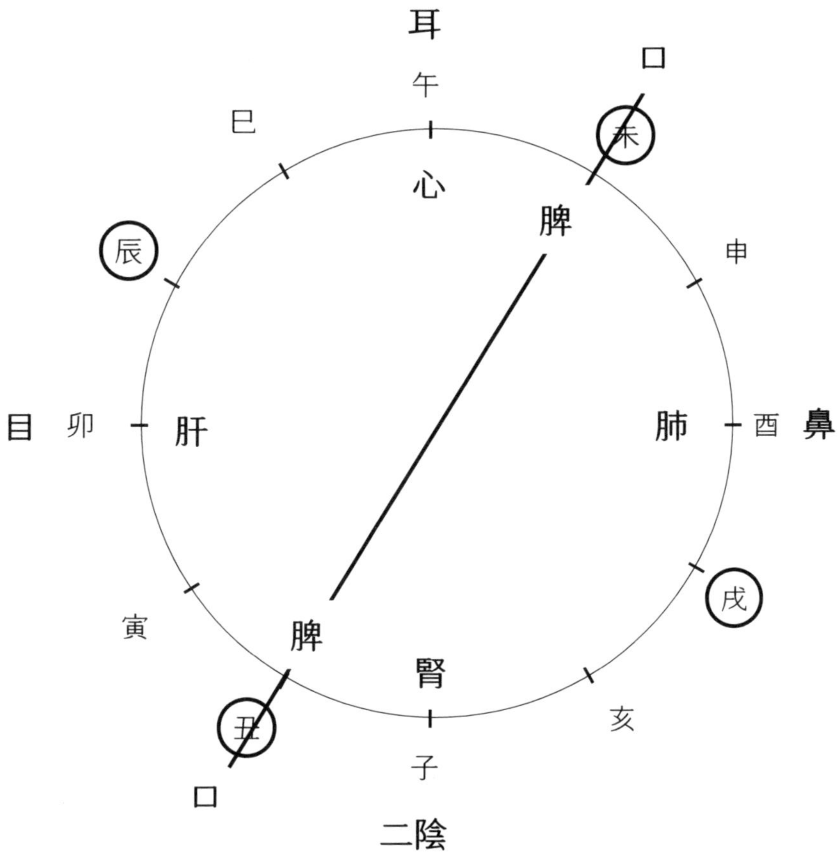

五病圖

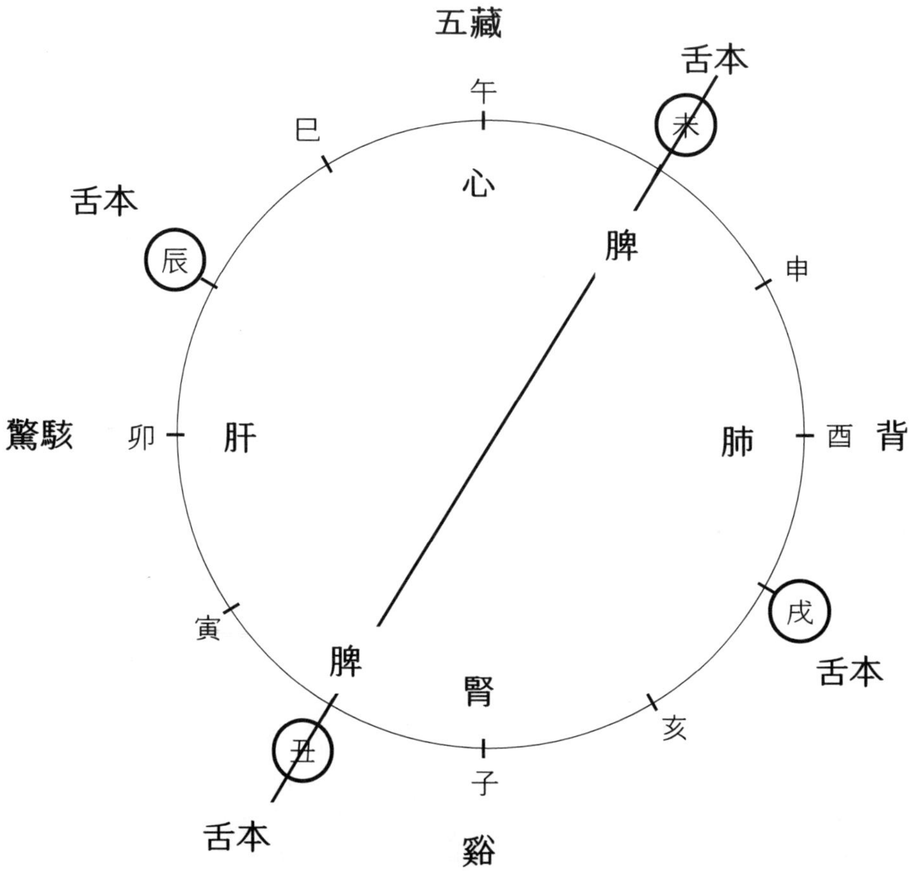

五知病之圖

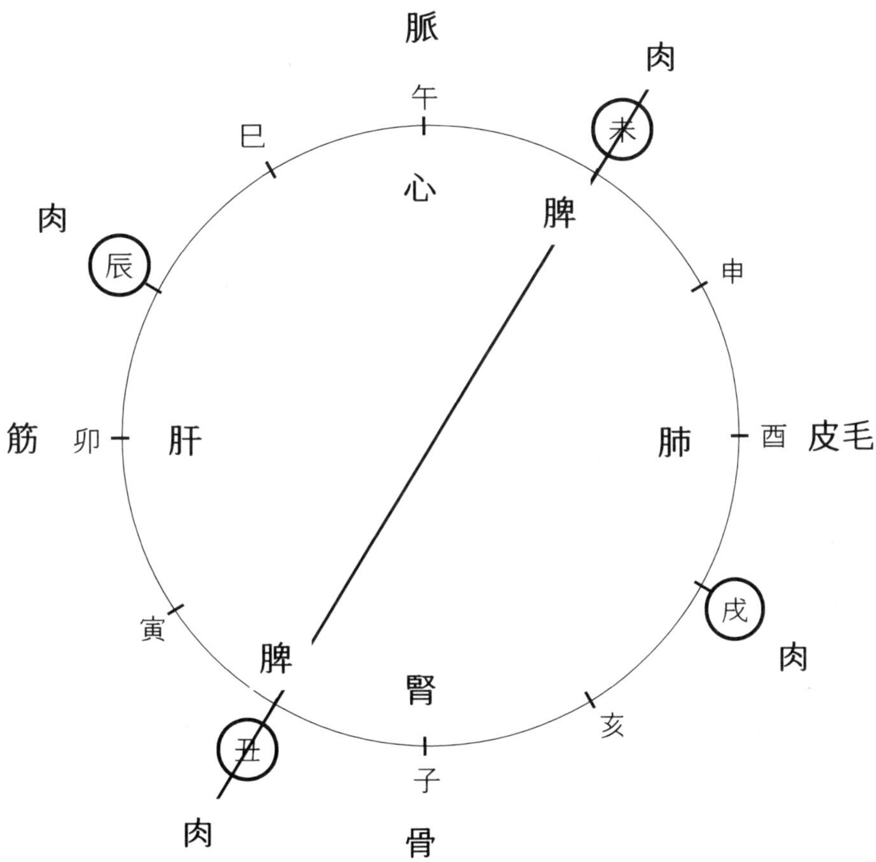

典據 **北方黑色은 入通於腎하야 開竅於二陰하고 藏精於腎하니 故로 病在谿하고 其味는 鹹이요 其類는 水요 其畜은 彘요 其穀은 豆요 其應은 四時에 上爲辰星이니 是以로 知病之在骨也요 其音은 羽요 其數는 六이요 其臭는 腐이니다.**

解說 **北方黑色은 入通於腎하야** : 黑色은 沈重하다. 그러므로 藏하는 의미가 있다.

開竅於二陰하고 : 二陰은 前陰, 後陰이다. 清氣在上 濁氣在下하여 새로운 시작을 준비한다.

藏精於腎하니 故로 病在谿하고 : 病在谿에서 溪는 골짜기, 계곡, 시내 등 여러 가지로 보자. 溪는 骨之小會라, 연골이 만나는 자리이니 요즘 말로 관절이다. 그곳에 精이 제일 많이 모인다.

其味는 鹹이요 : 鹹以潤之라, 제일 많이 장정한다.

其類는 水요 : 腎은 亥, 子요, 겨울 기운이고 藏하며 潤之하고 水氣와 같다.

其畜은 彘요 : 潤하고 많이 藏精한다.

其穀은 豆요 : 제일 많이 藏精한다.

其應은 四時에 上爲辰星이니 : 새해를 준비하고 새 날의 시작이다.

是以로 知病之在骨也요 : 腎主骨이라, 藏精이 안 되거나 藏精을 하지 않은 사람, 즉 신장이 약한 사람은 뼈에 병이 잘 생기는 것이다.

其音은 羽요 : 계곡에서 끊어지지 않고 길게 나는 흐르는 물소리와 같다. 우리말로 '우'이다.

其數는 六이요 : 生數는 一이고 六은 北方成水이며 새로운 시작이다. 生數의 시작이요, 또한 成數의 시작이다. 만물의 시작인 것이다.

其臭는 腐이니다. : 其臭는 腐, 구린내.

이렇게 오장의 행실과 분포하는 내용을 전부 설명했다. 色, 穀, 味 등 모두 합해서 심이다, 폐다 하는 것이다.

善爲脈者에 대하여 가르치다

典據 **故善爲脈者는 謹察五藏六府一逆一從陰陽表裏雌雄之紀하야 藏之心意하고 合心於精하야 非其人勿教하고 非其眞勿授하며 是謂得道이니다.**

解說 **故善爲脈者는** : 그런고로 맥을 잘 아는 사람은

五脈에 대한 가르침은 「素問」의 脈要精微論과 玉機眞藏論에 상세히 서술되어 있다.

謹察五藏六府一逆一從陰陽表裏雌雄之紀하야 : 오장의 맥인 毛, 鉤, 代, 弦, 石의 맥이 뛰는 모습은 사시 춘하추동이 활동하는 모습과 같으니 관찰하면 肝, 心, 脾, 肺, 腎의 상황을 알 수 있는 것이며 六府脈은 肝合膽처럼 오장의 상황과 같이 보면 된다. 한 번 動하고 한 번 靜하는 것이 음양이다. 동정이 藏德不止(장덕부지)이자 생명력이 활동하고 있는 모습이다. 陰陽, 表裏, 雌雄은 모두 생명력의 활동 범위는 다르지만 활동 작용은 하나이다. 雌는 아래로 내려가는 기운이 많고, 雄은 위로 뜨는 기운이 많다. 그러면 肺合大臟하니 폐맥을 짚어서, 毛인데 위로 올라가는 기운이 많으면 대장이요, 아래로 내려가는 기운이 많으면 폐라고 상상할 수 있을 것이다.

藏之心意하고 : 마음을 가만히 간직한다. 앞에서 말한 오장육부의 성능, 색태, 소리 등등을 모두 합해 맥을 보는데 '아하! 저 사람은 말이 저렇고, 색태가 저렇고, 행동이 저렇구나.' 하고 기억을 해 뒀다가 병세를 보고 듣고 하여 맥의 동정에 모든 걸 종합하여 '아하! 이런 사람은 맥이 이렇게 동정하는구나, 오장육부의 상황이 이렇구나.' 하고 아는 것이다. 특별한 것이 따로 있는 것이 아니다. 서양의학은 이런 방법이 없다. 위대한 가르침이 아닐 수 없다.

合心於精하야 : 그것을 정신에 합한다. 그러므로 의원의 정신이 먼저 바로 서야 된다. 앞에서 말한 맥을 봐서 오장육부의 성능을 관찰하고, 색태, 소리 등등을 모두 종합해 자기가 관찰해서 판단하는 것이다.

非其人勿教하고 : 그런 사람이 아니면 가르치지 말라는 것은 이런 이론을 스스로 연구하여 藏之心意하여 合心於精하는 사람이면 가르쳐 주고 그렇지 않은 사람은 가르쳐 주어도 소용이 없다는 뜻이다. 연구할 사람이 아니거든 가르치지 말라.

非其眞勿授니 : 진짜가 아니거든 남에게 주지도 말라.

是謂得道이니다. : 자기 자신이 연구를 해야 진짜가 나오고 응용이 나오는 법이다. 「素問」이, 스승이 아무리 자상하게 가르쳐도 그것까지 가르쳐 줄 수는 없는 것이다. 자기 자신에게 따져 물어야 한다. 공부하되 오직 모를 뿐!

五藏六府之合에 대하여 가르치다

典據 **靈樞에 曰肺合大腸하니 大腸者는 傳道之府요 心合小腸하니 小腸者는 受盛之府요 肝合膽하니 膽者는 中正之府요 脾合胃하니 胃者는 五穀之府요 腎合膀胱하니 膀胱者는 津液之府요 少陰이 屬腎하고 腎上連肺 故로 將兩藏하고 三焦者는 中瀆之府니 水道出焉하야 屬膀胱하니 是는 孤之府也라. 是六府之所與合者也라.**

解說 **曰肺合大腸하니 大腸者는 傳道之府요** : 연수기를 보면 물 나가는 구멍도 있고 공기 구멍도 있다. 연수기 내에 물이 가득 있다 하더라도 공기 구멍을 꽉 막으면 물이 잘 안 나오고 공기 구멍을 열면 물이 주르륵하고 잘 나온다. 이런 모습이 肺合大腸이다. 肺主氣에서 氣는 통하는 것이다. 폐, 대장 모두 申金, 酉金이며 둘 다 가을 기운으로 金氣인 것이다. 수렴하는 기운이다. 모으는 기운이며, 덜어내고 포기할 것은 포기하고 간직하는 것이다. 즉, 수렴하여 다음에 저장할 것을 준비하는 것이다.

心合小腸하니 小腸者는 受盛之府요 : 소장은 받아서 담는 그릇이다. 소장도 내려보내지만 대장처럼 직접 항문으로 내보내는 것이 아니다. 心은 방에 앉아 무형의 칠정을 전부 요리하고 소장은 밖에 앉아서 유형의 水穀을 전부 요리한다. 이것이 이른바 受盛之府이다.

肝合膽하니 膽者는 中正之府요 : 中正이란 조절이다. 간이 謀慮를 적당히 하지 못할 때는 담이 中正으로 거들어 준다.

脾合胃하니 胃者는 五穀之府요 : 좋은 정액은 脾가 조리하고 그 외의 물체는 胃가 조리하여 辛入肺, 酸入肝 등으로 오장육부, 피, 혈, 육, 근, 골까지 전부 배달한다.

腎合膀胱하니 膀胱者는 津液之府요 : 우리 체내에 좋은 수분은 전부 가려서 피를 만들고 나쁜 수분은 모두 모아 방광으로 보내진다. 腎은 방광에 대한 열쇠를 가지고 있어서 때가 되면 氣化하여 슬그머니 열쇠로 열어주는데, 이것이 作强이요, 技巧이다.

少陰이 屬腎하고 腎上連肺 故로 將兩藏하고 : 소음은 신장에 속한다. 여기서 소음은 經을 말한다. 腎에서 뿌리가 나서 가지가 되듯이 소음 경락이 腎에 붙어 있다. 다른 것도 마찬가지이다. 肺는 收하고 腎은 藏한다. 「難經」에 呼出心肺하고 吸入肝腎이라 했다. 생기가 경락을 통해 심폐를 거쳐 코 밖으로까지 나가고 들어올 때는 腎까지 내려온다. 이렇게 呼出心肺 吸入肝腎이 본능이고 자연인데 우리는 자꾸 위로 떠서 머리가 아프고 양기가 적다 한다. 전부 칠정으로 안 뜨는 사람이 정말 드물 정도이다. 그래서 심호흡하자, 단전호흡하자고 한다. 모든 것이 자연으로 그렇게 되는 것을 우리가 잘못해서 할 수 없이 인위로 하는 것인 줄 알고 있는 것이다. 모든 것은 인연에 의해서 이루어지는 것이니 주어진 대로 부족할 것도 위대할 것도 없다. 그저 인연 따라 최선을 다할 뿐이다. 신장이 둘인 것은 腎上連肺하기 때문이라고 「靈樞」에 분명히 하였다. 呼出心肺 吸入肝腎이라 하니 그곳에 가는 경락이 없을 리가 없다. 그러므로 腎이 둘인 것은 하나는 받아들이고 하나는 내보내어 출입을 하는 것이다. 하나는 받아들이고 하나는 注射도 해야 된다. 「傷寒論」에도 氣寤則行陽하고 寐則行陰 必從足少陰始라 하여 腎이 시작도 되고 끝도 된다고 하였다. 그럼에도 불구하고 신장이 두 개이니 하나는 양이요, 하나는 음이라고 말한 학자도 있고, 「難經」에서는 신간동맥을 상화라고 표현하고 있다. 왕숙화가 「難經」에 유입한 걸로 짐작된다. 그런데 「內經」에는 이런 말이 없다. 심은 火이며 신은 그저 水이다.

三焦者는 中瀆之府니 水道出焉하야 屬膀胱하니 是는 孤之府也라. : 三焦란 것은 형체가 없는 것이다. 형체 없는 물건으로서 어디 안 가는 데가 없다. 火遊行其間이 그것이다. 三焦者는 中瀆之府라, 가운데서 거르는 府이다. 가운데는 몸 전체 사이사이를 말하는 것이다. 水道出焉, 자기 기운이 上下四方으로 榮衛까지 활동하게 한다. 上焦如霧하여 밖에서 받은 것을 榮衛, 三焦 기운이 활동하게 하고 이것을 오장육부, 피혈육근골에 다 보내고 거르는 것도 三焦의 相火가 하는 것이다. 다시 말해 보이지 않는 생명 기운이 출입하는 동태를 三焦, 榮衛라고 한 것이다. 우리 생명력이 상, 중, 하로 움직이니 이것을 三焦라 하고 內外表裏로 활동하니 이를 榮衛라 하는 것이지 三焦, 榮衛가 생명력 이외에 다른 것이 아니다. 이렇게 해서 藏德不止(장덕부지)해야 되는 것이다. 그러므로 三焦者는 中瀆之府라 한 것이다. 우리 땀도 피부에서 난다 하나 기실은 三焦 기운이 활동해서 나는 것이다. 屬膀胱이라, 전부 다 거르고 나서는 방광으로 빠져나간다. 是는 孤之府라, 이는 외롭고 짝이 없는 府이다. 孤는 임금이 자칭 孤라, 과인이라 하기도 하였으니 짝이 없다는 말이다. 또 자기가 주인이라는 말도 된다.

是六府之所與合者也라. : 오장육부 어디 안 가는 데가 없다. 위에 오장도 말해 놓았으니 여기서는 그냥 육부라 한 것이지 오장육부는 한 물건이다. 생명력은 어디 안 가는 데가 없다. 모두 한 생명력으로 활동한다. 가령 폐 하나도 오장육부가 동시에 사는 바람에 폐가 사는 것이다. 물론 병이 적을 때는 폐만 보면 되지만 여러 가지 병이 많을 때는 벌써 流通이 안 되어 폐가 못 사는 것이니 다 같이 살려야 한다.

五府圖

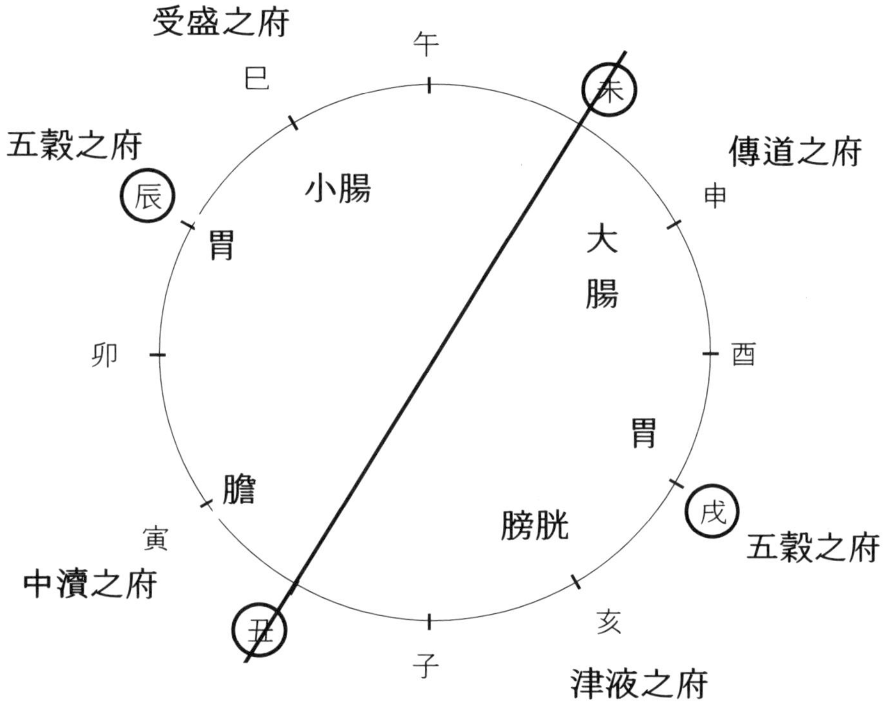

四章 陰陽應象大論

음양은 항상 같이하는 것, 함께하는 것으로 서로서로 應象하여 만상이 전부 다 창조되는 조화와 변화, 편중에 대하여 가르치고 있다.

陰陽이 應象함에 대하여 가르치다

典據 **黃帝曰 陰陽者는 天地之道也요 萬物之綱紀며 變化之父母이요 生殺之本始며 神明之府也니 治病에 必求於本이라.**

解說 **黃帝曰 陰陽者는** : 음양은 太極, 五象, 六氣를 합하여 오행을 만드는 것, 이른바 생명력이다. 스스로 그렇게 하고 있는 조화이다.

天地之道也요 : 음양이란 천지에 전부 통하는 길이란 뜻이다. 소우주인 우리 인체도 오장육부, 피혈육근골 구석구석에 하나도 빠짐없이 생명력이 통하고 있다. 우주 공간과 만물, 동식물에도 음양이 전부 다 차 있다. 그러므로 天地之道也라, 이렇게 가르치는 것이다. 우주의 생기가 우리의 생기요, 道는 길이니 그 길이 통해야지 막혀서는 안 된다. 음양은 생명력이므로 가만히 있지 않고 계속 활동한다. 무형의 음양이 유형의 천지에 陰平陽秘로 소통하고 있다. 陰陽者는 天地之道라 한 것과 같이 몸도 上, 下로 구분하면 천지이며 정, 기, 신은 음양이다.

萬物之綱紀며 : 綱은 큰 벼리이고 紀는 작은 벼리인데, 벼리란 그물의 위쪽 코를 꿰어 오므렸다 폈다 하는 줄이다. 그물을 내던지면 벌어지고 당기면 오그라지는 것이 春夏에는 생기가 벌어지고 秋冬에는 오므라지는 것과 같다. 우리도 몸은 綱이요, 오장육부를 조절하는 것은 紀이다. 그러니 음양, 즉 생명력이 만물의 綱紀가 되는 것이다.

變化之父母이요 : 父母에게서 아들도 손자도 생긴 것이다. 음양의 동정으로부터 변화가 생기고 오행이 생기니 變化之父母라 할 수 있다.

生殺之本始며 : 육신이 태어나고 죽는 것의 근본 시작은 음양의 동정으로부터이다.

神明之府也니 : 神明은 조화다. 즉. 神明의 조화가 음양이다.

治病에 必求於本이라. : 근본은 음양, 생명력이다. 병을 치료함에 있어 근본을, 생명력의 차이를, 바탕을 알아야 한다. 생명력 자체는 똑같다. 藏德不止(장덕부지)하고 있는 그 자체는 똑같다. 그러나 無는 같으나 有는 타고나는 것이다. 그것이 체질이며 genome이다. 六藏六府의 편차를 가지고 태어난다. 그것이 병의 뿌리가 되며 그 근본을 해결함으로써 각각의 증상들을 치료할 수 있는 것이다. 만약 각각의 증상들을 치료한다면 근본 치료가 아닌 증상 치료가 되며 치료가 되는 듯하지만 그 원인이 해결되지 않았으므로 다시 재발할 수밖에 없는 것이다. 치료하느라, 치료받느라 고생만 하고 성과는 없을 수밖에 없다. 원인이 해결되지 않았는데 무슨 설명을 더 한다는 말인가. 어떤 치료가 진정한 본치인가. 생명력 자체는 치료의 대상이 아니고 본래로 존재하고 있는 것이다.

積陽과 積陰에 대하여 가르치다

典據 **故로 積陽이 爲天이요 積陰이 爲地라 陰靜陽躁하고 陽生陰長하며 陽殺陰藏하고 陽化氣하며 陰成形이니라.**

解說 **故로 積陽이 爲天이요** : 음양이 가만히 있지 많으므로 積陽爲天도 되고 積陰爲地도 된다는 말이다. 積陽이 爲天이요, 양이 많이 모인 것이 하늘이다. 양이란 것은 경청한 것이다. 경청한 것은 모두 하늘이 된다. 경청하므로 신명도 많이 있을 것이다. 경청한 것이 많이 모이고 정, 기, 신이 많이 모인 곳이 하늘이다.

積陰이 爲地라 : 찌꺼기 모인 곳이 땅, 지구이다. 그러므로 천지가 사귀어야 만물이 살 것이다. 우리도 머리에 積陽이 많이 모일 것이고 아래로는 積陰이 많이 모일 것이다. 또 정, 기, 신은 積陽爲天이요,

오장육부, 피혈육근골은 積陰爲地이다. 음양은 언제든지 떨어지면 안 된다. 음양은 늘 䡅䡅(중중)해야 되는 것이다. 積은 많이 있는 것이니 양기가 많으면 하늘이 되고 물체가 많으면 땅이 된다. 천지가 사귄다는 것은 우리 몸으로는 水火가 사귄다는 말이다. 水火가 사귀기 위해서는 절대 조건인 通中이 되어야 하며 通中이 되기 위해서는 바탕을 모르고는 불가능한 것이다. 바로 그것이 체질이다.

陰靜陽躁하고 : 음은 고요한 것이 본능이요 양은 활동하는 것이 본능이나, 음이 너무 오그라들어도 안 되고 양이 너무 나대도 병이다. 그러므로 언제나 음양이 서로 도와야 된다.

陽生陰長하며 : 양은 형체가 없는 것이니 크게 하고 음은 형체가 있는 것이니 크는 게 보인다. 이것은 春夏의 生長이다.

陽殺陰藏하고 : 양이 쇠하면 음은 간직한다. 秋冬의 收藏이 이와 같다. 폐가 陽中之陰이란 말도 이것과 같다. 陽生陰藏, 陽殺陰藏은 결국 生, 長, 收, 藏과 陰陽動靜을 말한 것이다. 이것이 應象이다.

陽化氣하며 陰成形이니라. : 양이 화한 것, 양의 조화는 기운이요, 무형이다. 음은 형체를 이루고 유형이다. 기운이나 형체에 정, 기, 신이 다 合해 있다고 보아야 된다. 氣의 정, 기, 신이나 形의 정, 기, 신이 서로 다른 기운은 아니다. 그러니 기혈이 절대로 떨어진 것이 아니다. 기혈도 음양도 둘로 보면 안 된다. 경청한 무에서 유가 나왔다.

淸氣와 濁氣에 대하여 가르치다

典據 **寒極하면 生熱하고 熱極하면 生寒이니 寒氣生濁하고 熱氣生淸하니 淸氣在下則飧泄하고 濁氣在上則䐜脹이니 此陰陽反作에 病之逆從也이니라.**

解說 **寒極하면 生熱하고** : 寒極이니 生熱이니 하는 것은 죽으면 없다. 살아 있어야 寒極도 生熱도 있다. 이렇게 한의학은 살아 있는 것을 기준한다. 음양이 떨어지면 죽는다. 그러므로 음양을 따로 떼서 보

지 말라. 기혈도 마찬가지이다. 차가운 것이 심하면 반드시 살려고 애를 쓰게 되어 있다. 예를 들면 감기에 열이 나는 것도 우리 몸이 風寒에 침습되어 생명 활동이 정상적으로 안 되니 생명력이 風寒을 해결하려고 용을 써서 열이 나는 것이다. 또 칠정에 사로잡혀 오래되면 생기의 활동력이 떨어져 도리어 焦燥症이 생긴다.

熱極하면 生寒이니 : 동지섣달에는 깊은 샘의 물이 따뜻하고 6월, 7월에 극히 더울 때에는 깊은 샘의 물이 도리어 차갑다. 오한 뒤에는 반드시 열이 나고 열이 내리고 나면 생기가 지쳐 生寒한다. 이것은 당연한 이치이다.

寒氣生濁하고 熱氣生淸하니 : 寒則血應澁이라 한 것처럼 寒氣는 수렴하니 생명력의 활동이 느려져 동맥혈과 정맥혈의 交換循環도 느려지게 되고 피 속에 노폐물이 많아져 그것이 담음, 어혈이 된다. 寒則血應澁하다가 따뜻한 기운을 만나면 피의 순환이 좋아진다. 이것이 熱氣生淸이다. 그러나 暑則氣燥濁이라든지 熱傷氣라 한 것처럼 심해도 문제이다.

淸氣在下則飧泄하고 : 榮衛, 三焦가 활동하면서 맑고 정미로운 것은 위로 떠야 積陽爲天이며 淸氣在上하는 것인데 淸氣在下하니 飧泄이 된다. 淸은 맑다고 해도 되고 차다고 해도 된다.

濁氣在上則䐜脹이니 : 淸氣는 진액이라 水飮이 완전히 화하면 진액이 되는데 그것이 濁氣가 되었으니 水飮이 된 것이다. 오장육부가 완전히 활동하면 진액이 되는데 활동이 안 되니 水飮이 濁氣가 되었다. 濁氣在下하여야 되는데 도리어 濁氣在上하니 䐜脹되어 버리는 것이다. 노폐물이나 찌꺼기가 위로 뜨니 머리도 무겁고 가래도 생기며 눈도 피곤한 등등의 증상이 생긴다.

此陰陽反作에 病之逆從也이니라. : 거꾸로 되는 것이 陰陽反作이다. 通中이 안 되면 心火는 내려오지 못하고 火升되어 灼金肺되어 버린다. 火降하여야 水升이 되는데 승강이 안 되니 飧泄도 되고 䐜脹도 되는 것이다. 이것이 反作이다. 陰陽應象이란 음과 양이 같이하는 것, 함께 하는 것이다.

陰陽圖

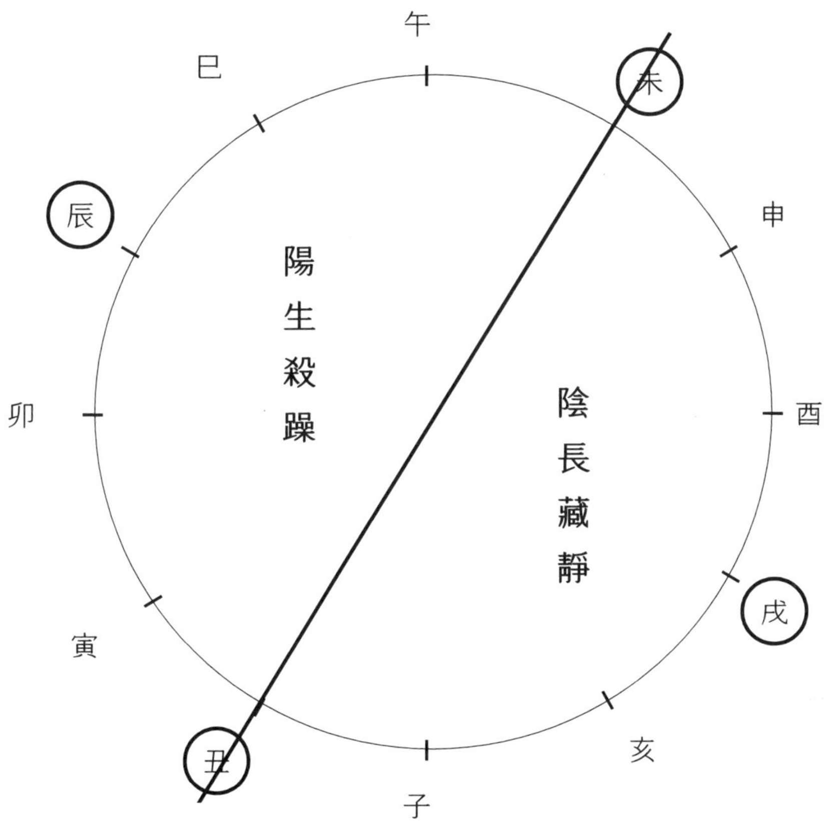

淸陽과 濁陰에 대하여 가르치다

典據 **故로 淸陽은 爲天이요 濁陰은 爲地니 地氣上爲雲이요 天氣下爲雨나 雨出地氣하고 雲出天氣니라.**

解說 **故로 淸陽은 爲天이요 濁陰은 爲地니** : 그러므로 淸陽은 天이 되고 濁陰은 地가 된다. 해가 得其所해서 땅에서 水分이 따라 올라갈 때 위에는 맑은 것이 모이고, 아래에는 무거운 것이 모인다. 제일 가벼운 것이 위로 뜨고 다음 가벼운 것이 가운데 있고 가장 무거운 것이 제일 아래 있을 것이다. 사람 몸도 이와 같다.
地氣上爲雲이요 天氣下爲雨나 : 地氣가 올라가는 것도 저절로가 아니라 하늘 기운이 당겨 올린다(陽引以上, 陰引以下). 햇볕이 지구를 내리쬐면 水가 무럭무럭 올라간다. 이 수증기는 오행을 다 갖추었지만 水分이 제일 많다. 이것이 위에서 냉각되어 구름이 되어 있다가 따스한 공기를 만나면 비가 된다. 반대로 찬 공기와 만나면 눈이 되어 내린다. 사람 몸도 이와 같다. 水升火降하는 것이다.
雨出地氣하고 雲出天氣니라. : 사람도 구름이 되어 비가 되어야 한다. 上焦如霧가 구름이다. 여기에 폐가 天氣를 흡수하니 비가 되는 것이다.

典據 **故로 淸陽은 出上竅하고 濁陰은 出下竅하며 淸陽은 發腠理하고 濁陰은 走五藏하며 淸陽은 實四支하고 濁陰은 歸六府니라.**

解說 **故로 淸陽은 出上竅하고 濁陰은 出下竅하며** : 맑은 기운은 上竅, 즉 이목구비로 나오고 탁음, 찌꺼기는 下竅, 즉 대소변으로 나온다. 숨 쉬고 방귀를 끼는 것도 상하로 기운이 숨을 쉬는 것이다. 그러나 방귀는 간혹 나가는 것이고 이목구비로는 淸陽이 出한다. 우리 머리도 반드시 淸陽이 올라가야 된다. 모든 머리의 병은 淸上이 안 되

어 생기는 것이다. 淸上! 通中! 溫下! 이 어찌 위대한 가르침이 아니겠는가.

淸陽은 發腠理하고 : 주리는 땀구멍이다. 榮衛 기운이 피부까지 호흡한다. 오장육부도 호흡한다. 전부 호흡하고 있는 것이다. 淸陽이 주리로 發한다는 것이 陽密이다.

濁陰은 走五藏하며 : 오장에서 제일 좋은 놈을 收斂한다. 濁陰은 津液, 精血, 精液 같은 것이다.

淸陽은 實四支하고 : 육부도 활동을 하지만 사지가 활동을 제일 많이 하는데 淸陽이 사지를 움직이게 한다. 팔은 물체이니 이것을 움직이는 것은 생기이다.

濁陰은 歸六府니 : 육부는 받고 배설하는 곳이다. 오장은 藏精氣而不瀉하고 육부는 傳化物而不藏이니 走五藏하는 탁음과 歸六府하는 탁음이 다를 것이다. 그러니 發腠理하는 약은 麻黃, 荊芥, 蘇葉 등이고 實四肢하는 약은 桂枝, 蒼朮, 五加皮 등이니 發腠理가 實四肢보다 약성이 더 경쾌하다 하겠다.

水火의 陰陽에 대하여 가르치다

典據 **水爲陰이요 火爲陽이며 陽爲氣요 陰爲味니 味歸形하고 形歸氣하며 氣歸精하고 精歸化하며 精食氣하고 形食味하며 化生精하고 氣生形이니라.**

解說 **水爲陰이요 火爲陽이며** : 이것은 아주 중요한 가르침이다. 이것을 알면 육체가 생성되는 것도 알고, 생성되어서 활동하는 것도 알고, 죽는 것도 알 수 있다. 불은 炎上이라고 한 것처럼 위로 올라가는 기운은 많으나 아래로 내려가는 기운은 적다. 물은 아래로 내려가는 기운도 많고 옆으로 새는 기운도 많다.

陽爲氣요 : 양은 기운이 된다. 辛甘은 발산이니 爲陽이요, 鹹苦는 涌泄이니 爲陰이라 했다.

陰爲味니 : 음은 味가 된다. 가령 고추는 형체가 있는 것이니 음이지만 맛은 맵다. 味는 형체가 없으나 맛으로서 알 수 있다.

味歸形하고 : 그래서 味가 形으로 돌아간다. 우리가 음식을 먹으면 음식 자체가 우리 살이 되는 것이 아니라 음식의 味, 그것이 우리 살이 되는 것이다. 음식의 五味는 形에 돌아가고 五氣는 陽氣가 된다.

形歸氣하며 : 음식의 味가 形에 들어가서 우리의 기운이 된다. 五味 가운데서도 甘味는 形에 가서 살을 잘 찌우고 매운 맛은 氣에 잘 돌아간다. 그럼으로써 藥性도 알 수 있다.

氣歸精하고 : 기운이 精에 돌아간다. 精은 유형과 무형이 있어 오장육부와 피혈육근골, 즉 형체 있는 곳에 精이 다 다르다.

精歸化하며 : 精이 조화를 내는 데 돌아간다. 식물의 꽃이 피는 것이 이것이다. 태양과 물과 뿌리에서 흡수한 영양분으로 味歸形하고 形歸氣하며 氣歸精하여 꽃으로 화하는 것이다.

精食氣하고 : 精은 기운을 먹는다. 오장육부의 精도 기운을 바탕으로 해야 된다.

形食味하며 : 形은 맛을 먹는다.

여기까지는 만드는 과정이고 이제는 새로 내는 과정이다.

化生精하고 : 氣歸精하고 精歸化하여 식물이 꽃을 피운 뒤 화하여 生精한 것이 씨이다.

氣生形이니라. : 形歸氣하여 된 기운이 다시 形을 生하는 것이다.

모든 동식물의 생성이 여기에 있다. 淸陽은 약이든 음식이든 방향제, 溫劑든지 간에 성질이나 물체의 기운이 맑은 것에 해당되니 이것이 정, 기, 신을 만든다. 濁陰은 방향성은 별로 없으면서 둔하고 축축한 것, 맛이나 물체가 탁하고 뻑뻑한 것에 해당되니 이것이 장부, 피혈육근골 등의 유형체를 만든다. 이상의 것들은 수학의 공식처럼 우리가 정, 기, 신과 유형체의 생성원리를 연구하는 데 꼭 필요한 자료이다. 그러므로 살이 안 찔 때는 味歸形을 생각해 보고, 기운이 없을 때는 形歸氣니 形의 기운을 봐주는 것이다. 마음이 허약하면 氣歸精이니 氣를 도움으로써 精이 强해지는 것이다. 생성 이치를 모르면 생성에 방해되는 것도 모르게 된다. 이것이 陰陽應象이다. 음양이 만상을 전부 다 만들어 내는 것이다. 「孟子」에 物之不齊는 物之精이라, 物之不齊, 즉 같은 동물이나 식물이라도 똑같지 않은 것은 物之精으로 각각 나름대로 정, 기, 신이 어울려 조화되어 있는 것이지 진화되지는 않는다고 하였다.

氣味가 精形을 傷함을 가르치다

典據 **味傷形하고 氣傷精하며 精化爲氣하고 氣傷於味니라.**

解說 **味傷形하고** : 과식이나 편식을 하면 몸이 상한다. 많이 먹고 설사하는 것이 傷形이다. 또 우리 육체와 정, 기, 신도 오행으로 되어 있으니 오장이 필요로 하는 五味를 먹어야 되는데 편식을 하는 것은 좋지 않다. 앞에서는 味歸形이라 하여 五味를 먹음으로써 몸이 살아난다 했다. 味歸形은 정상이고 味傷形은 비정상이다. 그러므로 정상을 알고 비정상을 알아야 분명히 아는 것이다.

氣傷精하며 : 기운도 적당하게 써야지 너무 과격한 운동이나 과로 등은 주의해야 한다. 氣가 너무 활동을 할 때 반드시 열이 난다. 열이 날 때 精液이 따라서 마른다. 음양이란 것은 한쪽이 이기면 병이 된다. 정, 기, 신도 한쪽이 이기면 병이 되는 것이다.

精化爲氣하고 : 精이 化하여 기운이 된다. 정상으로 활동하면 아무 일 없을 것인데 너무 많이 쓰면 精化爲氣가 안 된다.

氣傷於味니라. : 氣는 味에 傷한다. 가령 아주 매운 고추를 먹으면 땀이 나며 기침도 하고 정신이 하나도 없다. 요즈음 사람들은 먹을 것이 충분하다 보니 과식은 잘 안 해도 단 것을 많이 먹는다. 그러다 보니 甘而緩之로 위의 운동력이 약해지며 매운 것을 찾고, 시도 때도 없이 간식을 먹어 위가 쉴 수가 없으므로 氣傷於味하는 것이다.

陰味 陽氣가 出함을 가르치다

典據 **陰味는 出下竅하고 陽氣는 出上竅하니 味厚者는 爲陰이요 薄爲陰之陽이며 氣厚者는 爲陽이요 薄爲陽之陰이며 味厚則泄하고 薄則通하고 氣薄則發泄하고 厚則發熱이니라.**

解說 **陰味는 出下竅하고** : 대소변은 下竅로 나간다.

陽氣는 出上竅하니 : 호흡하는 것이 양기이다. 輕淸한 것은 上升하고 重濁한 것은 下降하는 것이 이치이다. 味에도 氣가 있고 氣에도 味가 있지만 氣라 할 때는 味보다 氣가 조금 많고 味라 하면 기운이 조금 적다는 뜻이다.

味厚者는 爲陰이요 薄爲陰之陽이며 : 味厚한 것은 음이라 둔한 것인데 이것이 薄하면 음으로써 양의 행색을 한다는 것이다. 너무 많이 먹으면 살이 찌든지 소화불량이 되지만 적당히 먹으면 살도 안 찌고 소화도 잘 되어 영양과 진액이 되므로 薄爲陰之陽이 되는 것이다.

氣厚者는 爲陽이요 薄爲陽之陰이며 : 매운 걸 많이 먹고 땀나는 것이 氣厚爲陽이다. 氣味가 합해 있지만 氣가 많으니 발산한다. 그러나 고추도 조금만 먹으면 괜찮다. 즉, 薄爲陽之陰이 되는 것이다. 이것이 薄하면 양으로써 음의 행색을 한다는 것이다.

味厚則泄하고 薄則通하고 : 과식하면 설사를 하지만 적당히 먹으면 설사하지 않는다. 大黃도 三~四錢이나 그 이상 쓰면 설사하지만 五分쯤 쓰면 통기한다.

氣薄則發泄하고 厚則發熱이니라. : 氣薄은 적당한 發泄이다. 고추를 적당히 먹으면 氣薄則發泄이 되나 많이 먹으면 도리어 열이 난다. 감기에 발산을 너무 많이 하면 진액이 부족해지면서 虛熱이 뜬다.

壯火와 少火에 대하여 가르치다

典據 **壯火之氣는 衰하고 少火之氣는 壯하며 壯火는 食氣하고 氣食少火하나니 壯火는 散氣하고 少火는 生氣니라.**

解說 말씀 그대로이다. 강한 에너지는 내 기운을 쇠하게 하고 작은 에너지는 내 기운을 튼튼하게 한다. 강한 에너지는 내 기운을 먹어 버리고 기는 작은 에너지를 먹어 내 기운을 생기게 하는 것이다. 우리가 치료를 할 때도 마찬가지다. 병세가 심하다고 해도 환자의 체력을 보아 가며 약의 강도를 조절해야 한다. 補를 하든 치료를 하든 상황을 보고 치료의 강도를 조절해야지 잘못하면 敗症이 나는 것이다. 예를 들면 小柴胡湯症에 大柴胡湯을 쓰는 것과 같고 熱多寒少湯을 써야 할 때 淸肺瀉肝湯을 쓰는 것과 같으며 黃芪桂枝湯을 써야 할 때 人蔘官桂附子湯을 쓰는 것과 같다. 攻下하는 약을 쓸 때도 그렇고, 補하는 약을 쓸 때도 마찬가지이다. 참으로 지혜로운 가르침이다.

五味의 陰陽에 대하여 가르치다

典據 **氣味辛甘은 發散爲陽이요 酸苦는 涌泄爲陰이니 陰勝則陽病하고 陽勝則陰病하며 陽勝則熱하고 陰勝則寒하며 重寒則熱하고 重熱則寒이니라.**

解說 **氣味辛甘은 發散爲陽이요** : 氣味辛甘은 발산하므로 양이 된다는 것은 매운 것은 뚫고 甘은 중화제라는 의미이다.

酸苦는 涌泄爲陰이니 : 酸은 수렴하니 음이 되고 苦는 寒도 있고 燥도 있으니 역시 음이 된다. 涌泄의 涌은 위로 올라오는 것이고 泄은 아래로 내려가는 것이다. 酸苦는 수렴제이니 적당히 쓰면 수렴이 되나 많이 쓰면 中焦가 막히고 涌泄이 된다. 그러므로 辛甘發散은 기운을 발산하고 酸苦涌泄은 물체까지 涌泄한다. 大黃, 芒硝는 苦하니 많이 쓰면 물체까지 훑어 내린다. 그러므로 冷한 것은 辛甘으로 소통하고 막혀서 응고가 심한 것은 酸苦로 소통하는 것이다. 언제든지 막히는 것이 병이다(陽氣當隔 隔者當瀉). 藏府도 언제든지 동정을 해야 한다. 治法으로 말하면 淸上, 通中, 溫下가 이것이다.

陰勝則陽病하고 陽勝則陰病하며 : 辛甘도 酸苦도 알맞게 사용해야 된다. 熟地黃이나 찬 약을 너무 많이 사용하면 양이 병들고 附子나 열약을 많이 사용하면 음이 병든다. 열이 많으면 몸에 땀이 나고 허해질 것이다.

陽勝則熱하고 陰勝則寒하며 : 보통 사람의 체온은 36.5도가 정상으로 이때 음기와 양기가 꼭 맞는데 그것보다 높으면 陽勝이요, 낮으면 陰勝이니 이것이 모두 병이다. 그러므로 본래는 똑같다는 것부터 먼저 기준으로 잡아야 한다. 언제든지 陰平陽秘가 근본이다. 이것을 가지고 陰勝, 陽勝을 찾아야 한다.

열은 初症이다. 열이 오래되면 진액이 마른다. 흔히 신경을 많이 쓰면 처음에는 陽勝이라 열이 나다가 그 다음에는 식을 수밖에 없다. 陽勝한 것이 결국에는 陰勝하게 되는 것이다. 陽勝하던 것이 陰勝하게 된 것이지 별개의 것이 아니다. 陰勝卽寒은 양이 활동을 하지 않는 것이다. 양기가 활동을 해야 陰勝이 되지 않을 것인데 양기가 활동을 안 하니 陰勝이 되어 체온이 떨어질 수밖에 없는 것이다.

重寒則熱하고 : 陰勝卽寒으로 양기가 활동이 적어서 음기가 勝하여 차가워질 때 미리 가끔 보약을 썼더라면 될 것을 이제는 거꾸로 머리가 덥고 가슴이 두근거리는 이런 증상이 重寒卽熱이다. 重寒했으니 데울 수밖에 없겠으나 그냥 왈칵 데우다가는 壯火食氣가 된다. 少火生氣로 슬금슬금 기혈을 고르게 해 줄 수밖에 없다. 그 후 一錢半, 二錢씩으로 올려서 처방을 하면 된다. 重寒卽熱은 虛熱이지 實熱이 아니다. 음이 막혀서 양이 애를 쓰니 열이 나는 것이다. 오장육부가 전부 약하여 陰勝해 있는데, 아직 살아 있어 애를 써서 가려고 하니 열이 날 수밖에 없다. 이는 극심한 虛熱이다.

重熱則寒이니라. : 오랫동안 열이 나다 보니 원기가 약해져 차가워지는 것이다.

寒熱에 傷함을 가르치다

典據 **寒傷形하고 熱傷氣하며 氣傷痛 形傷腫 故로 先痛而後腫者는 氣傷形也요 先腫而後痛者는 形傷氣也니라.**

解說 **寒傷形하고** : 형체는 유형이고 차가운 것은 무형이다. 차가운 공기를 만나면 피부가 닫히고 소름이 돋는다. 그러니 발산하는 것이다. 차가우면 혈액순환이 안 되어 반드시 응결된다. 찬 약을 많이 써도 그렇게 된다.

熱傷氣하며 : 기운이나 열이나 본래 양성이라 나대기 때문에 열이 난 후에는 기운이 빠진다. 가령 기운을 조금 쓰면 모르나 많이 쓰면 반드시 열이 나고 땀이 나며 기운이 지친다. 그러므로 여름에 熱傷氣가 잘 되는 것은 더운 날씨에 기운이 지쳐서 그런 것이다. 가을이 되어 서늘해지면 활기도 생기고 입맛도 생긴다. 그러므로 여름에는 설령 열이 난다 하더라도 반드시 원기를 돋우면서 발산을 해야 한다. 生脈散이나 淸暑益氣湯이 그렇다. 熱傷氣만 되는 것이 아니라 熱傷形도 된다. 열이 기에 가까우니 熱傷氣라고 한 것이다. 寒傷形도 寒이 形에 가까우니 寒傷形이라고 하였지만 寒傷氣도 된다.

氣傷痛 : 기운이 지나가려 하는데 막혀 있어 못 가니 아픈 것이다. 타박상이 아니더라도 기운이 못 가면 아프다.

形傷腫 : 물이 막혀 못 내려가면 넘쳐 올라오는 것이 形傷腫이다. 조직체가 陰平이 되지 않은 것이다.

故로 先痛而後腫者는 氣傷形也요 : 그러므로 먼저 아프고 뒤에 붓는 사람은 기운이 상해서 形도 따라서 상한 것이다.

先腫而後痛者는 形傷氣也니라. : 먼저 붓고 뒤에 아픈 사람은 形傷後氣傷이다. 그러므로 먼저 치료할 것과 나중에 치료할 것이 정해진다. 모두 다 기운이 막혀서 생긴 것이니 기운을 돌리면 된다. 陽氣當隔이니 隔者當瀉이다. 辛甘發散爲陽, 酸苦涌泄爲陰으로 통하면 된다. 여기에 補瀉를 적당히 해서 補해 가지고 瀉한다. 한의학은 이런 것이다. 약리와 병리가 합해져 있는 것이다.

六氣가 勝하여 나타나는 變化에 대하여 가르치다

典據 **風勝則動하고 熱勝則腫하고 燥勝則乾하고 寒勝則浮하고 濕勝則濡瀉니라.**

解說 **風勝則動하고** : 勝이라 함은 많다는 의미이다. 바람은 모양이 없지만 올라가는 것, 내려가는 것, 옆으로 가는 것 등 방향이 여러 가지이다. 바람은 근본이 차갑다. 주역 五巽風(괘상이 위에 양 둘, 밑에 음 하나=巽下絶)으로 풍괘이다.

熱勝則腫하고 : 열이 약간 있을 때는 오히려 발산이 잘 되고 腫은 되지 않는다. 열이 勝해야 腫이 된다. 열이란 것이 발산해 버리면 腫할 리가 없는데 열이 勝하면 바깥 공기와 마찰이 되어 腫이 된다고 보면 된다. 가령 여기에 종기가 난다면 다른 곳에는 주리와 조직이 완전히 통해 있어서 내 기운이 순조롭게 다니니 종기가 날 리 없는데, 조직체가 막혀서 내 생기가 여기는 잘 가고 저기는 못 가니 생기가 못 가서 애를 쓰는 바람에 종기가 나는 것이다.

燥勝則乾하고 : 燥에 침습되었을 때에는 몸이 금방 마르는 것이 아니고 차츰차츰 작용하여 마르는 것이다. 우리가 불안초조해서 신경을 자꾸 쓰면 점점 신체가 마르는 것이다.

寒勝則浮하고 : 生氣通天論에 因於寒하면 欲如運樞하며 起居如驚하야 神氣內浮라는 것도 寒勝則浮와 같다. 차가운 공기가 체내에 들어오면 피부조직이 긴장하여 움츠린다. 본래 내 생기가 말초까지 순환되어야 하는데 차가운 공기를 만나면 말초까지 순환이 안 된다. 榮衛활동이 안 되니 기운이 위로 뜰 수밖에 없다. 아래가 차면 열이 뜬다. 즉, 火降이 안 되는 것은 역시 通中이 안 되고 있는 것이다.

濕勝則濡瀉니라. : 습이 있으면 축축할 것이며 이긴다는 것은 많다는 것이다. 차거나 더운 공기가 없으면 습이 생기지 않는다. 한열이 합해진 그때 열이 식으면서 습이 생기는 것이다. 술을 마실 때는 열이 나지만 술이 깨면서 호흡을 통해 발산이 되니 체온이 떨어지고 속은 더욱 냉습하게 되어 설사를 하는 것이다.

四時五行이 生함에 대하여 가르치다

典據 **天有四時五行하야 以生長收藏하고 以生寒暑燥濕風하고 人有五藏化五氣하야 以生喜怒憂思恐이라.**

解說 **天有四時五行하야 以生長收藏하고** : 하늘에는 四時도 있고 五行도 있다. 사시오행으로 生, 長, 收, 藏을 한다. 다시 말하면 춘하추동으로 生, 長, 收, 藏을 하고 오행의 기상으로도 生, 長, 收, 藏을 하는 것이다.

以生寒暑燥濕風하고 : 사시오행이 生, 長, 收, 藏하는 과정 가운데 六氣가 만들어지는 것이다.

人有五藏化五氣하야 以生喜怒憂思恐이라. : 五藏이나 五氣는 같은 것이다.

七情이 陰陽을 傷함에 대하여 가르치다

典據 **故로 喜怒傷氣하고 寒暑傷形하며 暴怒傷陰하고 暴喜傷陽하나니 厥氣上行하야 脈滿去形하고 喜怒不節하며 寒暑過度하면 生乃不固니라.**

解說 **故로 喜怒傷氣하고** : 喜卽氣緩의 緩도 氣傷이 되고 怒卽氣逆해도 氣傷이 된다. 가령 맥이 1分에 70번 뛰는 것이 정상이라면 喜는

60번쯤, 怒는 80번쯤 될 것이다. 이렇게 過不足이 모두 傷氣하는 것이다.

寒暑傷形하며 : 차가운 것은 오므리니 傷形하고 더운 것은 늘어지니 傷形할 것이다. 그러므로 여름에 기운이 없는 것은 퍼져서 그런 것이고, 겨울에 기운이 없는 것은 오그라져서 그런 것이다. 이렇게 자꾸 응용하는 것이다.

暴怒傷陰하고 : 暴怒하면 뇌일혈이 된다. 여기서 음은 유형체이다.

暴喜傷陽하나니 : 暴喜하면 늘어진다. 즐거움이 너무 많으면 기운이 빠진다.

厥氣上行하야 脈滿去形하고 : 暴怒傷陰하고 暴喜傷陽하여 기운의 상하순환이 편중되고, 즉 厥氣가 상행하면 맥이 뛰는 모습이 흥분한 사람의 맥처럼 크고 강하게 뛰며 형체의 균형이 깨진다. 즉, 上實下虛한 형체가 된다. 상체는 커지고 하체는 가늘고 부실하게 되는 것이다.

喜怒不節하며 寒暑過度하면 生乃不固니라. : 七情과 六氣의 대응이 적절치 못하므로 生이 이에 견고하지 못할 것이다.

重陰과 重陽에 대하여 가르치다

典據 **故로 重陰하면 必陽하고 重陽하면 必陰이라. 故로 曰冬傷於寒하면 春必病溫하고 春傷於風하면 夏必飧泄하고 夏傷於暑하면 秋必痎瘧하고 秋傷於濕하면 冬必咳嗽니라.**

解說 **故로 重陰하면 必陽하고 重陽하면 必陰이라.** : 그러므로 重陰하면 반드시 양이 되고 重陽하면 반드시 음이 된다,

故로 曰冬傷於寒하면 春必病溫하고 : 그러므로 冬傷於寒하면 이것이 重陰이다. 그러면 반드시 重陰에 必陽이니 春必病溫으로 병이 되는, 즉 溫病이 된다는 말이다. 溫病은 일반 감기와는 다르다. 겨울에 藏精이 안 된 상황에서 차가운 공기에 상한 것이 우리 몸에 숨어 있는 것을 밀어낼 기운이 없으면 봄에 溫病이 되는 것이다. 冬傷於寒하는

것은 收藏이 제대로 되지 않았다는 말이다. 그러니 봄에도 發表를 하지 못하고 늦은 봄이 되어서야 내 생기가 겨우 활동을 하는데 이때 숨어 있던 寒氣가 생기를 활동하지 못하게 하면 그때 열이 나는 것이다. 건강한 사람은 여름에 피부가 서늘하고 겨울에는 피부가 따뜻하다. 겨울에 추운 데도 정기가 충만하므로 피부가 따뜻한 것이다.

春傷於風하면 夏必飧泄하고 : 겨울에 藏精이 잘 되었으면 봄에 肝木이 風에 상하지 않았을 것인데 木乘土하여 여름에 飧泄하는 것이다.

夏傷於暑하면 秋必痎瘧하고 : 痎瘧은 寒熱病이다. 여름 더위에 상하기도 하지만 현대에는 과도한 에어컨의 사용으로 냉방병이 생긴다. 火克金의 정당한 견제를 받아 폐, 즉 金氣가 생명 활동을 해야 되는데, 즉 땀도 적당히 흘려야 되는데 肺主皮毛라 피부조직의 생명 활동은 할 수 없게 된다.

秋傷於濕하면 冬必咳嗽니라. : 가을의 燥寒한 기운과 초가을 장마의 濕하고 서늘한 기운에 상하면 收斂이 안 되고 겨울의 찬 공기를 만나면 收藏도 안 되어 咳嗽를 하게 되니 이런 경우에는 발산도 하고 원기도 돋워 주어야 할 것이다. 발산하면서 내 생기를 돋워 주면 생기가 발산을 더 돋워 줄 것이다. 그런데 내용도 모르고 咳嗽 약만 자꾸 쓰면 잘 낫지 않는다. 겨울에 기침하는 것과는 좀 다르다. 겨울에 차가운 기운이 달려든 것은 주리가 막혀서 그런 것이고 秋傷於濕하여 기침하는 것은 습기가 응결되어 그런 것이니 추워서 咳嗽할 때 쓰는 약만으로는 듣지 않는다.

四季傷圖

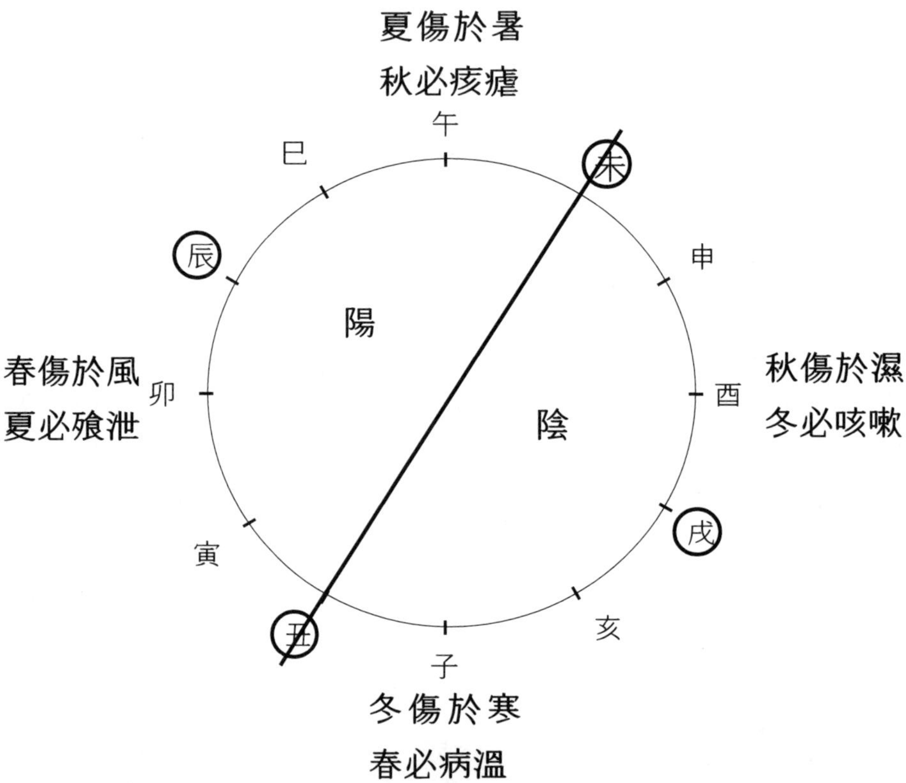

사람의 형체를 이루는 내용을 이치로서 가르치다

典據 帝曰 余聞上古聖人은 **論理人形하고 列別藏府하고 端絡經脈하며 會通六合하야 各從其經하고 氣穴所發에 各有處名하며 谿谷屬骨이 皆有所起하며 分部逆從이 各有條理하며 四時陰陽이 盡有經紀하야 外內之應에 皆有表裏하나니 其信然乎아.**

解說 帝曰 余聞上古聖人은 **論理人形하고** : 帝曰 내가 들으니 예전에 성인들이 사람의 형체를 이치로 말씀하는데

列別藏府하고 : 음양이 應象하여 만들어진 오장육부 각 장부의 성능이 구별되어 있다고 하였다.

端絡經脈하며 : 오행의 기운이 담겨진 각 장부의 경맥이 단정하고 분명하게 그리고 소상히 얽혀 있다. 木의 기운이 다니는 足厥陰肝經과 足少陽膽經, 火의 기운이 다니는 手少陰心經과 手太陽少腸經, 土의 기운이 다니는 足太陰脾經과 足陽明胃經, 金의 기운이 다니는 手太陰肺經과 手陽明大腸經, 水의 기운이 다니는 足少陰腎經과 足太陽膀胱經, 相火의 기운이 다니는 手厥陰心包經과 手少陽三焦經의 正經과 奇經八脈의 經脈이 얽혀 있다는 것이다. 肺經은 어디서 시작해서 어디로 가며 어디에서 끝난다는 식이다. 端은 처음이요, 絡은 通해 있는 것을 말하고 또 정당한 것을 端이라고도 한다.

會通六合하야 : 會하여 六合에 꽉 차 있다. 우주 공간에 음양과 오행이 꽉 찬 것이나 端絡經脈하여 藏府經絡이 상하사방에 꽉 찬 것이나 똑같다는 말이다.

各從其經하고 : 각 장부에서 뻗어 나온 각각의 경맥을 따라 오행의 기운이 순환하며 정당하게 서로 돕기도 하고 견제도 하며 생명 활동을 하고 있는 것이다(相生相克).

氣穴所發에 各有處名하며 : 오행의 기운인 木, 火, 土, 金, 水의 각각의 기운이 다니는 경맥과 오행의 기운이 가장 많이 모여 있으면서 오행의 기운을 발송하고 수용할 수 있는 五行穴을 비롯하여 十二經脈과

奇經八脈에 운행하고 있는 오행의 기운이 머무는 곳을 穴이라고 한다.

谿谷屬骨이 : 十二經脈과 奇經八脈의 경맥 내에 포진하고 있는 經穴은 뼈와 근육의 사이, 접속 부분, 근육과 근육 사이 또는 뼈의 구멍 등 온몸에 포진하고 있다.

皆有所起하며 : 十二經脈과 奇經八脈의 시작과 끝이 있다.

分部逆從이 : 장부, 음양의 구분으로 음경인 六藏의 경맥은 밑에서 위로 경맥이 行經되어 있으며, 양경인 六府의 경맥은 위에서 밑으로 경맥이 行經되어 있다.

各有條理하며 : 전체적으로는 장부에서 뻗어 나온 각각의 경맥을 따라 오행의 기운이 순환하며 정당하게 서로 돕기도 하고 견제도 하며 생명 활동을 하고 있는 것이다(고로 相生相克이 생리인 것이며, 相乘相侮가 병리인 것이다.). 부분적으로는 오행의 기운인 木, 火, 土, 金, 水의 각각의 기운이 다니는 경맥에 오행의 기운이 가장 많이 모여 있으면서 오행의 기운을 발송하고 수용할 수 있는 五行穴이 타 藏府의 五行穴과의 관계 속에서 상부상조하며 생명 활동을 하고 있는 것이다,

四時陰陽이 盡有經紀하야 : 각 경맥에서 활동하고 있는 오행의 기운이 사시에 따라 활동의 다소가 있으며 또한 각 경맥에서 활동하고 있는 오행의 기운이 밤에는 줄어들고 낮에는 늘어난다.

外內之應에 皆有表裏하나니 : 表裏, 陰陽, 藏府가 肺合大腸하듯이 안과 밖, 상하좌우로 서로 반응하며 생명 활동을 하고 있는 것이다.

其信然乎아. : 그렇다 하는데 그것은 과연 믿을 만한 것인가.

方位로서 生함을 가르치다

典據 岐伯이 對曰 東方은 生風하니 風生木하고 木生酸하며 酸生肝하고 肝生筋하며 筋生心이니라. 肝主目하니 其在天에 爲玄이요 在人에 爲道요 在地에 爲化니 化生五味하고 道生智하고 玄生神이니 其在

天에 爲風이요 在地爲木 在體爲筋 在藏爲肝 在色爲蒼 在音爲角 在聲爲呼 在變動爲握 在竅爲目 在味爲酸 在志爲怒니 怒傷肝이나 悲勝怒하며 風傷筋이나 燥勝風하며 酸傷筋이나 辛勝酸이니다.

解說 **東方은 生風하니** : '風'字는 바람이라고 해도 되지만 기운으로 보는 것이 가장 적당하다. 사람이 자다가 일어나듯이 동방에 처음 생기가 돋는다 해도 되겠고 봄에 생기가 차츰차츰 살아난다 해도 되겠다. 生, 長, 收, 藏해서 생기가 터져 나온다. 하루 중 새벽에 기운이 올라온다.

風生木하고 : 기운이 木에 난다는 것은 땅의 생기가 초목에 제일 잘 보인다는 것이다.

木生酸하며 : 木은 升達이니 木이 生하는데 酸의 작용이 없다면 너무 클 것이다. 한마디로 너무 연할 것이다. 그래서 酸以收之가 필요하다. 경락이나 신경이 너무 나대면 자연히 酸이 필요해진다. 스스로 升達의 기운이 있으니 收하는 酸이 자연히 필요하므로 木生酸인 것이다.

酸生肝하고 : 肝은 木이니 升達의 기운이 앞서 수렴의 기운이 없으므로 견실한 木의 모습을 갖출 수 없다. 한마디로 酸이 들어가 수렴하기에 단단해진다.

肝生筋하며 筋生心이니라. : 木生火이다. 木이란 것은 升達하는 기운이니 升達이 炎上하는 기운을 도와준다. 반드시 봄 다음에 여름이 온다. 봄이란 것은 양기가 약간 부족하고 여름은 떡 벌어진다. 우주가 자연히 그리하는 것이고 우리도 自然히 그리되는 것이다.

肝主目하니 : 눈은 우리가 잘 때 감기고 깰 때 뜨인다. 겨울이 가고 봄이 되어 만물이 깨어나듯이

其在天에 爲玄이요 : 玄은 색이 아니다. 우주가 생성된 것은 우리가 생각할 수 없고 언제인가를 가늠할 수 없으며 수치로도 표현할 수 없는 무한대의 시간 전이다. 그것을 玄이라 했다. 우리가 예전 일을 생각해보니 가맣다 할 때 그것이 玄이다. 玄은 멀고 가맣다라는 뜻도 있고 가물가물(아물아물)하다는 뜻도 있다. 가맣지만 그대로 가만히

있는 것이 아니라 활동하고 있다는 것이다, 가맣게 안 보이건만 우주의 기운은 살아서 꼬무락꼬무락 生, 長, 收, 藏의 활동을 끊임없이 하고 있다(藏德不止(장덕부지)). 이것을 봄에 넣은 것은 생기가 시작되는 기미(萬物之所以始生)를 말하려는 것이다.

在人에 爲道요 : 道는 치우침이 없는 평상의 마음 씀, 즉 無爲의 길이다. 간의 생명 활동이 生하는 것이어야 하듯이 처음에는 모두 다 순수한 마음으로 시작한다. 봄에 一陽이 始生할 때의 마음이 곧 道이다.

在地에 爲化니 : 木生火함으로 木의 본연의 일을 수행하는 것이다.

化生五味하고 : 火生土, 土生金, 金生水, 水生木하듯이 苦生甘, 甘生辛, 辛生鹹, 鹹生酸하는 것이다.

道生智하고 : 성인은 無爲로써 일을 한다. 즉 지혜로써 일을 하지 욕심으로 일을 하지 않는다. 道를 알면 지혜가 나온다. 지혜는 최선의 선택이다.

玄生神이니 : 언제인지 알 수 없는 까마득한 시간 전에 무에서 유가 생기는 것이, 한 해를 시작하는 봄, 肝, 木의 기상처럼 생명력이 생기는 것이다. 一陽이 始生하는 것이다.

其在天에 爲風이요 : 風以動之이다. 바람은 움직인다. 정당한 바람(생명력)은 동서남북, 천지사방으로 고루고루 불어 생명력으로서의 역할을 담당한다. 하늘의 생명력은 안 가는 곳이 없다.

在地爲木 : 봄에 초목이 자라나는 모습이 升達이며 물체 중 가장 뚜렷하게 봄의 모습을 보여주고 있다.

在體爲筋 在藏爲肝 : 肝主筋이다. 寅, 卯, 辰은 東方이고 봄이며 生하니 오장으로는 간이다.

在色爲蒼 : 한 해의 시작은 봄이며 하루의 시작은 새벽이다. 밤에 깜깜하던 것이 날이 밝을 때는 푸르스름하다. 간이 정상이면 얼굴이 윤기가 있으며 푸르스름하지만 간에 병이 든 사람은 윤기가 없고 푸석하며 푸르스름하다.

在音爲角-角은 나무로 나무를 때리는 소리이다, 딱! 하고 말지 울리는 소리가 없다. 우리말로 '어'이다. 사람이 오행으로 타고 났으니 궁,

상 ,각, 치, 우 오음도 다 감별해야 된다. 角은 오행 중에 나무에 제일 많이 들어 있다.

在聲爲呼 在變動爲握 : 작용과 반작용으로 호흡하고 쥐락펴락한다. 생명이 발동하는 작용이다. 오행 중 봄인 간의 특성을 표현하고 있다.

在竅爲目 : 하루의 시작을 알림은 눈을 뜨는 것이다. 간의 정, 기, 신이 눈에 가장 많이 있다.

在味爲酸 : 肝은 봄 기운으로 升達하는 성정을 가지고 있지만 오미 중에 수렴하는 맛인 酸味를 좋아한다.

在志爲怒니 : 怒則氣逆하니 升達하는 기운이다.

怒傷肝이나 : 性을 왈칵 내면 肝이 상한다. 性을 내면 기운이 위로 올라가고(怒卽氣逆),

悲勝怒하며 : 비관하면 기운이 수렴한다(悲卽氣消). 짜증이 나 있는 사람에게 슬픈 일이나 비통한 일을 말해 주면 무마가 된다. 약을 쓰는 데에도 그대로 응용이 된다. 肝은 봄이고 怒며, 悲는 가을이다. 金克木의 이치이다. 이와 같이 우주가 생성된 이치와 우리가 생성된 이치가 '똑같다'는 것이며 우주와 우리가 '똑같다'는 것이 바로 한의학이다. 본래 하늘과 땅은 동식물이 잘 살도록 준비된 것이다. 五運六氣가 뜬 것이 淸陽이니 요즘 말하는 오존층이 이것이요, 濁音이 가라앉은 것이 지구이다.

風傷筋이나 : 정당한 바람은 근을 상할 수 없으나 木實이나 木虛인 경우이다. 바람은 세게 불어도 문제이고 안 불어도 문제이다. 생명은 늘 정당한 모습으로 활동하는 것이다.

燥勝風하며 : 金克木의 상태를 말함이니 肺燥肝風이다. 木虛일 때 燥勝風하니 水를 補하고 金을 瀉한다. 木實일 때 金을 補하고 水를 瀉한다.

酸傷筋이나 辛勝酸이니다. : 신맛은 수렴하니 지나치게 수렴되는 것을 매운맛으로 발산하여 통기하여 주는 것이다(酸以收之, 辛以散之).

典據 **南方은 生熱하고 熱生火 火生苦 苦生心 心生血 血生脾이니다.**

心主舌하니 其在天에 爲熱이요 在地爲火 在體爲脈 在藏爲心 在色爲赤 在音爲徵 在聲爲笑 在變動爲憂 在竅爲舌 在味爲苦 在志爲喜**니 喜傷心이나 恐勝喜하며 熱傷氣나 寒勝熱하며 苦傷氣이나 鹹勝苦이니다**.

解說 **南方은 生熱하고** : 북방은 水요, 남방은 火이다.
熱生火 : 열은 형체가 없는 것이고, 火는 형체가 있는 것이다. 여름이 되면 생명 활동이 많으니 열이 된다. 봄은 始生하는 기운이라 생명 활동을 살살해서 열이 나지 않지만 여름에는 성장하는 기운이 많아 열이라 했다.
火生苦 : 苦는 쓰다는 뜻도 있고 마음을 졸인다는 뜻도 있다. 입이 쓴 정도가 지나치면 혀가 거무스름해지고 입안이 터지기도 한다.
苦生心 : 心은 炎上인데 마음에 초조가 있으면 炎上을 부추기나 苦卽氣下라. 苦가 心의 炎上을 조절하여 진정케 하므로 心을 生한다는 말이다.
心生血 : 心火가 血을 生해 주니 血은 언제나 따뜻해야 한다.
血生脾이니다. : 따뜻한 血이니 火生土이다. 그러므로 심장이나 위는 싸늘하면 안 된다. 心이 더워야 土가 산다. 자연에서도 土의 성질은 유습한데 햇볕을 쬐지 않으면 썩는 것과 같다. 햇볕을 쬐어야 土가 적당히 말라서 썩지 않는 것이다.
心主舌하니 : 心은 군주지관이라 했다.
其在天에 爲熱이요 : 사시로 여름 기운이고 心火인 故로 열이다.
在地爲火 : 태양이 내리쬐는 것이다. 火降해야 水升되는 것이다. 기운이 유통해서 생기는 따뜻한 기운이지 실제 불은 아니다. 이와 같이 우주 공간이나 우리나 똑같다.
在體爲脈 : 맥은 혈관이다. 피가 생기를 따라 활동하므로 항상 기혈이 같이 다닌다. 그래서 맥을 생기라 했다.
在藏爲心 : 여름은 長하고 성정이 염상하며 물체 중 가장 뚜렷하게 여름의 모습을 보여주고 있는 것이 火이다.

在色爲赤 : 火色爲赤

在音爲徵 : 불에 물을 부으면 피하고 나는 그런 소리이다. 우리말로 '이'하는 소리이다.

在聲爲笑 : 웃음은 평화로운 것이다. 火遊於行其間과 같다.

在變動爲憂 : 火란 炎上하는 것인데 炎上을 못하도록 하는 것이 우울이다. 憂는 炎上 기운을 가라앉히는 것이다. 面會諸陽 主心火라 했다. 화색이 없으면 걱정하는 사람임을 알 수 있다.

在竅爲舌 : 心者 군주지관이니 일의 결정적 표현은 말이다. 혀로써 統率하는 것이다.

在味爲苦 : 심장은 여름 기운으로 炎上하는 성정을 가지고 있지만 火는 늘 火遊於行其間해야 한다. 심장은 炎上이 主이므로 五味 중에 氣下하는 맛인 苦味를 좋아한다.

在志爲喜니 : 喜는 笑와 비슷하여 얼굴을 환히 펴는 것이고 활달한 것이고 마음은 炎上하는 것인데 얼굴에 나타나는 모양을 척 보고 '아하! 怒로구나, 悲로구나, 思로구나.'를 알 수 있어야 한다.

喜傷心이나 : 너무 喜하고 나면 도리어 마음이 상한다. 喜卽氣緩이라고 했으니 척하고 늘어진다. 경쟁이 있어야 한다. 相生相剋이 바로 생명력을 확충시키는 정상적 모습이며 상극이 바로 경쟁심을 유발시키는 요소이다.

恐勝喜하며 : 恐은 긴장이요, 염려이니 喜를 이긴다. 性을 낸다든지 너무 즐거워 넘치는 사람은 살짝 공포심을 주면 진정된다. 약도 그리 쓰면 될 것이다.

熱傷氣나 寒勝熱하며 苦傷氣이나 鹹勝苦이니다. : 그렇다.

典據 **中央은 生濕하니 濕生土 土生甘 甘生脾 脾生肉 肉生肺이니다. 脾主口하니 其在天에 爲濕이요 在地爲土 在體爲肉 在藏爲脾 在色爲黃 在音爲宮 在聲爲歌 在變動爲噦 在竅爲口 在味爲甘 在志爲思이니 思傷脾나 怒勝思하며 濕傷肉이나 風勝濕하며 甘傷肉이나 酸勝甘이니다.**

解說 **中央이 生濕하니** : 우주 공간에 태양이 있고 밑에 땅이 있어 햇볕이 내리쬐면 중앙에 습기가 찬다. 水火가 교제할 때 가장 輕淸한 것은 위로 올라가고 덜 輕淸한 것은 덜 올라가니 이것이 습기이다. 습기는 물체가 되어 밑으로 처질 것이다,

濕生土 : 사람도 똑같다(心火, 脾濕, 腎水). 아래는 腎水가 있어 차고 위는 心火가 있어 뜨거우니 중앙에 습기가 생긴다. 중앙은 위 부위쯤 된다. 위는 倉廩之官이니 모든 게 다 들었다. 五味, 이것을 완전히 소화해서 전달하면 습이 생길 리가 없는데 전달을 못 하고 정지해 있으면(식후 비만) 습이 난다. 그러므로 通中하면 淸上되고 溫下되는데 요점은 체질에 따라 通中의 침 시술과 처방 선택이 다 다른 것이다. 濕以潤之, 寒以堅之가 들어 지구를 만들었을 것이다. 우리 몸도 그렇게 해서 물체가 되었을 것이다. 이것도 저 혼자 된 것이 아니라 五氣가 합한 기운이다.

土生甘 : 土生甘, 金水木火는 제 성질이 뚜렷이 있는데 土는 오행을 전부 포함하고 있으니 중화제이다.

甘生脾 脾生肉 : 甘도 중화제이다. 淸과 濁의 중간쯤 된다. 우리가 五味를 먹으면 먼저 五味가 合해서 중화하여 甘이 되는 것이다.

肉生肺이니다. : 土生金이다. 火와 土가 합하면 따뜻하고 축축해진다. 이 축축한 기운은 金의 燥寒한 성질 중에 燥한 기운을 도와주고, 따뜻한 기운은 차가운 기운을 도와준다. 내용상 火土가 生金이나 土生金이라 해도 그런 내용이 들어 있는 것이다. 언제든지 오행이 같이 활동해야 한다. 위에 가스(습기)가 찼으면 心火가 내려와야 유습한 위를 돋운다. 폐가 약하면 心火가 내려와 위를 돋워 주고 이 두 기운이 합쳐서 폐를 돋운다. 腎을 돋운다면 心胃肺 셋이 합쳐 돋운다. 肝을 돋운다면 心胃肺腎 넷이 합쳐 돋운다. 오행은 따로따로 떨어져 있지 않으며 相生相剋의 이상적 모습으로 돌아야 한다. 시작도 없고 끝도 없다.

脾主口하니 其在天에 爲濕이요 : 태양이 지면을 쪼이니 훈훈한 기운이 올라가 습이 된다. 우리도 심장이 있어 음식을 먹으면 火生土하여

정미로운 것이 올라가는데 폐가 찬 공기를 들이쉬니 上焦如霧가 이것이다.

在地爲土 : 지구가 오행 전부를 안고 있듯이 脾도 마찬가지로 五味를 전부 배합한다.

在體爲肉 : 脾主肉

在藏爲脾 : 중앙은 五十土이다.

在色爲黃 : 희다, 붉다는 편벽적인 데 비해 황색은 正色이다.

在音爲宮 : 宮聲은 토기 때리는 것처럼 울리는 소리이다. 우리말로 '음'하는 소리이다.

在聲爲歌 : 노래는 고저가 있으므로 중간이 있는 것이다.

在變動爲噦 : 딸꾹질은 반드시 비위에서 난다. 들어갈 때도 딸꾹, 나올 때도 딸꾹 하니 반드시 막힌 것이다. 그러므로 딸꾹질이 오래되지 않았을 때는 호초를 몇 개 씹어 먹으면 辛甘發散爲陽으로 뚫으니 잘 통한다.

在竅爲口 在味爲甘 : 중앙은 토이며 脾胃를 말한다. 소화는 입에서 시작하여 항문까지의 여정을 말하며 단맛은 중화적 역할을 한다. 즉 신맛, 매운맛, 짠맛, 쓴맛을 중화시키는 것이다. 봄, 여름, 가을, 겨울, 즉 간, 심, 폐, 신의 사이에 長夏(脾, 胃)가 활동하는 것이다.

在志爲思이니 : 喜, 怒, 憂, 思, 悲, 恐, 驚 중에 思가 제일 잘 막힌다. 思則氣結이 아닌가. 위는 濡濕이니 활동해서 淸淨해야 하는데 활동을 못 하니 습기가 된다. 그러면 기운이 결체된다.

思傷脾나 : 思則氣結할 때 기운만 통하면 안 되고 습기도 해결해 줘야 한다,

怒勝思하며 : 생각하고 또 생각하다 보면 한군데에 꼭 붙들린다. 그래서 안팎으로 소통이 잘 안 된다. 脾는 오장육부에 전부 영양을 배합해 주어야 한다. 思는 이렇게 오그라져 있는데 욱하고 성을 내면 思를 이긴다(怒乘思). 思則氣結이 있을 때 肝을 손보면 좋겠다(木乘土를 木克土 정도로만). 즉 風能勝濕이다.

濕傷肉이나 風勝濕하며 : 脾濕하면 脾, 胃의 土가 활동을 못 하니, 즉 脾主肉하지 못하니 濕傷肉이다. 정당한 木克土가 되어야 하는 것

이다.

甘傷肉이나 酸勝甘이니다. : 甘이란 肉을 生하기도 하지만 너무 많이 먹으면 늘어진다. 酸以收之하므로 酸勝甘이 된다. 환자들이 약을 복용할 때 藥의 맛이 개운하고 편해야 한다. 냄새도 거부감이 없어야 한다. 이것은 해당 환자에게 일단 五味의 맛과 향이 잘 조절된 처방이라고 보면 된다. 또한 酸이란 木이니 升達하는 기운 때문에 風으로도 본다,

典據 **西方은 生燥하니 燥生金 金生辛 辛生肺 肺生皮毛 皮毛生腎이니다. 肺主鼻하니 其在天에 爲燥이요 在地爲金 在體爲皮毛 在藏爲肺 在色爲白 在音爲商 在聲爲哭 在變動爲欬 在竅爲鼻 在味爲辛 在志爲憂이니 憂傷肺나 喜勝憂하며 熱傷皮毛나 寒勝熱하며 辛傷皮毛나 苦勝辛이니다.**

解說 **西方은 生燥하니 燥生金** : 여름에 장마로 땅이 축축하다가 가을이 되면 땅이 말라 약간 차고 서늘해진다. 지구는 본래 유습한 성질이 있어 햇볕을 잘 쬐면 수분이 올라가는데 생장 시기, 즉 春夏에 더욱 그렇다. 收藏할 때는 雨濕이 적고 수렴해서 결실하고자 동식물이 응한다. 燥해지니 단단해져 결실하거나 뿌리에 저장한다. 燥는 물체가 없는 것이고 金은 물체가 있는 것이다.

金生辛 辛生肺 : 金의 성질은 물이 적고 좀 차갑다. 燥凉하다. 폐도 살보다 진액이 적고 가벼워 비교적 燥寒하다. 또한 그 자체가 차다. 그러나 생기가 가서 데우니 차갑지는 않다. 金의 기운 자체가 燥凉하니 辛陽을 좋아한다. 辛甘은 發散爲陽이라 했다.

肺生皮毛 : 침을 놓아 보면 피모를 뚫을 때가 제일 아프다. 肺主氣하므로 피모가 제일 예민하다.

皮毛生腎이니다. : 金生水, 수렴하여 藏하는 것이다. 水는 윤하이다. 水의 속성은 위에서 아래로, 火의 기운을 받으면 아래에서 위로, 물에다 종이를 담그면 상하사방으로 배어든다. 즉, 물의 성질이 潤도 하고

下도 한다는 의미이다. 炎上은 올라가고 濡濕은 사방으로 가며 燥寒은 수렴하는 모습이다. 따뜻하고, 축축하고, 燥한 세 기운이 합쳐 潤下 기운을 돋우는 것이다. 예를 들어 땅바닥에 태양이 쬐는데 철판을 깔아 놓았다가 얼마쯤 후에 철판을 들어 보면 물이 맺혀 있는 것을 볼 수 있다. 이것도 세 기운이 합쳐진 것이지 한 놈이 만든 것이 아니다. 그러니 金生水라 할 수 있다.

肺主鼻하니 : 鼻는 음식이 아니라 공기를 출납한다(呼出心肺 吸入肝腎).

其在天에 爲燥이요 : 가을은 燥하며, 폐의 약을 보면 潤劑가 많다.

在地爲金 : 폐는 수렴하는 성질이니 金의 기운이며 가을의 성정이다. 서늘한 기운이며 청정한 기운이다.

在體爲皮毛 在藏爲肺 : 폐는 오장 중에 제일 먼저 호흡으로 외부와의 생명 활동을 한다. 皮毛 또한 六氣와 가장 먼저 반응한다. 「內經」에서 肺主皮毛라 하지 않던가.

在色爲白 : 흰색은 가장 깨끗하고 단아하며 청결하다. 가을, 즉 폐의 모습이다. 정련된 쇠의 색이다.

在音爲商 : 鐵中錚錚이라 쇠끼리 부딪쳐 나는 소리는 매운맛처럼 강하고 맑은 소리가 난다. 이것이 商聲이다. 우리말로 '아'하는 소리이다.

在聲爲哭 : 곡소리는 단단하다.

在變動爲欬 在竅爲鼻 在味爲辛 : 中焦가 막혀 소화가 온전치 못하게 되면 火降하지 못하고 火升되어 灼金肺된다. 폐의 기능이 저하되면 기침, 콧물, 재채기 등 호흡기가 충격을 받게 된다(알레르기성 비염). 通中하고 매운맛으로 발산하여 통기하여야 한다. 蘿菖子, 麻黃, 桂枝, 蘇葉 등을 사용한다. 온전한 소화란 정량의 식사 후 포만감을 느끼지 않아야 한다. 잘 관찰하여야 한다. 포만감을 느끼는 것 자체가 소화기가 약한 것이다.

在志爲憂이니 : 憂傷肺나 喜勝憂하며, 憂나 悲나 비슷하다. 칠정에 붙들리니 병이 된다. 喜는 화평하다는 의미로 해석한다.

憂傷肺나 喜勝憂하며-憂나 悲나 비슷하다. 칠정에 붙들리니 병이 된다. 喜는 화평하다는 의미로 해석한다.

熱傷皮毛나 寒勝熱하며 辛傷皮毛나 苦勝辛이니다. : 열이 나면 쟁쟁하던 金氣가 유순해진다. 辛劑를 적당히 쓰면 괜찮으나 너무 많이 쓰면 皮毛가 상한다. 그럴 때에 苦寒한 약으로 辛을 화평하게 한다. 이와 같이 우주 생성과 우리 생성이 꼭 같다.

典據 **北方은 生寒하니 寒生水 水生鹹 鹹生腎 腎生骨髓 髓生肝이니다. 腎主耳하니 其在天에 爲寒이요 在地爲水 在體爲骨 在藏爲腎 在色爲黑 在音爲羽 在聲爲呻 在變動爲慄 在竅爲耳 在味爲鹹 在志爲恐이니 恐傷腎이나 思勝恐하며 寒傷血이나 燥勝寒하며 鹹傷血이나 甘勝鹹이니다.**

解說 **北方은 生寒하니 寒生水 水生鹹** : 바다는 육지의 제일 깊은 곳이니 음이다. 물은 차니 음이다. 바다는 모이면 출렁거릴 뿐 나가는 곳이 없다. 至陰之處이니 수렴의 기운이 많다. 그래서 바닷물이 짠 것이다.

鹹生腎 腎生骨髓 : 우리가 먹은 五味가 뇌로 가고 척추를 거쳐 腎으로 가서 精이 되는 것이다.

髓生肝이니다. 腎主耳하니 其在天에 爲寒이요 : 겨울에 藏했다가 봄이 되면 발진한다. 水生木이다. 오행은 이치와 기운, 즉 무형의 성정으로 生도 克도 하지만 물건을 이루면 生, 克을 못한다. 潤下는 상하사방으로 활동하니 升達하는 기운을 돋워 주는 이치가 水生木이다. 초목이 상하사방으로 뻗어가는 그 성질을 돋운다는 말이다.

在地爲水 在體爲骨 在藏爲腎 在色爲黑 : 신장은 북방이며 겨울 기운이고 藏하는 속성이므로 흑색이고 뼈이며 水이다. 모든 도표에서 여러 가지 오행의 속성을 이미 표현하고 있다.

在音爲羽 : 羽는 水聲이며, 우리말로 '우'하는 소리이다. 모양이 울리긴 하되 우하는 소리가 좀 길다. 물의 정지하지 않는 속성처럼 말이다.

在聲爲呻 : 하품은 나가는 것보다 내려가는 기운이 많다.

在變動爲慄 : 칠정 중 恐驚에 사로잡혀 신장 기능이 저하되면 잘 놀란다. 六氣는 차례차례 침습하지만 칠정은 차례가 없이 부지불식간에 충격이 온다.

在竅爲耳 : 듣고 판단한다. 즉 藏하고 나서 말한다. 즉 生한다.

在味爲鹹 : 태양이 증발시킨다. 태양이 내리쬐니 中焦如溝처럼 수면에서 증발하여 上焦如霧처럼 우주 공간에 微滿하다가 찬 공기에 구름이 되고 더운 공기에 비가 되어 내리듯이 下焦如瀆한다. 우리 소변이 짠 것도 방광이 바다와 같이 上焦如霧, 中焦如溝, 下焦如瀆을 다했기 때문이다.

在志爲恐이니 恐傷腎이나 思勝恐하며 : 恐則氣下라고 하였다. 恐하면 힘이 없어 水升이 안 된다. 신장은 언제든지 위로 올라오는 것이 제 본성이라 수렴해서 藏하여 火降水升과 같이 기운이 올라와야 하는데 恐則氣下하여 못 올라오면 병이 되는 것이다. 그러므로 신장의 약은 대부분 溫劑이다. 본성이 寒이니 溫을 해 주어야 할 뿐만 아니라 溫이라야 升이 된다. 恐하면 우울증이 생기는데 思를 하면 우울증도 없어지고 긴장이 되어 덜 처지게 한다.

寒傷血이나 燥勝寒하며 : 우리가 추우면 움츠리게 되고 血凝澁되는 것이다. 燥는 조열로 보는 것이 좋다. 燥나 열이나 비슷하다. 열은 좀 심하고 燥는 덜하다는 말이다. 燥勝寒이란 신장은 속성이 차가운 藏이기 때문에 燥熱藥이 제일 좋다. 기운이 따로따로 떨어지면 하나도 생성이 안 된다. 합해야 서로 相生相剋이 되는 것이다. 폐도 燥寒한 기운만으로는 생성이 안 된다. 반드시 火生土 土生金으로 火濕이 합해야 폐가 활동을 하는 것이다.

鹹傷血이나 : 恐傷腎이나 思勝恐은 되는데 뜻밖에 鹹傷血이라고 한 것은 水升火降의 이치로 보면 된다. 차가운 것이 血을 상한다. 血이 凝澁되면 心火가 하강이 잘 안 된다. 水升火降이 안 될 것이다.

甘勝鹹이니다. : 辛甘은 發散爲陽이니 鹹을 이긴다. 陰陽應象에 하나도 빠진 데가 없다. 이목구비, 피혈육근골에 다 통해 있고 그것에 대한 약이 다 있다. 淸上, 通中, 溫下가 다 되는 것이다.

陰陽에 대하여 가르치다

典據 **故로 曰 天地者는 萬物之上下也요 陰陽者는 血氣之男女也요 左右者는 陰陽之道路也요 水火者는 陰陽之徵兆也요 陰陽者는 萬物之能始也라. 故로 曰 陰在內는 陽之守也요 陽在外는 陰之使也니이다.**

解說 醫道만 그런 것이 아니라 우주 생성도 똑같다. 그러니 「素問」이 「周易」과 表裏이다. 「周易」은 음양이다. 그러므로 음양이 합해진 것이다. 藏府陰陽, 五藏陰陽, 水火金木土, 음양 등 모든 것이 일관되어 있다.

故로 曰 天地者는 萬物之上下也요 : 하늘과 땅은 만물의 위아래이다. 천지는 물체, 유형체이다. 하늘도 훤하니 형체가 있는 것 같이 보인다. 하늘과 땅은 만물의 위아래라 했지만 딱 들러붙어 있다. 상하란 기운이 升降한다는 뜻이다. 기운이 왔다 갔다 한다는 말이지 실제로 상하는 없다. 우리 생기도 이래야 된다.

陰陽者는 血氣之男女也요 : 음양을 사람에 비유하면 血氣도 되고 남녀도 된다.

左右者는 陰陽之道路也요 : 좌우라 하면 전후도 포함한다. 모든 경락의 생기 출입처가 음양의 도로이다. 길은 동서남북으로 통해 있다. 음양은 생기이다. 사람에서는 경락, 신경 등이 출입하는 곳이 도로이다.

水火者는 陰陽之徵兆也요 : 水는 차가운 것이요, 火는 따뜻한 것이다. 한열은 음양의 징조이다. 熱生火 寒生水하여 水火는 완전히 물체가 된 것이다. 水火는 음양의 징조로서 났다는 말이다. 정상이면 체온이 고를 것을 알고 머리가 아프면 기운이 올라갔는지를 알고, 소변이 잦으면 아래가 찬 것을 아는 것이 징조인 것이다.

陰陽者는 萬物之能始也라. : 음양은 능히 만물의 처음이라고 할 때에 能始能終의 의미가 함께 있다.

故로 曰 陰在內는 陽之守也요 : 음이 안에 들어 있는 것은 양이 밖에서 지켜 주기(거두어 주기) 때문에 안에 있는 것이다. 우주만물은 양이 밖에서 지켜 주니 사는 것이다. 신체(물건, 음)는 우주 공간의 양기가 포용하고 보호해 준다.

陽在外는 陰之使也니이다. : 陽이 밖에 있는 것은 음이 안에 있어서 조절하기 때문이다. 당기고 밀고 한다. 그러므로 양만 음을 부리는 것이 아니라 음도 양을 부리는 것이다. 똑같다. 역할이 조금 다를 뿐이다. 우리도 五藏과 六府는 內外陰陽이 되고, 밖에서 거두어 주니 衛氣라 하며 營衛가 內外表裏이다. 營은 內이고 衛는 外이다. 음양으로 말하면 營陰衛陽이다. 營氣는 음이니 위기가 밖에서 지켜 주고 衛氣는 양이니 營氣가 조절해 준다.

칠정에 사로잡혀 陽勝, 陰勝이 됨을 가르치다

典據 **帝曰 法陰陽은 奈何요. 岐伯이 曰陽勝則身熱호대 腠理閉하고 喘麤爲之俛仰하며 汗不出而熱하고 齒乾而煩寃하다가 腹滿死하나니 能冬코 不能夏이니다.**

解說 **帝曰 法陰陽은 奈何요.** : 음양이 정상적으로 동정하는 것은 어떻게 하는 것인가? 음양은 활동하는 것이 항상 똑같아야 하는데 陰勝, 陽勝하면 병이 된 것이다. 건강한 사람은 체온이 같아서 본래 陰勝, 陽勝이 없다. 양은 활동하는 것이고, 음은 받아들이는 것이다. 그래서 陰平陽秘가 되는 것이다. 본디 밖으로 많이 나가면 음이 수렴해 주고, 수렴이 많으면 양이 들어와 통해 주는 것이다.

岐伯이 曰陽勝則身熱호대 : 양이 음을 勝하면 반드시 몸에서 열이 난다. 陰勝, 陽勝이 되면 안 되기 때문에 양이 음과 서로 싸워 열이 나는 것이다.

腠理閉하고 : 이것을 보면 확실히 칠정에 상한 것을 알 수 있다. 寒에 상하면 주리가 닫히고 막힐 때 생기가 나대서 열이 나고 몸이 더우니 자연히 주리가 열린다. 우리가 발산제를 쓰는 것도 주리가 열리는 것을 돕기 위해서이다. 그런데 여기는 몸이 더우면서도 도리어 주리가 닫히니 이것은 초조불안해서 그런 것이다. 초조불안해서 열은 나지만 바깥으로 발산이 잘 안되고 傷寒의 열은 주리를 열고 발산을 하지만 칠정으로 인해 생기가 위축되므로 주리를 열지 않는다. 칠정이란 것은 정, 기, 신이 요동을 하는 것이어서 근육인 주리의 활동은 덜하니 주리가 닫히는 것이다.

喘麤爲之俛仰하며 : 焦燥症이 심한 사람은 숨이 갑갑해서 헉헉거린다. 喘麤는 헐떡이는 것이 크다는 말이다. 俛仰은 숨이 차서 헉헉거릴 때 고개를 들고 몸을 구부렸다가 폈다가 하는 것이다.

汗不出而熱하고 : 칠정으로 주리가 닫혀 있으니 땀은 나지 않고 속만 답답하여 천불이 나서 열이 나는 것이다. 七情者는 손이 뜨겁다. 七情者는 자기 마음을 끓여대니 升降이 잘 안 되어 손바닥이 뜨거운 것이다. 주리가 닫힐 때 안에 염증도 생길 것이다. 이 모두 자기가 만든 것이다.

齒乾而煩寃하다가 : 齒屬腎이라 칠정으로 속을 끓여 대니 水升火降이 안 되고 진액이 마르게 된다, 그러므로 齒乾되고 물 밖에 내 놓은 물고기처럼 煩寃하는 것이다. 팔딱팔딱 뛰고 이리 뒤집고 저리 뒤집고 난리가 나는 것이다.

腹滿死하나니 : 밖으로 營衛와 三焦가 활동이 안 되고 中焦가 막혀서 腹滿이 되며 이렇게 속을 끓이다가 죽기도 한다 칠정에 사로잡힘이란 이렇게 무서운 것이다.

能冬코 不能夏이니다. : 能奴代反의 '奴'는 '견딜 奴'字이다. 겨울에는 견디지만 여름에는 안에 煩熱이 있으니 견디기가 어렵다.

典據 **陰勝則身寒汗出하며 身常淸 數慄而寒이니 寒則厥하고 厥則腹滿死하나니 能夏코 不能冬이니 此陰陽更勝之變이요, 病之形能也니이다.**

解說 **陰勝則身寒汗出하며** : 陰勝은 음의 凝聚가 더 심하므로 양기가 출입을 못하는 것이다. 陰勝은 양기가 없으니 그런 것인 반면에

陽勝은 양기가 너무 활동하는 것이다. 그러므로 陰勝함으로써 身寒할 수밖에 없다. 陰勝이라 하나 陽不足이다. 앞의 陽勝이 초조, 불안, 번민이라면 陰勝은 더 오래된 것이다. 悲思에서 恐까지 갔다. '내가 이러다 죽는 건 아닐까.' 하는 공포가 따라온다. 恐이 있으면 나댈 기운마저 없고 陰勝하게 되는 것이다. 몸은 차가운 데 땀이 난다. 반드시 陽勝이라고 해서 음이 전혀 없는 것은 아니고 陰勝이라고 해서 양이 전혀 없는 것도 아니다. 양이 승할 때 음이 지지 않으려고 하고 음이 승할 때 양이 지지 않으려고 한다. 음양이 스스로 그렇게 하는 것이다. 음양 둘 중에 혼자서는 승이 안 되고 상대가 있으니 승이 되는 것이다. 陽勝할 때 음하고 싸우고 陰勝할 때 양하고 싸우는 것이다. 그래서 「百病總括」에 自汗, 盜汗은 陰陽爭이라 했다. 양이 싸워서 못 이기니 땀이 난다. 음이 수렴하는 것이나 양이 衛外할 기운이 없어 身寒汗出하는 것이다.

身常淸 : 오랫동안 속을 끓이니 항상 얼굴이 화색이 없고 핼쑥한 모습이 청이다.

數慄而寒이니 : 數은 근육이 떨리는 것이고, 慄은 마음이니 자주 심장이 떨리고 서늘하다. 음양이 모두 약해진 것이다.

寒則厥하고 : 厥은 자주 심장이 떨리고 서늘하며 공포심까지 생겨 아무것도 할 수 없는 상태를 말한다.

厥則腹滿死하나니 : 厥해서 상, 중, 하가 안 통하여 腹滿한 것이다. 전혀 소통이 안 되니 腹滿死이다.

能夏코 不能冬이니 : 여름은 따뜻하여 견딜 수 있으나, 陰勝되어 身寒한데 겨울은 차가워 더 견디기 어려운 것이다. 陽勝, 즉 身熱은 초조이고 陰勝, 즉 身寒은 공포, 비관에 빠진 사람이다.

此陰陽更勝之變이요, 病之形能也니이다. : 此는 음양이 서로 이기려는 병이다. 更勝은 칠정으로 마음이 이랬다저랬다 해서 병이 난다는 말이다.

典據 **帝曰 調此二者는 奈何요. 岐伯이 曰 能知七損八益則二者를 可**

調요 不知用此則早衰之節也니이다.

解說 **帝曰 調此二者는 奈何요.** : 陰勝, 陽勝을 調節하려면 어떻게 하는가.

岐伯이 曰 能知七損八益則二者를 可調요 : 능히 七損八益을 알면 이 둘을 가히 고르게 할 수 있다. 七損八益이란 과부족이 있으면 七七八八이 된다는 말이다.

不知用此則早衰之節也니이다. : 七七八八은 과부족이다. 풍, 한, 습, 음식, 칠정 등 모든 것을 잘하지 못하여 七七八八을 순조롭게 못 넘기고 죽는다. 순조롭게 백 살을 살고 갈 것을 모든 망상이 합해져서 그렇게 되고 말았다. 그러나 이것이 정상이 아닌 줄을 아는 것이 能知七損八益이다. 七損八益이 안 되도록 恬憺虛無(염담허무)하여야 眞氣從之되고 天氣淸淨光明 藏德不止(장덕부지)하듯이 몸과 마음을 쓴다면 七損八益과 陰陽爭이 있을 리가 없고 陰勝, 陽勝도 없을 것이다. 七七八八은 하늘이 시킨 것이 아니고 우리가 그렇게 만든 것이다. 人爲가 그렇게 만든 것이다. 인과는 응보인 것이니 좋을 것도 나쁠 것도 없다. 콩 심으면 콩 나고 팥 심으면 팥 난다.

四十이 넘으면 陰陽自半이라 老化에 대하여 가르치다

典據 **年四十而陰氣自半也라 起居衰矣요. 年五十에 體重하며 耳目이 不總明矣요. 年六十에 陰痿하며 氣大衰하고 九竅不利 下虛上實하고 涕泣俱出矣니라.**

解說 **年四十而陰氣自半也라 起居衰矣요.** : 陰氣는 우리 육체를 말한다, 四十부터는 늙기 시작한다는 말이다. 陰陽自半이란 육체도 쇠하고 기운도 쇠한다는 말이다. 그래서 칠정에 사로잡히지 말고 恬憺虛無(염담허무)하라는 것이다,

年五十에 體重하며 耳目이 不總明矣요. : 五十에 몸이 무겁다고 느끼

는 것은 그만큼 기운이 약해진 것이다. 예전에는 무거운 것도 들었으나 지금은 자기 몸도 움직이기가 무겁다. 시력도 청력도 약해진다.
年六十에 陰痿하며 氣大衰하고 九竅不利 下虛上實하고 涕泣俱出矣니라. : 下虛上實은 위의 기운은 위로 뜨고 아래의 기운은 아래로 가라앉으니 陰陽升降이 잘 안 되는 것이다. 그러니 눈물도 잘 나고 콧물도 잘 난다. 淸上, 通中, 溫下가 大法이며 陽氣當隔 隔者當瀉일 뿐인 것이다.

老化될수록 칠정에 사로잡히기 쉬우니 恬憺虛無(염담허무)하라고 가르치다

典據 **故로 知之則强하고 不知則老라. 故로 同出而名異耳라. 智者는 察同하고 愚者는 察異하며 愚者는 不足하고 智者는 有餘니라. 有餘則耳目이 聰明하고 身體輕强하야 老者復壯하고 壯者益治라.**

解說 **故로 知之則强하고 不知則老라.** : 그런고로 恬憺虛無(염담허무)를 잘하는 사람은 백 살이라도 건강하고, 그것을 못하는 사람은 五十에 自半하여 늙는다.
故로 同出而名異耳라. : 똑같이 태어나서 살아가고 있건만 陽勝, 陰勝이 됨으로 달라진 것이다. 즉, 마음과 육체를 어떻게 살폈는지로 차이가 나는 것이다.
智者는 察同하고 愚者는 察異하며 愚者는 不足하고 智者는 有餘니라. : 察同은 생명력을 말한 것이고, 察異는 육체의 노화해 가는 모습을 말한 것이다. 어리석은 자는 체질을 탐하느라 몸이 부실해지고 지혜로운 자는 恬憺虛無(염담허무)하니 몸이 유여한 것이다.
有餘則耳目이 聰明하고 : 智者는 몸과 마음이 유여하므로 七七八八이 지나도 눈과 귀가 밝다.
身體輕强하야 老者復壯하고 壯者益治라. : 우리는 마음을 매일 쓰면서도 모른다. 이걸 챙기면 된다. 마하가섭(摩訶迦葉)은 겉으로 보이는 것에 사로잡히지 않고 내용을 알고 미소 지은 것이다. 마음은 있는 것도 아니고 없는 것도 아니다. 없다고 하려니 생각이 나고 있다고 하려니 찾을 수가 없는 것이다. 언제든지 없는 것은 있는 것을 빙자해서 나타난다. 무형인 마음이 유형인 육체를 빌려 나타난 것이다.

그러므로 성인들의 마음 씀에 대하여 가르치다

典據 是以로 聖人은 爲無爲之事하고 樂恬憺之能하야 從欲快志於虛無之守라. 故로 壽命이 無窮하야 與天地終하나니 此는 聖人之治身也라.

解說 是以로 聖人은 爲無爲之事하고 : 성인은 하려고 하는 바가 없이 일을 한다. 즉, 인위로 만들어서 일을 하지 않고 인연 따라 그냥 한다. 해 봐도 없는 일, 해 봐도 모이지 않는 걸 한다. 세상사 모든 목적하는 바를 이루려면 투쟁을 해야 한다. 투쟁을 하다 보니 칠정과 풍, 한, 습에 걸려들고 음식도 보통으로 먹으면 될 것인데 꼭 좋은 것을 많이 먹으려 해서 탈이 나는 것이다. 하늘이 생명력으로 동식물을 다 만들었건만 하늘은 자랑하려 한 것도 아니고 자기를 위해서 한 것도 아닌 그저 놀기 삼아 한 것이다. 성인의 無爲之事가 바로 그런 것이다. 중생은 돈을 포함해서 형체 있는 것을 끌어모으는 사람이다. 그러나 진인은 형체 없는 음양의 우주원리를 모으는 사람이다. 주어진 조건에 맞추어 지혜롭게 최선을 다할 뿐, 지나치게 하지 않는다는 말이다.

樂恬憺之能하야 : 편안하고 담담한 그것을 즐기는 것에 능하다. 오로지 恬憺虛無(염담허무)를 잘 하는 것을 즐거움으로 삼는다. 물질에 집착이 없고 마음이 번거로움이 없이 그저 恬憺虛無(염담허무)하면 마음 편히 건강하게 오래 살고 병으로 고생도 안 하며 남도 다스려 줄 수 있다.

從欲快志於虛無之守라. : 욕심을 낸다는 것을 허공과 같이 없는 듯이 사는 것, 그리고 그것을 끊임없이 지켜 나가는 것만을 욕심내어 따른다. 성인은 여기에 재미를 느낀다. '아! 이게 재미로구나. 마음이 이런 거로구나.'

故로 壽命이 無窮하야 : 그러므로 수명이 무궁이라. 수명이 다함이 없다.

與天地終하나니 : 하늘과 같다.

此는 聖人之治身也라. : 이것이 바로 자신의 몸과 마음을 다스리는 근본 요법이며 이치는 이것뿐이다. 생명력은 모두 하나이며 음양오행으로 만들어진 물체이다.

天不足과 地不滿에 대하여 가르치다

典據 **天不足西北 故로 西北方은 陰也而人右耳目이 不如左明也라. 地不滿東南 故로 東南方은 陽也而人左手足이 不如右强也니이다.**

解說 **天不足西北 故로** : 하늘이란 것은 무형체니 기운이다. 하늘, 즉 양기는 西北이 부족하다. 春夏(東南)에는 해가 길어서 양기가 많고 더우며, 秋冬(西北)은 해가 짧아 양기가 적고 차갑다.

西北方은 陰也而人右耳目이 不如左明也요. : 西北은 收藏한다. 태양과 거리가 멀다. 우주 공간이 그러하니 사람도 右耳目이 左耳目보다 밝지 못하다.

地不滿東南 故로 東南方은 陽也而人左手足이 不如右强也니이다. : 春夏(東南)에는 해가 길어서 양기가 많고 秋冬(西北)은 해가 짧아 양기가 적다. 東南(春夏)에는 양보다 음이 부족하다. 그러므로 地는 東南에 덜 차지한다. 우주 공간이 그러하니 左手足이 右手足보다 강하지 않다. 天氣는 청정하니 西北이 부족하고 地氣는 濡濕이라 東南은 발산이 많아 음이 부족하다.

典據 帝曰何以然고 岐伯이 曰東方은 陽也니 陽者는 其精이 幷於上하니 幷於上則上盛而下虛 故로 使耳目이 聰明而手足이 不便也요. 西方은 陰也니 陰者는 其精이 幷於下하니 幷於下則下盛而上虛 故로 耳目이 不聰明而手足이 便也라. 故로 俱感於邪하면 其在上則右甚하고 在下則左甚하니 此天地陰陽所不能全也라 故로 邪居之라.

解說 **帝曰何以然고 岐伯이 曰東方은 陽也니 陽者는 其精이 幷於上하니** : 동방은 양이라, 陽者는 그 精이, 경청한 기운이 위로 올라가니
幷於上則上盛而下虛 故로 使耳目이 聰明而手足이 不便也라. : 동남의 기운이 上盛而下虛라는 의미일 뿐 병적인 상태를 말한 것은 아니다. 輕淸한 기운이 위로 올라가니 耳目은 총명하고 수족은 불편이라고 하였는데 이것은 耳目에는 정, 기, 신이 많고 수족은 耳目만큼은 못하다는 의미이지 영 불편하다는 말은 아니다.
西方은 陰也니 陰者는 其精이 幷於下하니 : 서방은 음이라 陰者는 그 精이, 기운이 아래로 내려가니
幷於下則下盛而上虛 故로 耳目이 不聰明而手足이 便也라. : 서북의 기운이 下盛而上虛라는 의미일 뿐 병적인 상태를 말한 것은 아니다. 精이, 기운이 아래로 내려가니 耳目은 不聰明하고 수족은 편하다 하였는데 이것은 수족에는 정, 기, 신이 많고 耳目이 수족만큼은 못하다는 의미이지 영 불편하다는 말은 아니다.
故로 俱感於邪하면 其在上則右甚하고 在下則左甚하니 : 그러므로 邪(풍한습, 칠정)에 感觸되면 邪가 위에 있으면 우측이 심하고 邪가 아래에 있으면 좌가 심하니
此天地陰陽所不能全也라 故로 邪居之라. : 此는 천지음양도 동서남북이 똑같지 않다. 그러니 사람도 똑같지 않다는 말이다. 이것은 남녀 모두에 해당된다. 하늘에도 좌우가 있어 天不足西北方은 右이고 地不滿東方은 左이다. 우리도 좌우가 있다. 좌우를 말하자면 春夏는 肝心, 秋冬은 肺腎이니, 肺腎에는 더운 약을 많이 써야 하고, 肝心에는 더운 약을 적게 써야 한다. 음양으로 말하면 天不足西北方 地不滿東南

이란 것은 지구가 있고 태양이 있는데 春夏가 되면 더워지고 秋冬이 되면 추워진다. 그래서 天不足西北과 地不滿東南이 생기는 것이다. 肝이 東이다, 肺가 西다 하는 것도 그런 이치이다. 하늘도 온전하다면 天不足西北일 리가 없지만 천지도 음양도 자꾸 동정을 하기 때문에 정해져 있지 않다는 뜻으로 온전하지 않다고 한 것이다. 사람도 마찬가지이다.

典據 **故로 天有精하고 地有形하며 天有八紀하고 地有五里라 故로 能爲萬物之父母이니다.**

解說 **故로 天有精하고 地有形하며** : 天은 양이며 무형의 정미로운 기운이고 地는 음이며 유형이다.
天有八紀하고 地有五里라 : 땅에도 괘가 있어 기운이 돌아갈 때 각각 방위에 따라 다르니 이를 天에서는 八紀라고 한다. 五里는 五藏이다.
故로 能爲萬物之父母이니다. : 유무, 음양, 천지가 같다. 그런고로 음양 아닌 것이 없다. 천지가 음양이고 乾坤이 음양이며 剛柔도 음양이다.

淸陽과 濁陰에 대하여 가르치다

典據 **淸陽은 上天하고 濁陰은 歸地라 是故로 天地之動精에 神明爲之綱紀라. 故로 能以生長收藏으로 終而復始니 惟賢人이라야 上配天以養頭하고 下象地以養足하며 中傍人事以養五藏이니다.**

解說 **淸陽은 上天하고 濁陰은 歸地라** : 맑은 양기의 기운과 공기는 위로 올라가고 濁陰, 탁한 물체는 땅으로 내려온다. 자꾸 이렇게 還週不休하는 藏德不止(장덕부지)의 모습이다. 淸陽은 올라가서 오존층이 되고 濁陰, 탁한 물체는 아래로 내려와서 땅이 된다. 태양이 쬐면

기운이 위로 올라가니까 탁한 것도 또 위로 따라 올라갔다가 다시 내려온다. 이렇게 자꾸 도는 것이 藏德不止(장덕부지)하는 모습이다. 우리도 자꾸 이렇게 升降을 해야 淸上, 通中, 溫下가 되는 것이다. 淸陽은 정, 기, 신이다. 濁陰은 오장육부, 피혈육근골, 대소변 모두가 된다.

是故로 天地之動靜에 神明爲之綱紀라. : 그러므로 천지가 동정하는데 건곤을 천지의 성정이라 하였다. 元, 亨, 利, 貞이 그 성정이며 生, 長, 收, 藏이고, 사람에게 적용하면 仁, 義, 禮, 智도 된다. 그러나 반드시 성정이 움직인 연후에 물체가 움직인다. 그러므로 神明, 즉 성정이 벼리 노릇을 하는 것이다.

故로 能以生長收藏으로 終而復始니 : 그렇게 해서 生, 長, 收, 藏이 생긴다. 生, 長, 收, 藏도 六氣도 오행도 神明이 없이는 안 된다. 그렇게 하여 끝냈다가 또 하고 또 하고 끊임없이 반복한다. 우주는 영원한 시간대에서 如環無斷하고 藏德不止(장덕부지)할 뿐이다.

惟賢人이라야 上配天以養頭하고 : 오직 賢人은 위로는 하늘의 짝이어서 以養頭라, 천기는 언제든지 위로 올라가니 머리를 비워 깨끗해야 한다. 천기는 청정광명이라 했는데 태양이 구름에 가리듯 하고 먼지나 안개가 낀 듯 머릿속에 다른 찌꺼기가 꽉 차 있으면 안 되는 것이다.

下象地以養足하며 : 아래의 象은 땅과 같이 하여 以養足이라, 天圓地方이라는 말이 있다. 하늘은 둥글고 땅은 네모나다는 뜻이 아니라 하늘은 원만하고 땅은 방정하다는 뜻이다. 원만하다는 것은 하늘이 우주 공간 전부를 차별 없이 덮는다는 말이고, 방정하다는 것은 땅도 정당한 활동을 한다는 말이다. 우리 다리도 정당하게 활동해야지 뒤뚱거리든지 마구잡이로 걷는다면 문제가 있는 것이다. 마음을 턱 놓으면 배꼽 밑 단전에 기운을 보내든 안 보내든 저절로 가 있을 것이며 이렇게 하면 발끝까지 따뜻하게 되는 것이다. 그러면 머리는 언제든지 비어 있을 것이다.

中傍人事以養五藏이니다. : 恬憺虛無(염담허무)하여 상하가 陰平陽秘를 하고 있다면 상, 중, 하가 淸上, 通中, 溫下가 저절로 된 것이다.

그런데 우리는 항상 칠정에 사로잡혀 마음을 써 대니 養五藏이 안 되는 것이다.

자연과 五藏과의 關係에 대하여 가르치다

典據 **天氣는 通於肺하고 地氣는 通於嗌하고 風氣는 通於肝하고 雷氣는 通於心하고 谷氣는 通於脾하고 雨氣는 通於腎하니 六經은 爲川이요 腸胃는 爲海요 九竅는 爲水注之氣니 以天地로 爲之陰陽하니 陽之汗은 以天地之雨로 名之하고 陽之氣는 以天地之疾風으로 名之하고 暴氣는 象雷하고 逆氣는 象陽 故로 治不法天之紀하며 不用地之理則 災害至矣리라.**

解說 **天氣는 通於肺하고** : 천기는 淸淨光明者也라 하늘의 기운은 청정하고 훤하고 밝은 것이다. 이러한 하늘의 기운에 통해 있는 청정한 가을의 모습인 폐, 즉 金은 물체 중에 제일 쟁쟁하고 청정하며 청결하여 잘 변하지 않고 때가 잘 안 묻는다. 우리 몸 안에도 정, 기, 신이 있고 우주 공간에도 정, 기, 신이 있는데 폐가 呼出心肺하고 吸入肝腎한다.

地氣는 通於嗌하고 : 地氣는 얼(食道)에 통한다는 것은 우리가 음식을 먹는 것을 말한다.

風氣는 通於肝하고 : 바람 기운은 틈만 있으면 새어 들어가듯이 간에 통해 있다는 것은 간이 경락, 신경, 혈관, 힘줄 등 모든 생기의 출입을 맡고 있는 것이다.

雷氣는 通於心하고 : 우레 기운은 심에 통해 있다. 우주 공간에는 항상 전기가 있지만 반드시 충격이 가해져야 번개가 생긴다. 그러나 電은 번개가 번쩍하는 것이지만 雷는 소리가 우르르 꽝하고 나는 것이라 충격의 정도가 좀 다르다.

谷氣는 通於脾하고 : 산에 가보면 산등성이의 기운이 다르고 골짜기의 기운이 다르다. 산마루는 산뜻한데 골짜기는 침침하고 으슥한 기운이 있다. 한마디로 濡濕한 기운이다.

雨氣는 通於腎하니 : 햇볕이 땅으로 내리쬐면 땅에 수분이 증발하여 하늘의 차가운 기운과 만나 구름이 되고 비가 오는 것이다. 우리 소변이란 것도 상, 중, 하로 다 거르고 흡수하여 오장육부, 피혈육근골 등 좋은 것을 다 만들고 난 찌꺼기만 나오는 것이다. 천지가 교통하여 비가 되듯이 腎이란 것도 腎 혼자 떨어진 것이 아니라 心과 합하여 본다. 또 다른 것과 합해서 생각해야 되는 것이지 腎의 기능만으로는 생명이 아니다.

六經은 爲川이요 : 川은 높은 곳에서 낮은 곳으로, 옆으로, 사방으로 흘러 들어가며 또한 내려가는 것이다. 시내와 같이 六經은 온몸으로 흐르며 孫絡, 枝絡까지 六氣가 흐르고 있다.

腸胃는 爲海요 : 장과 위는 모든 五味를 먹어서 그곳에 모이니까 海가 되는 것이다.

九竅는 爲水注之氣니 : 우리의 눈이나 코에서 물이 나가지만 기운이 끌고 나가는 것이다. 그래서 九竅로 水가 빠져나가게 하는 것은 기운이다.

以天地로 爲之陰陽하니 陽之汗은 以天地之雨로 名之하고 : 땀이 나는 것은 천지에 비가 오는 것과 마찬가지이다. 천지의 음양도 저희들끼리 마찰이 된다. 마찰이 되면 비가 온다. 태양에 물이 증발해 하늘의 차가운 기운과 마찰되어 구름이 되어 비가 오는 것이다. 우리도 활동을 해서 기운을 쓰게 되면 음양이 마찰되어 땀이 나는 것이다. 땀이란 장부가 활동하다가 기운이 지칠 때 나는 것이다.

陽之氣는 以天地之疾風으로 名之하고 : 천지 공간에 질풍이 팍! 순간적으로 불이 번쩍 나듯이, 양의 기운도 똑같이 작용한다. 며칠 과로하거나 과음 후에 기운이 없다가도 며칠 푹 쉬고 잘 먹으면 지친 기운이 순간적으로 회복되는 것이다.

暴氣는 象雷하고 逆氣는 象陽 : 暴氣, 逆氣는 모두 병이다. 이것을 순하게 만드는 것이 淸上, 通中, 溫下이다.

故로 治不法天之紀하며 : 그러므로 다스리는 데 天의 벼리를 법으로 삼지 않고 땅의 이치를 쓰지 않으면 재해가 온다. 淸陽은 上天하고

濁陰은 歸地하며. 水火가 交際하는 것이 원만하면 아무런 재해가 없다.

不用地之理則災害至矣리라. : 不用地之理의 地는 濁陰은 歸地라 찌꺼기로 본다. 담이나 음식도 아래로 내려가야지 위로 올라가면 안 된다. 地의 이치를 쓰지 않으면 재해가 오는 것이다. 그러므로 무슨 병이든지 간에 淸上, 通中, 溫下를 해야 한다. 補하는 것도 마찬가지이다.

善治者에 대하여 가르치다

典據 **故로 邪風之至 疾如風雨라 故로 善治者는 治皮毛하고 其次는 治肌肉하고 其次는 治筋脈하고 其次는 治六府하고 其次는 治五藏하니 治五藏者는 半生半死也라. 故로 天之邪氣感則害人五藏하고 水穀之寒熱이 感則害人六府하고 地之濕氣感則害人皮肉 筋脈이라.**

解說 **故로 邪風之至 疾如風雨라** : 여름에 소낙비를 보면 저 건너 산에 먹구름이 일던 것이 언제 왔는지 이곳에 뿌리는 것과 같다. 비도 이렇게 빠른데 바람은 보이지도 않는다. 여기 나무를 흔들더니 어느새 저기 나무도 흔든다. 바람이 좇아오는 것이 그와 같이 순식간에 오는 것이다. 칠정에 당해서도 영향을 받는 것이 이렇게 빠르다. 실망하면 순식간에 얼굴이 금방 하얘지기도 하고, 말다툼에 벌게지기도 한다. 칠정 중에 어느 것 하나라도 안 그런 것이 없다. 그래서 칠정이 무섭다는 말이다. 恬憺虛無(염담허무)하면 진기종지라

故로 善治者는 治皮毛하고 : 잘 다스리는 사람은 병이 皮毛에 있을 때 다스리고. 이는 의원만 이렇게 해야 할 것이 아니라, 병든 사람도 이렇게 해야 할 것이다.

其次는 治肌肉하고 其次는 治筋脈하고 其次는 治六府하고 其次는 治五藏하니 治五藏者는 半生半死也라 : 이때 치료하러 오면 의사인들 어떻게 할 수 있겠는가?

故로 天之邪氣感則害人五藏하고 : 하늘의 사기는 우주 공간에서 나오

는 풍, 한, 습으로 볼 수도 있으나, 하늘은 무형체니 칠정을 天之邪氣라고 볼 수 있다.

水穀之寒熱이 感則害人六府하고 : 水穀은 유형체이다. 차갑게 먹어도 병이 날 수 있고, 덥게 먹어도 병이 날 수가 있다. 水穀에도 寒熱이 있다. 보리나 밀 같은 여름 곡식은 微凉하다. 六府는 음식을 맡았으니 잘못 먹으면 사람의 육부에 해를 끼치고

地之濕氣感則害人皮肉筋脈이라. : 濕氣이므로 밖에서부터 피, 육, 근, 맥에 잘 침범한다.

善用鍼者에 대하여 가르치다

典據 **故로 善用鍼者는 從陰引陽 從陽引陰 以右治左 以左治右 以我知彼 以表知裏하야 以觀過與不及之理니 見微則過하면 用之不殆하니라.**

解說 **故로 善用鍼者는** : 그러므로 침을 잘 놓는 사람은

從陰引陽 從陽引陰 以右治左 以左治右 以我知彼 以表知裏하야 : 음에 병이 들었으면 양에다 침을 놓고, 양에 병이 들었으면 음에다 침을 놓는다.

以觀過與不及之理니 見微則過하면 : 불급한 것을 간과하고 微한 것을 보아서 치료하면 되는 것이다.

用之不殆하니라. : 그렇게 하면 위태롭지 아니하다. 微할 때 침 치료를 해야지 盛할 때 침 치료하면 치료가 쉽지 않다는 말이다.

善診者에 대하여 가르치다

典據 **善診者는 察色按脈에 先別陰陽이니 審淸濁而知部分하며 視喘息聽音聲而知所苦하고 觀權衡規矩而知病所主하고 按尺寸하야 觀浮沈**

滑濇而知病所生하야 以治면 無過하고 以診則不失矣니라.

解說 **善診者는 察色按脈에 先別陰陽이니** : 진찰을 잘하는 사람은 얼굴색을 살피고, 맥도 짚어서 원인이 음병인가, 양병인가를 알아차린다. 한 호흡에 脈五動하는 것이나 五色이 뚜렷한 사람은 平人인데 반해 가령 *浮數*한 것은 양맥이고 *沈遲*한 것은 음맥이며, 얼굴에 화색이 나는 것은 양이라면 창백한 것은 음인 것이다. 색은 얼굴색을 관찰하는 것도 있고, 눈의 오색을 보는 것도 있다.

審淸濁而知部分하며 : 淸濁을 살펴서 부분을 안다는 것도 사람을 보면 맑다, 탁하다 하는 것을 판단할 수 있다.

視喘息聽音聲而知所苦하고 : 喘息이 있는지를 살피고, 음성도 듣고 하여 그 아픈 것을 안다. 환자의 얼굴색을 보면 누렇고 푸석하면 벌써 소화기에 문제가 있구나 짐작할 수 있으며, 칠정에 사로잡힌 환자는 눈동자가 반짝이면서 흔들리고 왠지 불안해하는 기색을 관찰할 수 있다. 두통이 있는 사람은 얼굴을 찌푸리고 고통스러운 표정을 짓는다. 이러한 觀形察色만으로도 환자의 상태를 대강이라도 짐작할 수 있으며 이것 한 가지만 봐도 한의학은 위대한 의학임에 틀림없다. 척 보고 대강을, 맥을 보고 자세히 판단할 수 있는 것이다. 이 어찌 위대한 가르침이 아닌가?

觀權衡規矩而知病所主하고 : 權衡規矩를 보아서 병의 원인을 안다. 五脈인 毛, 鉤, 代, 弦, 石에는 六府를 말하지 않았지만 예를 들면 毛脈을 관찰할 때 그 옆에 약간 있는 것이 大腸脈인데 오맥의 안과 밖을 결부하여 보는 것을 權衡規矩라 하면 된다.

按尺寸하야 觀浮沈滑濇而知病所生하야 : 「素問」에서 말하는 尺寸은 三部九侯脈의 尺寸이 아니라 脈要精微論의 '腎曰尺'이라 할 때 맥의 최하층인 深部로서의 尺인 石脈과 최상층인 폐맥을 가리키는 寸, 毛脈을 말한다. 五脈의 尺寸을 짚어서 *浮*, *沈*, *滑*, *濇*을 본다. 按尺寸할 때 尺에도 寸에도 각기 *浮*, *沈*, 遲, 數이 있고 五脈 모두에 *浮*, *沈*, *滑*, *濇*이 있다. 이렇게 관찰하여 병의 소재를 알 수 있다.

以治면 無過하고 以診則不失矣니라. : 그렇게 다스리면 별 탈 없이 치료되고 그렇게 진찰하면 실수가 없다. 浮, 沈, 遲, 數이 처음 병이 날 때는 뚜렷하나 오래되면 심, 폐맥도 약해지고 간, 신맥도 약해져서 어디서부터 병이 왔는지 알 수 없게 되는 경우가 종종 있다. 이럴 때 특히 24체질을 맥으로 파악한 후 淸上, 通中, 溫下를 하면 된다. 맥이 약하다고 보약을 왈칵 썼다가는 壯火食氣가 되어 敗症이 나기 쉽다.

환자의 病勢와 몸의 狀態에 따른 치료對策에 대하여 가르치다

典據 **故로 曰病之始起也에 可刺而已나 其盛者는 可待衰而已라. 故로 因其輕而揚之하며 因其重而減之하고 因其衰而彰之하고 形不足者는 溫之以氣하고 精不足者는 補之以味하며 其高者는 因而越之하고 其下者는 引而竭之니라.**

解說 **故로 曰病之始起也에 可刺而已나** : 그러므로 병증 초기에는 침 치료만으로도 얼마든지 호전시킬 수 있다.
其盛者는 可待衰而已라. : 병세가 심할 때에는 병세를 꺾어 버릴 생각으로 침 치료를 강하게 하지 말고 살짝 몇 번만 하고(체질침의 경우 보통 5~6회를 하지만 이런 경우에는 2~3회 치료하고) 10~20분 기다린 후 병세가 누그러지는 듯할 때 본격적인 침 치료를 하는 것이다. 즉, 열이 심할 때에도 發散劑를 강하게 쓰면 충돌이 생긴다.
故로 因其輕而揚之하며 因其重而減之하고 因其衰而彰之하고 : 그러므로 병세가 조금 가벼울 때 본격적인 치료를 하고 그 병세가 중할 때는 가볍고 부드럽게 살짝만 치료한 후 상태를 관찰하여 병세가 누그러지는 듯할 때 본격적인 치료를 하는 것이다. 침 치료도 약물 치료도 마찬가지이다.

形不足者는 溫之以氣하고 : 形不足者를 補할 때 언제든지 따뜻한 성질의 약으로 기운을 도와야 補가 되지 形이 부족하다고 무턱대고 補陰을 하면 濕氣가 생겨 소화를 시키지 못하고 泄瀉가 나기도 한다. 形不足者의 補陰은 소화하는 기운을 도와야 저절로 補陰이 되는 것이다.

精不足者는 補之以味하며 : 精不足者도 당연히 따뜻한 성질의 약으로 보양을 해야 되며 이때 通中은 기본적 요건이 된다. 기운 없이 형체가 어떻게 살고 움직인단 말인가?

其高者는 因而越之하고 : 그 병이 위에 있는 자는 위로 토하게 하고, 먼저 비우고 봐야 한다.

其下者는 引而竭之니라. : 밑에 있는 것은 설사를 시킨다. 먼저 비우고 봐야 한다.

病을 치료함에 審其陰陽, 以別剛柔하야야 함을 가르치다

典據 **中滿者는 瀉之於內하고 其有邪者는 漬形以爲汗하고 其在皮者는 汗而發之하며 其慓悍者는 按而收之하고 其實者는 散而瀉之하니 審其陰陽하야 以別剛柔하야 陽病은 治陰하고 陰病은 治陽하야 定其血氣 各守其鄕이니 血實에 宜決之하고 氣虛에 宜掣引之니라.**

解說 **中滿者는 瀉之於內하고** : 체질마다 다 다르지만 대개의 경우 木乘土되어 상하소통이 되지 않아 中滿되는 것이다. 木實이 병근이고 해결책은 金當平之니 木을 瀉함으로 中滿이 쾌청하게 된다. 여기서의 瀉는 陽氣當隔이면 隔者當瀉라는 의미와 같다. 즉, 行氣, 通氣한다는 말이다.

其有邪者는 漬形以爲汗하고-몸에 營分에 風寒濕氣가 붙어 있는 것을 漬形이라 하고 이는 안에서부터 發汗시켜야 된다. 이것은 근육조직을 말한다. 예를 들면 葛根湯, 麻黃湯, 藿香正氣散을 보면 表證만 있는 것이 아니라 안에도 증상이 있다. 藿香, 蘇葉 같은 것이 營衛의 風寒

濕을 발표한다. 이런 藿香正氣散은 其有邪者는 漬形以爲汗의 모습이며 藿香, 麻黃은 자한이 있는 사람은 사용하면 안 된다. 三蘇飮은 其在皮者이다.

其在皮者는 汗而發之하며 : 衛分의 風寒濕, 즉 피부에 있는 風寒濕을 發汗시킨다. 예를 들면 桂枝湯 같은 것이다.

其慓悍者는 按而收之하고 : 심신이 벌벌 떨리는 사람은 按摩하여 거둔다. 芍藥甘草湯으로 徐筋, 緩之를 위하여 사용하면 좋고 甘麥大棗湯은 慓悍한 자에게 按而收之하는 데 좋을 것이다.

其實者는 散而瀉之하니 : 邪氣盛則實이니 風寒濕에 罹患되어 표증이 심할 때를 말한다. 葛根, 麻黃, 石膏 등을 사용함이 마땅하다.

審其陰陽하야 以別剛柔하야 : 음증이냐 양증이냐를 판별하여 발산을 시킬 것인지, 수렴을 시킬 것인지의 분별을 해서 양에 병이 들거든 음을 다스리고 음에 병이 들거든 양을 다스려 음양을 융화시킨다는 말이다.

陽病은 治陰하고 陰病은 治陽하야 定其血氣 各守其鄕이니 : 陽病治陰, 陰病治陽은 발열하면 찬 성질의 약을 사용하고 오한하면 따뜻한 성질의 약을 사용하는 것이라고 생각하면 쉽다.

血實에 宜決之하고 : 타박상은 기운소통이 안 되니 血實이다. 瀉血시켜 기체를 통하면 血實이 풀린다.

氣虛에 宜掣引之니라. : 기운이 虛할 때는 반드시 導引을 해 주어야 한다. 오장의 기가 부족하다면 침으로는 舍岩의 正格方을 사용함이 마땅하고, 약을 쓸 때도 氣虛하므로 따뜻한 기운이 들어가야 導引이 된다.

五章 靈蘭秘典論

오장육부를 나라의 行政에 비유하여 가르치다

典據 黃帝問曰 願聞十二藏之相使貴賤何如오. 岐伯對曰 悉乎哉問也요, 請遂言之하노라. 心者는 君主之官也이니 神明이 出焉이라 肺者는 相傳之官也이니 治節이 出焉이라 肝者는 將軍之官也이니 謀慮出焉이라 膽者는 中正之官也이니 決斷出焉이라 膻中者는 臣使之官也이니 喜樂出焉이요 脾胃者는 倉廩之官이니 五味出焉이요 大腸者는 傳道之官이니 變化出焉이요 小腸者는 受盛之官이니 化物出焉이요 腎者는 作强之官이니 伎巧出焉이라 三焦者는 決瀆之官이니 水道出焉이요 膀胱者는 州都之官이니 津液을 藏焉하야 氣化則能出矣이니다.

解說 **黃帝問曰 願聞十二藏之相使貴賤何如오. 岐伯對曰 悉乎哉問也오, 請遂言之하노라.** : 황제가 물어 가로되 원컨대 듣고자 한다. 육장육부가 서로 생명활동을 하는데 어떤 것이 귀하고 어떤 것이 천한가?

여기서 육장육부 저희들끼리 귀하고 천한 것이 있다고 하나, 실지는 귀하고 천함이 없다. 기능이 좀 다를 뿐이다. 君主之官이라 臣使之官이라 하니 귀천이 있는 것 같아 물어본 것이다.

기백이 가로되 묻는 것이 참으로 분명하니 말씀드리겠다.

心者는 君主之官也이니 神明이 出焉이라 : 心臟은 오행의 성정을 火로 배속시켜 가르치고 있는데 심장은 다시 천간으로는 丁火(음화)로 소장(양화)은 丙火로 배속시키고 있다. 또한 지지로는 午火(음화)로 심장이요, 巳火(양화)로 소장을 의미한다. 두 가지 다 여름 기운으로 타오르고 비춰 주는 성질을 가졌고 이것을 升達이라고 가르치고 있다. 心은 임금과 주인의 역할을 한다. 신명이 거기서 나온다. 그러나 임금이라고 해서 제일 높은 것이 아니다. 아무리 임금이 높다 해도 백성이 없으면 소용이 없다. 임금이라고 높고 백성이라고 해서 낮은 것이 아니다. 우주의 생명력이 곧 풀 한 포기의 생명력과 똑같은 것이다. 같은 이치로 생성된 것이다. 우리 몸도 똑같다. 이것이 한의학의 원리이며 그 존재들이 가르치고 있는 바다. 심장은 丁火로 배속한다. 火는 광명이 있는 것이고 또 火는 제 성능이 炎上하는 것이다. 그러니 심장에 신명이 있다고 해야 할 것이다. 신명이라고 해서 폐에는 신명이 없는 것이 아니다. 모든 곳에 다 있다. 심장이 신명이 제일 많다고 할 뿐이다.

肺者는 相傳之官也이니 治節이 出焉이라 : 폐는 오행의 성정을 金으로 배속시켜 가르치고 있는데 폐는 다시 천간으로는 辛金(음금)으로, 대장(양금)은 庚金으로 배속시키고 있다. 또한 폐는 지지로는 酉金(음금)으로, 대장(양금)은 申金으로 배속시키고 있다. 두 가지 다 가을 기운으로 收斂하는 성질을 가졌고 이것을 燥凉이라고 가르치고 있다. 폐는 정승과 스승의 관직이다. 나라로는 정승, 향도에서는 스승과 같아서 몸을 다스리는 절차가 폐에서 나온다. 位高非君 猶政府之布令也, 즉 위치는 폐가 제일 높아도 임금은 아니다. 정부가 거기서 布令하는 것과 같다. 布令하므로 여기에 선포하는 기운이 많이 있다. 治節이라는 것은 미관말직, 백성에게까지 모두 소통하는 것이다. 폐의 기운이라는 것이 어디든 안 가는 데가 없다. 임금이 직접 다스리는 것이 아니라 六判이 안건을 올리면 삼정승이 심사한 뒤 임금이 결정을 내린다. 그러면 이 법을 시행하는 데 민폐가 있지는 않은가를 보는 것도 治節이다. 사계절 기운에서 가을이 제일 청정하다. 폐는 모든 장부에 기운을 보낸다. 다른 것도 보내지만 거기에는 청정한 기운이 가장 많다.

肝者는 將軍之官也이니 謀慮出焉이라 : 간은 오행의 성정을 木으로 배속시켜 가르치고 있는데 간은 다시 천간으로는 乙木(음목)으로 膽(양목)은 甲木으로 배속시키고 있다. 간은 다시 지지로는 卯木(음목)으로 膽(양목)은 寅木으로 배속시키고 있다. 두 가지 다 자라나는 성질을 가졌고 이것을 升達이라고 하였다. 비유하자면 乙木은 풀과 같은 것으로 연상할 수 있으니 끈질긴 생명력을 가졌다. 아무리 베도 죽지 않고 재생되어 다시 살아나는 성질을 가졌고(예를 들면 간 절제 수술을 받은 후에 다시 본래의 모습으로 자라난다.) 반면 膽인 甲木은 큰 상처를 받으면 죽어버린다. 전쟁에서 병사(甲木)는 죽어도 승패에 큰 영향이 없지만 지휘권을 가진 장군(乙木)이 죽으면 전쟁에 큰 영향을 받는 것과 같다. 謀慮란 예를 들어 장군이 전쟁에 출정을 하여 우리 군대의 무기와 식량, 사기 등을 분석하고 적군에 대한 작전을 치밀하게 구상하는 것이다.

膽者는 中正之官也이니 決斷出焉이라 : 軍師쯤 된다. 제갈량이 유비, 관우와 상의해서 부리듯이 하는 것이다. 장량이나 한신쯤 된다.

膻中者는 臣使之官也이니 喜樂出焉이요 : 膻中은 心包이다. 命이 나가는 것도 心包를 통해서 나갈 것이다. 膻中은 신하가 부리는 자리이다. 희노애락이 나온다. 심장과 통해 있으니 심장에서 발동이 되어 膻中에 영향이 잘 나타난다. 이렇게 하여 간으로 갈 것은 간으로 가고 폐로 갈 것은 폐로 간다. 悲는 폐에서 나오는 것만은 아니다. 마음에서 나와 心包, 膻中을 통해서 나올 때 收斂하는 성질 때문에 폐에 잘 나타난다. 군주니 장군이니 하지만 한집이다.

脾胃者는 倉廩之官이니 五味出焉이요 : 비는 오행의 성정을 土로 배속시켜 가르치고 있는데 비는 다시 천간으로는 己土(음토)로. 위(양토)는 戊土로 배속시키고 있다. 또한 비는 지지로는 丑, 未土(음토)로 위(양토)는 辰, 戌土로 배속시키고 있다. 두 가지 다 환절기, 즉 장하의 기운으로 유통하는 성질을 가졌고 이것을 濡濕이라고 하였다. 倉廩이라 하면 창고인데 五味가 들어가기도 하고 나오기도 한다. 들어갈 때는 味일 것이고 나올 때는 참 精液일 것이다. 五味가 出하니, 피도 酸, 苦, 甘, 辛, 鹹이고 뼈도 酸, 苦, 甘, 辛, 鹹이다.

大腸者는 傳道之官이니 變化出焉이요 : 대장은 전도하는 관원이라 반드시 거기서 대변으로 빼낸다. 폐는 공기를 출납하고 대장은 찌꺼기를 출납한다.

小腸者는 受盛之官이니 化物出焉이요 : 心合小腸하니 심장도 受盛하는 곳이다. 심은 간으로 들어온 것을 받아서 동맥으로 내보내고 소장도 위에서 들어온 것을 받아서 대장으로 내보낸다. 그러나 직접 하는 것은 아니다. 소장은 받아서 담아 두고 있다가 化物出焉이라, 여기

화물은 대장의 變化出焉과는 조금 다르다. 대장은 변해서 못 쓰는 물건이 들어 있는 것이고, 소장은 화물이니 그래도 좀 쓸 수 있는 물건이다.

腎者는 作强之官이니 伎巧出焉이라 : 신은 오행의 성정을 水로 배속시켜 가르치고 있는데 신은 다시 천간으로는 癸水(음수)로, 방광(양수)은 壬水로 배속시키고 있다. 또한 신은 다시 지지로는 子水(음수)로 방광(양수)은 亥水로 배속시키고 있다. 두 가지 다 겨울 기운으로 藏하는 성질을 가졌고 이것을 潤下라고 하였다. 作强은 자물쇠를 의미한다. 腎은 肺에도 연락을 하고(腎上連肺), 방광에도 연락을 하며(腎合膀胱), 肝으로도 연락이 되며(水生木), 胃로도 연락이 되니(腎者胃之關) 열쇠로 자물쇠를 여는 것과 같다. 또 적시에 射精되는 것도 作强之官이요, 伎巧出焉이다.

三焦者는 決瀆之官이니 水道出焉이요 : 결은 물이 막힌 것을 통하는 것이고 물을 트고, 물이 나가는 관원이니 영위와 삼초의 기운이 들어 있다. 땀나는 것도 榮衛 기운이라고 할 수 있다. 九竅도 三焦 기운이므로 모두가 하나 되어 통하는 것이다. 上焦, 中焦, 下焦 모두 나쁜 것은 활동을 시켜서 배설시키고 좋은 것은 뽑는다. 上焦, 中焦, 下焦는 전부 다 거른다. 영양은 전부 다 흡수하도록 연락해 준다. 浮腫이나 脹症에 淸上, 通中, 溫下의 이치가 안 들었으면 「素問」에 위배되는 것이다. 하나도 관련이 안 된 것이 없다. 전부 다 운동시켜야지 한 놈만 운동시켜서는 안 된다. 補하는 것도 瀉하는 것도 똑같다.

膀胱者는 州都之官이니 津液을 藏焉하야 : 방광에 津液(소변)이 모이는 것이 市場에 가면 여러 지방의 물건들이 한 곳에 모이는 것과 같다. 輻溱이란 이렇게 모인다는 뜻이다. 州都라 하면 江과 마찬가지다.

氣化則能出矣이니다. : 氣化란 것은 온 전체 기운이 化하여 나가는 것이다. 기운이란 것이 방광 자체의 기운만을 사용하는 것이 아니라 모든 기운을 써서 나오는 것이다. 우리가 오줌을 누고 싶을 때 방광이 먼저 아는 것이 아니라, 머리가 먼저 알아서 오줌을 누고 싶어지는 것이다.

五官圖

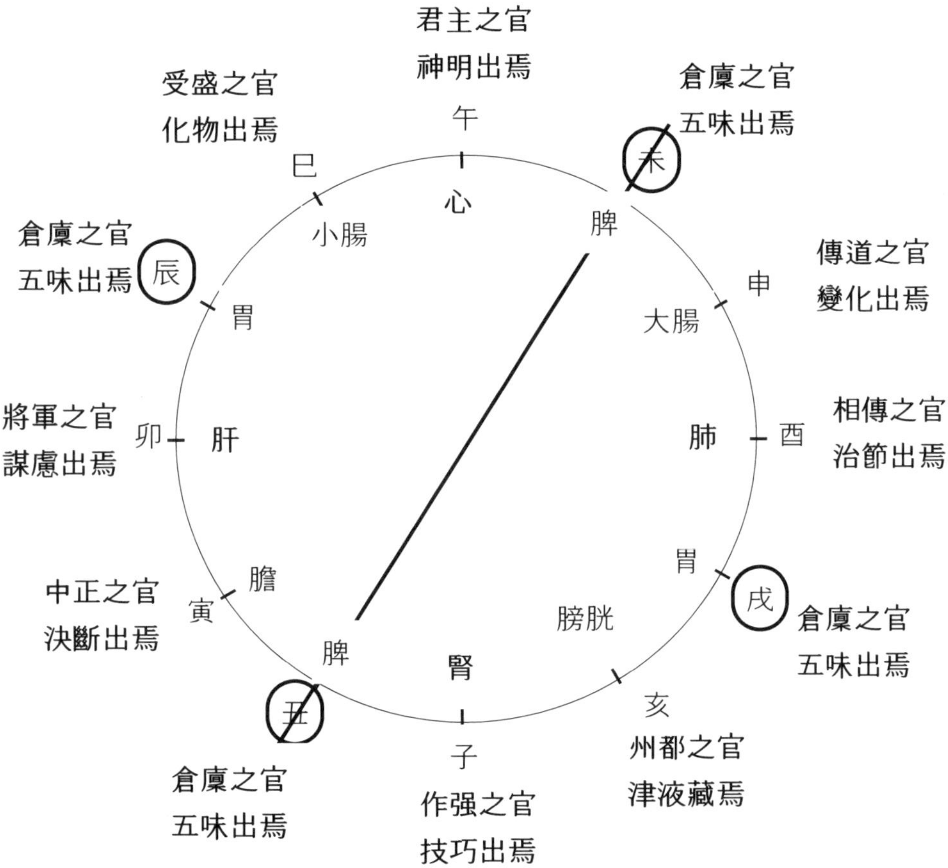
君主之官
神明出焉
午
心
受盛之官
化物出焉
巳
小腸
倉廩之官
五味出焉
未
脾
倉廩之官
五味出焉
辰
胃
傳道之官
變化出焉
申
大腸
將軍之官
謀慮出焉
卯
肝
肺
酉
相傳之官
治節出焉
中正之官
決斷出焉
寅
膽
胃
戌
倉廩之官
五味出焉
膀胱
脾
丑
腎
亥
州都之官
津液藏焉
倉廩之官
五味出焉
子
作强之官
技巧出焉

六藏六府의 不得相失에 대하여 가르치다

典據 凡此十二官者는 不得相失也라. 故로 主明則下安하고 以此養生則壽하야 沒世不殆하고 以爲天下則大昌이니라. 主不明則十二官이 危하야 使道閉塞而不通하고 形乃大傷하야 以此養生則殃하고 以爲天下者는 其宗이 大危하나니 戒之戒之니라.

解說 **凡此十二官者는 不得相失也라.** : 十二官者(12臟腑)는 서로 어긋나면 절대로 안 된다. 언제든지 서로 융화가 되어야 한다. 하나도 없어서는 안 되며 꼭 합해야 한다.

故로 主明則下安하고 : 주인이 밝아야 아랫사람이 편안하다. 주인이 밝으려면 공상, 망념이 없어야 된다. 우리도 맨날 몸을 쓰기는 쓰는데 마음이 어두워 감기도 잘 걸리고 칠정에도 자꾸 시달린다. 나라도 임금 혼자 다스리는 게 아니라 정승부터 개과천선하여 너나없이 자기 몸처럼 백성을 생각하면 다 잘 살 수 있는데 저만 잘 살려고 하니 잘 살 도리가 없는 것이다. 우주 생성이나, 나라나, 개인이나 하나도 다른 것이 없다.

以此養生則壽하야 沒世不殆하고 : 임금이나 백성이나 한데 어울려 너나없이 살면 그 나라는 태평하게 되듯이 우리도 十二官이 화평하면 칠정에 붙들리지 않고 장수한다. 그렇게 양생을 하면 죽을 때까지 위태롭지 않고 병이 생기지 않는다.

以爲天下則大昌이니라. : 이런 방도로써 천하를 다스리면 태평성세가 될 것이다.

主不明則十二官이 危하야 : 만일에 주인이 명확하지 않으면 十二官이 서로 달라서 윗사람이 아랫사람을 업신여기므로 위태롭다. 나라, 임금이 자기 혼자 잘 살려고 거두기만 하면 형제, 백성이 다 떨어져 나간다. 우리가 번뇌, 망상하는 것도 이와 같다.

使道閉塞而不通하고 形乃大傷하야 : 우리 몸의 기혈이 통하는 것이 모두 使道이다. 使道가 폐색, 즉 막혀서 하나도 통하지를 않으면 몸이나 나라가 크게 상하는 것이다. 군주가 바르면 오장육부가 다 연락되어 아무런 탈이 없을 것이다.

以此養生則殃하고 : 이런 것으로 몸을 다스리면 재앙이 든다.

以爲天下者는 其宗이 大危하나니 戒之戒之니라. : 우주 생성도, 한 나라의 국정도, 개인도 이럴 것이니 이렇게 명확하다. 그러므로 「素問」을 완전히 배워 의원이 되면 자신도, 나라도 다스릴 수 있고 우주 생성도 알 수 있으니 医術이 아니라 医道이다. 術이 道에서 나와야지 道 없는 術은 남을 속이는 術일 뿐이다.

上焦, 中焦, 下焦에 대하여 가르치다

典據 **靈樞에 曰上焦如霧하고 中焦如漚하고 下焦如瀆이니라. 上焦出於胃上口하야 并咽以上貫隔而布胸中하야 走腋循太陰之分而還至陽明하야 上至舌下足陽明하야 常與榮으로 俱行於陽二十五度하고 行於陰二十五度하야 爲一周而復大會於手太陰하나니 命曰衛氣也요.**

解說 상, 중, 하가 떨어져 있는 것이 아니다. 上焦를 말할 때 中焦, 下焦도 들어 있다. 위가 소화할 때 자기 혼자 하는 것이 아니라 오장, 육부, 피혈육근골 모두 동시에 하는 것이다. 몸이 피곤하고 기운이 없을 때 간만 피곤하고, 폐만 기운이 없는 것이 아니라 주장을 하는 것을 표현한 것이지 몸이 피곤하고 기운이 없다면 소화기의 운동력도 피곤하고 기운이 없는 것이다.

上焦如霧하고 : 上焦는 안개와 같다는 것은 솥에 음식물을 넣어서 불을 땔 때 김이 올라오는 모습과 같다.

中焦如漚하고 : 中焦는 솥 안에 들어 있는 음식물이 부글부글 끓는 것과 같다.

下焦如瀆이니라. : 下焦는 도랑과 같아 빠져나가는 것이다.

우리가 음식을 먹으면 오미가 소화될 때 정미로운 것은 김으로 올라가고 폐에서는 차가운 공기(오기)를 호흡하니 그 둘이 만나 수분(정액)이 된다. 그리고 몸 전체를 돌면서 陰平陽秘를 하는데 거르고 걸러서 좋은 것들을 만들고 찌꺼기는 밑으로 빠져나간다. 우주도 우리도 이렇게 삼초의 활동으로 생성되는 것이다.

俱行於陽二十五度하고 行於陰二十五度하야 : 二十五度라는 것은 손가락에도 오행이 다 들어 있다는 것이다. 어디든지 오행이니 五五二十五이다. 또 양을 무형이라고 하고 음을 조직체가 있는 것이라고 보면 陽二十五度, 陰二十五度를 가니 榮衛 기운은 양(기운)이든 음(조직체)이든 어디 안 가는 데가 없는 것이다.

爲一周而復大會於手太陰하나니 命曰衛氣也요. : 이렇게 일주하여 다시 手太陰으로 모이니 이를 명하여 위기라. 이것은 手太陰이 제일 기운이 많으니 그곳에 모인다. 조선시대에도 六判에서 의견을 모으고 삼정에 보고를 하면 삼정이 이 의견에 대해 협의를 하여 임금에게 보고하는 것이다. 여기도 이런 것이 아니겠는가? 手太陰은 정승의 자리이니 임금에게 보고를 해야 할 것이다.

典據 **中焦者는 亦幷胃中하야 出上焦之後하니 此所受氣者는 泌糟粕蒸津液하며 化其精微하야 上注於肺脈하야 乃化而爲血하니 以奉生身에 莫貴於此라 故로 獨得行於經隧하니 命曰榮氣요.**

解說 **中焦者는 亦幷胃中하야 出上焦之後하니 此所受氣者는 泌糟粕蒸津液하며 化其精微하야 上注於肺脈하야** : 이것에 기운을 받는 자는 漕舶을 걸러서 津液을 찌고 그것을 정액(영양분)으로 化하게 하여 上注於肺脈이라, 영양을 흡수한 완전한 津液이 上焦與霧로 올라가면 폐가 바깥 공기를 흡수하여 선포할 津液으로 될 것이고

乃化而爲血하니 以奉生身에 莫貴於此라 故로 獨得行於經隧하니 命曰榮氣요. : 영양을 전부 우리 체내에서 衛氣, 營血의 활동으로 몸을 받드는 데에 莫貴於此라. 이것보다 더 귀한 것이 없다. 營血이 그러하다. 오미가 營血이 된 것이다. 고로 그 피의 정화가 經隧에 출입을 하는 것이다. 絡은 좀 작은 것이고, 經은 좀 굵은 것이고, 隧는 제일

굵은 것이다. 이것이 榮衛의 모습이다.

典據 **下焦者는 別迴腸하야 注於膀胱而滲入焉 故로 水穀者는 常幷居於胃中하야 成糟粕而俱下於大腸하야 成下焦하야 濟泌別汁하야 循下焦而滲入膀胱焉이니다.**

解說 回腸은 대장이다. 回腸에서 分揀이 되어서 찌꺼기는 대장으로 가고 수분은 방광으로 간다. 대장으로 갈 것과 방광으로 갈 것이 나뉘어 滲入焉, 즉 스며들어간다.

이렇게 三焦를 분명하게 설명하고 있다. 三焦 기운이 곧 생명력이다. 생명력이 출입하는 차례를 三焦라 하는 것이다. 三焦, 榮衛, 相火가 다른 것이 아니라, 생명력을 구분하여 三焦, 榮衛, 相火라고 말한 것이다. 일 년으로 말한다면 삼백육십오일, 이십사절기, 열두 달이라고도 하고 사시라고 하기도 하니 이것과 마찬가지이다.

典據 **黃帝問曰余聞方士이 或以腦髓로 爲藏하고 或以腸胃로 爲藏하고 或以爲府하니 敢問更相反하야 皆自以謂是하야 不知其道라 願聞其說하노라.**

解說 황제가 물어 가로되 내가 들으니 方士(돌팔이 의원)들은 腦髓를 장이라 하기도 하고, 또 腸胃를 장이나 府라고 하기도 한다는데 그것들은 서로 상반이 되는데도 다 내 말이 옳다고 하니 어느 것이 옳은지 모르겠다. 원컨대 그 내용을 듣고 싶다.

典據 **岐伯이 對曰腦髓骨脈膽女子胞六者는 地氣之所生也라 皆藏於陰 而象於地 故로 藏而不瀉하니 名曰 奇恒之府요 夫胃大腸小腸三焦膀胱此五者는 天氣之所生也니 其氣象天 故로 瀉而不藏하니 此受五藏濁氣라 名曰 傳化之府니 此不能久留요 輸瀉者也니이다.**

解說 **岐伯이 對曰腦髓骨脈膽女子胞六者는** : 기백이 대답하여 가로되 腦, 髓, 骨, 脈, 膽, 女子胞 여섯 가지는

地氣之所生也라 : 찌꺼기 모이는 자리라. 地는 음도 되고 찌꺼기도 된다. 地氣란 전혀 비우지 않는다는 말이다. 비워도 하늘이 빼내가지 자기 자체가 비우지는 않는다.

皆藏於陰 而象於地 故로 藏而不瀉하니 名曰 奇恒之府요 : 象於地란 지구가 밑에서 태양을 받아 증발해서 사는 것처럼, 五藏이 근본이 되어 六府 등과 합하여 활동한다는 말이다. 다음에 간직하므로 기상이 땅과 같다. 땅은 음이므로 움직임이 적다. 그런고로 간직하여 瀉하지 않는다. 간직하면서도 통하고 있다.

夫胃大腸小腸三焦膀胱此五者는 天氣之所生也니 : 위, 대장, 소장, 삼초, 방광 다섯 가지가 天氣之所生이란 것은 하늘 기운처럼 움직임을 많이 한다는 뜻이다.

其氣象天 故로 瀉而不藏하니 此受五藏濁氣라 名曰 傳化之府니 此不能久留요 輸瀉者也니이다. : 위, 대장, 소장, 삼초, 방광 다섯 가지는 기상이 하늘의 기상과 같아 간직하지 않고 비워버린다. 이는 五藏濁氣를 받은 것이니 傳化之府라고 할 수밖에 없다. 瀉而不藏한다. 오랫동안 머무르게 할 수가 없고 실어다 내버리는 장소이다. 담은 슬금슬금 비운다. 濁氣는 비워야 하는데 膽이 간의 濁氣(담즙)를 받아 십이지장으로 瀉한다. 瀉를 안 하면 썩는다.

滿而不能實과 實而不能滿에 대하여 가르치다

典據 **魄門은 亦爲五藏하야 使水穀으로 不得久藏하니 所謂五藏者는 藏精氣而不瀉者也라 故로 滿而不能實也요 六府者는 傳化物而不藏 故로 實而不能滿也니 所以然者는 水穀이 入口則胃實而腸虛하고 食下則腸實而胃虛라 故로 曰實而不能滿이요 滿而不能實也니이다.**

解說 **魄門은 亦爲五藏하야 使水穀으로 不得久藏하니** : 魄門은 大腸, 下口, 즉 항문을 말한다.

所謂五藏者는 藏精氣而不瀉者也라 故로 滿而不能實也요 : 이른바 五藏이란 것은 정기를 간직하지만 다 비워 버리는 것은 아니다. 그러니 채우되 더 채울 수는 없는 것이다. 五藏도 비우기는 하지만 전부 내보내지는 않고 언제든지 남겨두고 내보낸다.

六府者는 傳化物而不藏故로 實而不能滿也니 : 六府는 水穀을 받아서 오래 갖고 있지 않고 전해 준다. 그런고로 실할 수는 있지만 채워둘 수는 없다.

所以然者는 水穀이 入口則胃實而腸虛하고 食下則 腸實而胃虛라-六府는 받아서 내보내고 또 채우는 것이라 水穀이 위에 들어가면 위는 차 있고 장은 비어 있다. 음식이 소화되어서 내려가면 장은 실하고 위는 비는 것이다.

故로 曰實而不能滿이요 滿而不能實也니이다. : 그런고로 六府는 實而不能滿이요 五藏은 滿而不能實인 것이다.

典據 **帝曰氣口는 何以獨爲五藏主요, 岐伯이 曰胃者는 水穀之海요 六府之大原也라 五味入口하야 藏於胃하야 以養五藏氣하고 氣口亦太陰也라 是以로 五藏六府之 氣味皆出於胃하야 變見於氣口이니다**.

解說 **帝曰氣口는 何以獨爲五藏主요** : 제왈 氣口가 어찌 五藏의 주가 되는가?

岐伯이 曰胃者는 水穀之海요 六府之大原也라 五味入口하야 藏於胃하야 以養五藏氣하고 氣口亦太陰也라 : 五味가 들어와서 첫 번째로 위에 간직되어 소화를 주장하니 六府之大原이라 할 수 있으며 소화되어 정화된 五氣로서 五藏을 기른다, 五味가 들어가는 곳이나 공기가 들어가는 곳이나 역시 태음에 속해 있다.

是以로 五藏六府之 氣味皆出於胃하야 變見於氣口이니다. : 五藏六府의 기운은 위에서 소화되어 정화된 오기로 길러지니 위에서부터 나왔다는 것이며, 氣口는 태음이니 맥을 氣口에서 본다는 의미이다.

典據 **故로 五氣入鼻하야 藏於心肺하니 心肺有病而鼻爲之不利也라. 凡治病에 必察其下하니 適其脈 觀其志意에 與其病也니이다.**

解說 **故로 五氣入鼻하야 藏於心肺하니** : 그런고로, 五氣가 코에 출입한다. 우주 공기도 五氣이니 코로 들어가고 속의 것도 발산을 한다. 이는 출입으로 보아야 한다. 五氣는 五味의 기운이다. 여기에도 精, 氣, 神이 합해 있다. 성내는 것도 심장에서 느껴서 간에서 나타나듯이, 코가 냄새를 감지하지만 심폐가 아니면 냄새를 못 맡는 것이다.
心肺有病而鼻爲之不利也라. : 呼出心肺 吸入肝腎이다, 심폐에 병이 있다 함은 中焦는 당연히 막혔을 것이고 火降은 안 되고 灼金肺했을 것이니 코가 불리할 것이다. 역시 치료는 淸上, 通中, 溫下이다.
凡治病에 必察其下하니 : 凡治病에 반드시 그 아래를 조사해야 한다는 것은, 아래는 氣口下 五藏이다. 맥을 살펴야 한다. 心肺脈은 별 문제가 없는데 脾胃脈이 太過한 듯(水之流) 하면 이는 습기가 많이 차서 그런 것이니 脾胃를 통하고 心肺를 약간 돋워주면 되고, 心肺脈이 없고 중간에 습기가 약간 있으면 心肺를 돋워주고 중초를 통해 주면 되는 것이다. 脾胃脈은 감지하기 어려우니 心下部 腹診과 聞診을 참고하면 된다.
適其脈 : 適其脈은 五藏의 정상 脈象이 나오는지 보자는 말이다.
觀其志意에 : 志意는 精, 氣, 神이다. 그 사람의 의지도 보아야 한다. 心肺脈이 또렷하지 않으면 정신도 또렷하지 않을 것이다.
與其病也니이다. : 그렇게 해서 그 병을 다스려야 하는 것이다.

典據 **拘於鬼神者는 不可與言至德이요 惡於鍼石者는 不可與言至巧요 病不許治者는 病必不治니 治之無功矣이니다.**

解說 **拘於鬼神者는 不可與言至德이요** : 귀신에 얽매여 요즘도 굿하고 푸닥거리하는 사람은 가히 더불어 지덕을 말할 수가 없고, 말해도 듣지 않는다. 칠정에 사로잡히지 말라고 그렇게 가르치고 있건만 이제는 귀신에까지 사로잡히니 이를 어찌한단 말인가! 중국의 高僧 臨濟는 "隨處作主하고 立處皆眞하라." 즉, 처한 곳마다 주인공이 된다면 그곳이 바로 참이라고 하였다. 부처에게도 사로잡히지 말고 조사에게도 사로잡히지 말라. 일, 생각, 공부 모두 주인공이 자기 자신임을 새기고 새겨라. 자신이 판단한 것들이 모두 진실한 것이다. 「傷寒論」 서문에도 "欽望巫祝이면 告窮歸天이요 束手受敗라." 병이 들면 의원을 찾아야지 무당에게 낫기를 빌다가 나중에 의원을 찾아 봐야 속수무책이라고 경고하고 있다. 至德은 精氣神, 陰陽五行, 五藏六府, 三焦榮衛, 陰平陽秘, 藏德不止, 隔者當瀉 등 생명력이 활동하고 있는 모습을 가리킨다.

惡於鍼石者는 不可與言至巧요 : 아프다고 침 맞기 싫어하는 사람, 침 맞으면 죽는다고 달아나는 사람에게는 침술을 베풀 수가 없다. 지금의 침술은 스승이신 염태환 박사께서 완성하신 24체질 침법으로 모든 병의 원인을 찾고 치료한다. 각각의 병의 증상들은 원인이 제거되고 있다면 치료가 거듭될수록 자연히 호전되며 병의 증상들이 사라지게 된다. 이제는 예전과 같이 증상치료를 하기 위한 침법이 아니다. 그런데도 불구하고 아파서 안 맞겠다는 사람은 至巧를 말할 수 없다. 안타까울 뿐이다.

病不許治者는 病必不治니 治之無功矣이니다. : 자기 몸의 병을 다스리는 것을 의원에게 허락하지 않는 사람은 다스려보았자 안 낫는다. 환자는 "의원님의 의술을 믿으니 어떻게든 낫게 해 주십시오."라고 해야지, "내 주위에도 아는 한의사가 몇 사람 있는데 시험 삼아 일부러 여기에 왔다."고 하는 사람은 안 낫는다. 병을 다스릴 때는 자기 몸을 의원에게 정중히 허락해야 한다. 치료해 주는 의원을 믿어야 한다. 안 믿는 사람은 잘 안 낫는다. 병이 잘 다스려지지 않는다. 다스려도 공도 없다. 그러면 이렇게 정중하게 자기 몸을 맡긴 환자를 잘 치료하기 위해서 우리 한의사들은 어떠해야 되는가. 진실한 마음으로 공부하고 고뇌한 후 치료에 임해야 될 것이다. 「傷寒論」 서문 마지막 구절에 張仲景은 평생의 다짐인 "余宿尙方述하니 請事斯語하리다."라고 하였다. 나는 본래 의술을 숭상하니 평생 이 말씀에 종사하겠다는 것이며 오로지 의술을 연구하고 환자를 치료하는 것 외에 딴짓은 하지 않겠다는 고백이자 독백이며 다짐인 것이다. 그래서 장중경 선생이 위대한 名方들을 作方해 낸 것이다.

오장육부와 五味와의 關係를 가르치다

典據 **五味所入에 酸入肝하고 辛入肺하고 苦入心하고 鹹入腎하고 甘入脾하니 是爲五入이라.**

解說 **五味所入에** : 五味가 신체에 所하는 바가 되는 것은

酸入肝하니 : 中焦에서 음식을 소화하면 五味의 精, 氣, 神이, 즉 맛, 향, 성분과 색소 등이 上焦如霧로 올라가서 폐가 바깥 오행 기운을 받은 것과 합해 양분이 되어 모든 조직체로 陰平陽秘해서 酸入肝한다. 이렇게 언제든지 음양의 작용은 합한다.

辛入肺하니 : 中焦에서 음식을 소화하면 五味의 精, 氣, 神이, 즉 맛, 향, 성분과 색소 등이 上焦如霧로 올라가서 폐가 바깥 오행 기운을 받은 것과 합해 양분이 되어 모든 조직체로 陰平陽秘해서 辛入肺한다. 폐는 收斂하는 장부이므로 매운맛이 들어오면 발산하는 기운이 합해져야 수렴을 덜 한다. 이렇게 언제든지 음양의 작용은 합한다.

苦入心하니 : 中焦에서 음식을 소화하면 五味의 精, 氣, 神이, 즉 맛, 향, 성분과 색소 등이 上焦如霧로 올라가서 폐가 바깥 오행 기운을 받은 것과 합해 양분이 되어 모든 조직체로 陰平陽秘해서 苦入心한다. 쓴맛은 성질이 차가우니 기운을 내리며 心은 炎上하니 쓴맛이 들어가 氣下하는 차가운 기운이 합해져야 炎上을 덜 한다. 이렇게 언제든지 음양의 작용은 합한다.

鹹入腎하고 : 腎은 언제든지 牝藏으로 수렴을 하는데 짠맛이 수렴하면서 단단하게 한다(腎者 作强之官).

甘入脾하니 : 中焦에서 음식을 소화하면 五味의 精, 氣, 神이, 즉 맛, 향, 성분과 색소 등이 上焦如霧로 올라가서 폐가 바깥 오행 기운을 받은 것과 합해 양분이 되어 모든 조직체로 陰平陽秘해서 甘入脾한다. 脾는 濡濕하니 津液이 많으면 辛甘으로 발산하고 부족하면 甘以緩之로 축축하게 한다.

신경을 바짝바짝 쓰면 위의 津液이 마른다. 胃의 津液뿐 아니라 모든 津液이 마른다. 언제든지 위벽에는 액이 있어야 한다. 짐승의 胃를 보면 미끌미끌한 액이 있다. 焦燥症을 많이 내면 위액이 마르고, 위벽이 얇아진다. 얇아지고 위액이 마르면 음식물이 위벽에 직접 닿으니 그럴 때에는 元肉, 拘杞子, 熟地黃으로 처방하여 潤하게 한다. 胃에 습기가 많을 때에는 元肉, 拘杞子, 熟地黃을 넣으면 胃가 더 버글거려서 안 좋다. 또한 胃가 燥한데 山査, 砂仁 등은 쓰리다고 한다. 체질을 감별하는 것이 요점이다. 바탕을 알아야 한다. 바탕이 24체질이다. 원인 치료를 하려면 같은 증상이라도 치료할 때 침 처방과 약 처방이 다를 수밖에 없다. 체질을 알고 치료하면 원인을 알 수 있어 정확하게 치료할 수 있고 이것이 바로 本治이니 개개의 증상들은 저절로 소멸되는 것이다. 결과적으로 나타난 개개의 증상에 신경 쓸 필요가 없다.

五味所入圖

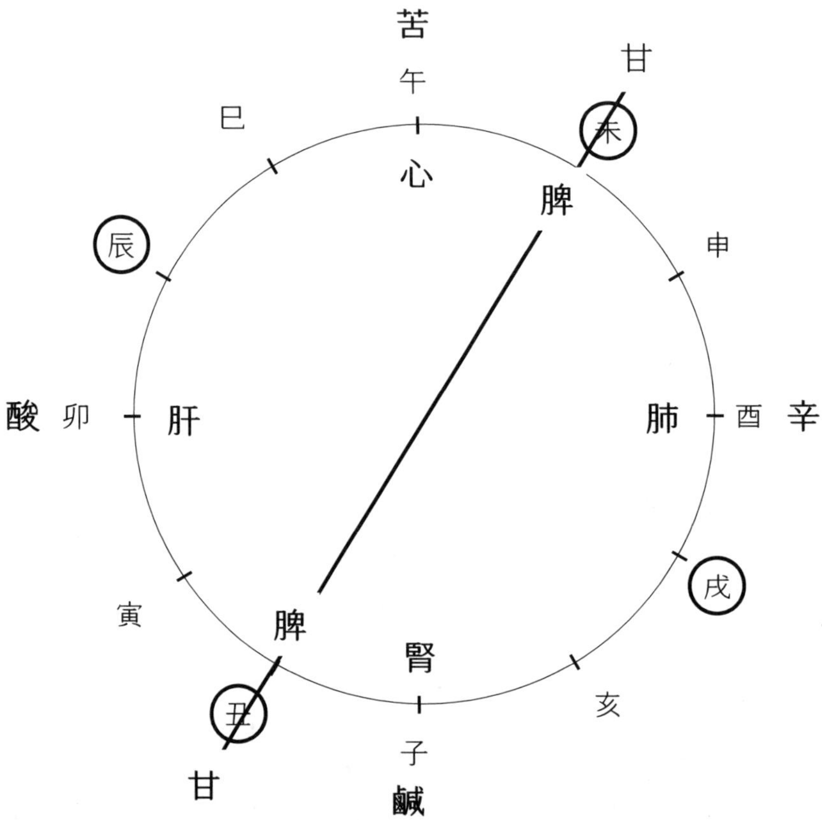

五藏과 五氣와의 關係를 가르치다

典據 **五氣所病에 心爲噫하고 肺爲欬하고 肝爲語하고 脾爲呑하고 腎爲欠爲嚏하고 胃爲氣逆爲噦爲恐하니 大腸小腸은 爲泄이요 下焦는 溢爲水요 膀胱不利는 爲癃이요 不約은 爲遺溺이요 膽爲怒니 是爲五病이니다.**

解說 **五氣所病에** : 五氣가 신체에 병이 된 바가 되는 것은

心爲噫하고 : 五氣는 형체가 없는 것이다. 이것이 병이 되는 바는, 噫는 섭섭하다는 말이다. 부모님이 돌아가시고 일 년이 지나 탈상을 할 때 孝子心이 나서 이제 제사상을 걷어야겠구나 싶으면 섭섭해서 자연히 噫가 나온다. 心은 炎上이 성능인데 섭섭하면 炎上하는 기운이 오그라든다. 성정이 아주 예민한 사람은 평소에 믿고 친하다고 여긴 사람이 조금 나쁘게 하면 섭섭해 한다. 평소에 경계하던 사람은 여간해서 섭섭하지 않은데 전혀 경계하지 않고 친하다고 여긴 사람이 배신을 하면 噫가 나는 것이다.

肺爲欬하고 : 五氣는 형체가 없는 것이다. 이것이 병이 되는 바는 폐는 收斂이 성능인데 收斂이 부족하여 기침을 하게 되는 것이다.

肝爲語하고 : 五氣所病에 肝爲語니 五氣는 형체가 없는 것이다. 이것이 병이 되는 바는 말을 많이 하면 升達이 심해지니 간이 상한다. 그러므로 간에 염증이 있는 사람은 오래 이야기하면 좋지 않다. 言은 단어이고, 語는 계속해서 말하는 것이다.

脾爲呑하고 : 五氣는 형체가 없다. 이것이 병이 되는 바는 脾가 적당히 해서 배합을 해야 되는데 呑은 이것이 안 되고 기운이 올라와서 목에 걸려 있는 것 같은 느낌이다. 내려가지도 않고 올라오지도 않는 상태이다. 이것은 氣滯이며 氣不通인 것이다,

腎爲欠爲嚏하고 : 氣는 형체가 없는 것이다. 欠은 하품, 嚏는 재채기이다. 中焦가 막혀 通中이 안 되면 淸上, 溫下도 되지 않고 水火가 교제되지 않는다. 그 결과 腎水가 올라가야 되는데 못 올라가 氣虛할

五氣所病圖

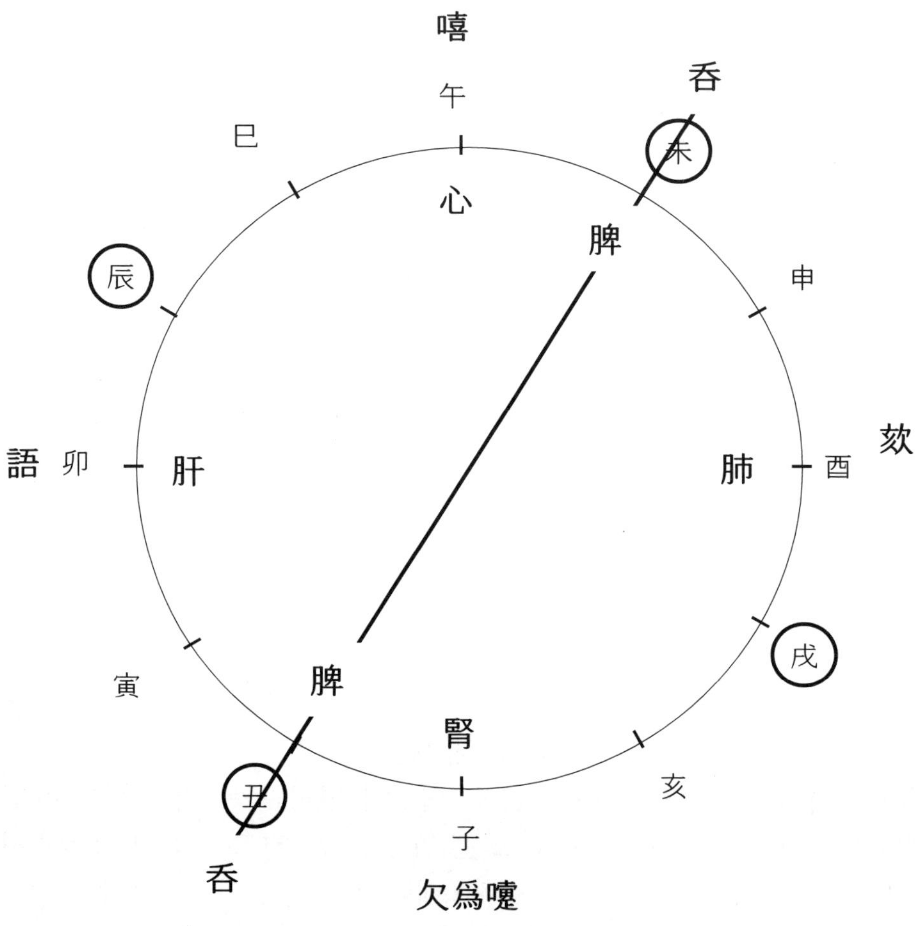

때 하품을 해서 들이쉰다.

胃爲氣逆爲噦爲恐하니 : 土는 고요하고 진중해야 하는데 氣逆하면 토하기 쉽고, 딸꾹질도 그런 연유이다. 恐卽氣下는 공포가 심하면 위에도 영향이 있다(水侮土).

大腸小腸은 爲泄이요 : 대장, 소장은 泄하는 것이 병이다.

下焦는 溢爲水요 : 下焦가 막혀서 빠져나가지 못하면 水腫이 된다. 막힌 이유는 무엇일까?

膀胱不利는 爲癃이요 : 찔끔찔끔 잘 나오지 않는 것이 不利이다. 이것이 癃이다.

不約은 爲遺溺이요 : 소변이 마려우면 좍하고 시원하게 나와야 하는데 찔끔찔끔 나오는 것이 遺尿이다.

膽爲怒니 是爲五病이니다. : 膽을 中正之官이라 하는 것은 중간에서 바르게 정리해야 되는데 성을 내면 바르게 정리할 수 없다.

五精所幷에 대하여 가르치다

典據 **五精所幷은 精氣幷於心則喜하고 幷於肺則悲하고 幷於肝則憂하고 幷於脾則思하고 幷於腎則恐이니 是謂五幷虛而相幷者也니라.**

解說 **五精所幷은** : 다섯 가지 精된 것이 신체에 幷하는 바가 되는 것은

精氣幷於心則喜하고 : 精에 精, 氣, 神이 다 들어 있다고 본다. 精氣란 것은 陽氣요, 生氣이다. 언제든지 精, 氣, 神이 藏德不止해야 한다. 藏德의 德이 精, 氣, 神인 것이다. 幷이란 다섯이 합해 있는데 가다 못 가고 붙들리니 못 가서 병이 되는 것으로 藏德不止하지 못하고 藏德止하는 모습이다. 정상적으로 陰平陽秘하면 所幷해 있을 리가 없다. 精氣가 幷於心하는 것은 출납을 안 하는 모습이다. 喜則氣緩이 정상적이어야 한다. 칠정을 조금 내면 병이 될 리가 없으나 많이 내면 유통이 안 되어 병이 되는 것이다, 虛하여 서로서로 相雜된 것이

다. 모든 일에 마음을 쉬는 것이 제일이다. 연구할 땐 하고, 안 할 땐 정신을 챙겨 또렷이 하여 쉬어야 한다. 각각의 칠정이 일어날 때 휘둘림 없이 마음을 쉬어야 한다. 부지불식간에 자신도 모르게 칠정에 그만 붙들리고 만다. 에라! 하고 마음을 쉬어야 한다.

幷於肺則悲하고 : 精에 精, 氣, 神이 다 들어 있다고 본다. 精氣란 것은 陽氣요, 生氣이다. 언제든지 精, 氣, 神이 藏德不止해야 한다. 藏德의 德이 精, 氣, 神인 것이다. 幷이란 다섯이 합해 있는데 가다 못 가고 붙들리니 못 가서 병이 되는 것으로 藏德不止하지 못하고 藏德止하는 모습이다. 정상적으로 陰平陽秘하면 所幷해 있을 리가 없다. 精氣가 幷於心하는 것은 출납을 안 하는 모습이다. 喜則氣緩이 정상적이어야 한다. 칠정을 조금 내면 병이 될 리가 없으나 많이 내면 유통이 안 되어 병이 되는 것이다, 우리가 비관할 때 꽉 막혀 생기 활동이 저하된다. 비관할 때 기운이 가라앉은 것을 들자는 것도 유통을 시키려는 것이다. 우울한 것도 덜 돌게 한다. 虛하여 서로서로 相離된 것이다. 모든 일에 마음을 쉬는 것이 제일이다.

幷於肝則憂하고 : 精에 精, 氣, 神이 다 들어 있다고 본다. 精氣란 것은 陽氣요, 生氣이다. 언제든지 精, 氣, 神이 藏德不止해야 한다. 藏德의 德이 精, 氣, 神인 것이다. 幷이란 다섯이 합해 있는데 가다 못 가고 붙들리니 못 가서 병이 되는 것으로 藏德不止하지 못하고 藏德止하는 모습이다. 정상적으로 陰平陽秘하면 所幷해 있을 리가 없다. 精氣가 幷於心하는 것은 출납을 안 하는 모습이다. 喜則氣緩이 정상적이어야 한다. 칠정을 조금 내면 병이 될 리가 없으나 많이 내면 유통이 안 되어 병이 되는 것이다, 우리가 우울할 때 꽉 막히고 덜 돈다. 우울할 때 기운이 가라앉은 것을 들자는 것도 유통을 시키려는 것이다. 虛하여 서로서로 相離된 것이다. 모든 일에 마음을 쉬는 것이 제일이다. 각각의 칠정이 일어날 때 자꾸 휘둘림 없이 마음을 쉬어야 한다. 부지불식간에 자신도 모르게 칠정에 그만 붙들리고 만다. 에라! 하고 마음을 쉬어야 한다.

幷於脾則思하고 : 思하여 氣結하면 통해 주어야 한다. 精에 精, 氣, 神이 다 들어 있다고 본다. 精氣란 것은 陽氣요, 生氣이다. 언제든지

精, 氣, 神이 藏德不止해야 한다. 藏德의 德이 精, 氣, 神인 것이다. 并이란 다섯이 합해 있는데 가다 못 가고 붙들리니 못 가서 병이 되는 것으로 藏德不止하지 못하고 藏德止하는 모습이다. 정상적으로 陰平陽秘하면 所并해 있을 리가 없다(天氣는 淸淨光明者也 藏德不止故不下也). 思하여 기결하면 통해 주어야 한다. 칠정을 조금 내면 병이 될 리가 없으나 많이 내면 유통이 안 되어 병이 되는 것이다, 우리가 우울할 때 꽉 막히고 덜 돈다. 虛하여 서로서로 相離된 것이다. 모든 일에 마음을 쉬는 것이 제일이다. 연구할 땐 하고, 안 할 땐 정신을 챙겨 또렷이 하여 쉬어야 한다. 각각의 칠정이 일어날 때 휘둘림 없이 마음을 쉬어야 한다. 에라! 하고 마음을 쉬어야 한다.

并於腎則恐이니 : 精에 精, 氣, 神이 다 들어 있다고 본다. 精氣란 것은 陽氣요, 生氣이다. 언제든지 精, 氣, 神이 藏德不止해야 한다. 藏德의 德이 精, 氣, 神인 것이다. 并이란 다섯이 합해 있는데 가다 못 가고 붙들리니 못 가서 병이 되는 것으로 藏德不止하지 못하고 藏德止하는 모습이다. 정상적으로 陰平陽秘하면 所并해 있을 리가 없다. 恐하면 기운이 아래로 내려가니 통해 주는 것이 제일이다. 내려가서 心腎이 升降이 안 되어 그런 것이니 藏德不止가 제일이다. 칠정을 조금 내면 병이 될 리가 없으나 많이 내면 유통이 안 되어 병이 되는 것이다. 우리가 비관할 때 꼭 막히고 덜 돈다. 비관할 때 기운이 가라앉은 것을 들자는 것도 유통을 시키려는 것이다. 우울한 것도 덜 돌게 한다. 虛하여 서로서로 相離된 것이다. 모든 일에 마음을 쉬는 것이 제일이다. 부지불식간에 자신도 모르게 칠정에 그만 붙들리고 만다. 에라! 하고 마음을 쉬어야 한다.

五藏所惡에 대하여 가르치다

典據 **五藏所惡은 心惡熱하고 肺惡寒하고 肝惡風하고 脾惡濕하고 腎惡燥하니 是謂五惡이니라.**

解說 **五藏所惡은** : 五藏이 신체에 惡하는 바가 되는 것은

心惡熱하고 : 心 자체가 炎上하니 뜨거운 것을 싫어하고 시원한 腎水를 좋아한다. 즉 양인 남자는 음인 여자를 좋아하듯이 陽引以上한다. 그로 인해 火降, 水升하여 생명 활동을 하는 것이며 水火交濟는 생명현상의 축인 것이다. 지구의 축인 北方水와 南方火와 같이 온 생명과 낱 생명의 생명 활동은 같은 것이다. 즉 五藏六府가 자연 활동하면 자연히 藏精이 된다. 그러므로 淸上, 通中, 溫下하고 陰平陽秘하면 心이 열을 싫어할 리가 없다. 그러므로 원칙을 陰平陽秘부터 먼저 잡고 淸上, 通中, 溫下하는 것이다. 陰平陽秘가 되려면 恬憺虛無(염담허무)하는 것이다. 즉 칠정에 휘둘림이 없어야 한다. 그러나 陰平陽秘가 안 되니 淸上, 通中, 溫下할 수밖에 없는 것이다. 이때는 五味(성분, 맛, 향, 색소 등)로 조절하는 것이다.

肺惡寒하고 : 폐 자체가 燥寒하니 차가운 것을 싫어한다. 五藏六府가 자연 활동하면 자연히 藏精이 된다. 그러므로 淸上, 通中, 溫下하고 陰平陽秘하면 폐가 燥寒할 리가 없는 것이다. 그러므로 원칙을 陰平陽秘부터 먼저 잡고 淸上, 通中, 溫下하는 것이다. 陰平陽秘가 되려면 恬憺虛無(염담허무)하는 것이다. 즉 칠정에 휘둘림이 없어야 한다. 그러나 陰平陽秘가 안 되니 淸上, 通中, 溫下할 수밖에 없는 것이다. 이때는 五味(성분, 맛, 향, 색소 등)로 조절하는 것이다.

肝惡風하고 : 간 자체가 升達하니 風을 싫어한다. 五藏六府가 자연 활동하면 자연히 藏精이 된다. 그러므로 淸上, 通中, 溫下하고 陰平陽秘하면 간이 風을 싫어할 리가 없는 것이다. 그러므로 원칙을 陰平陽秘부터 먼저 잡고 淸上, 通中, 溫下하는 것이다. 陰平陽秘가 되려면 恬憺虛無(염담허무)하는 것이다. 즉 칠정에 휘둘림이 없어야 한다. 그러나 陰平陽秘가 안 되니 淸上, 通中, 溫下할 수밖에 없는 것이다. 이때는 五味(성분, 맛, 향, 색소 등)로 조절하는 것이다.

脾惡濕하고 : 脾 자체가 濡濕하니 濕을 싫어한다. 五藏六府가 자연 활동하면 자연히 臟精이 된다. 그러므로 淸上, 通中, 溫下하고 陰平陽秘하면 脾가 濕할 리가 없는 것이다. 그러므로 원칙을 陰平陽秘부

五藏所惡圖

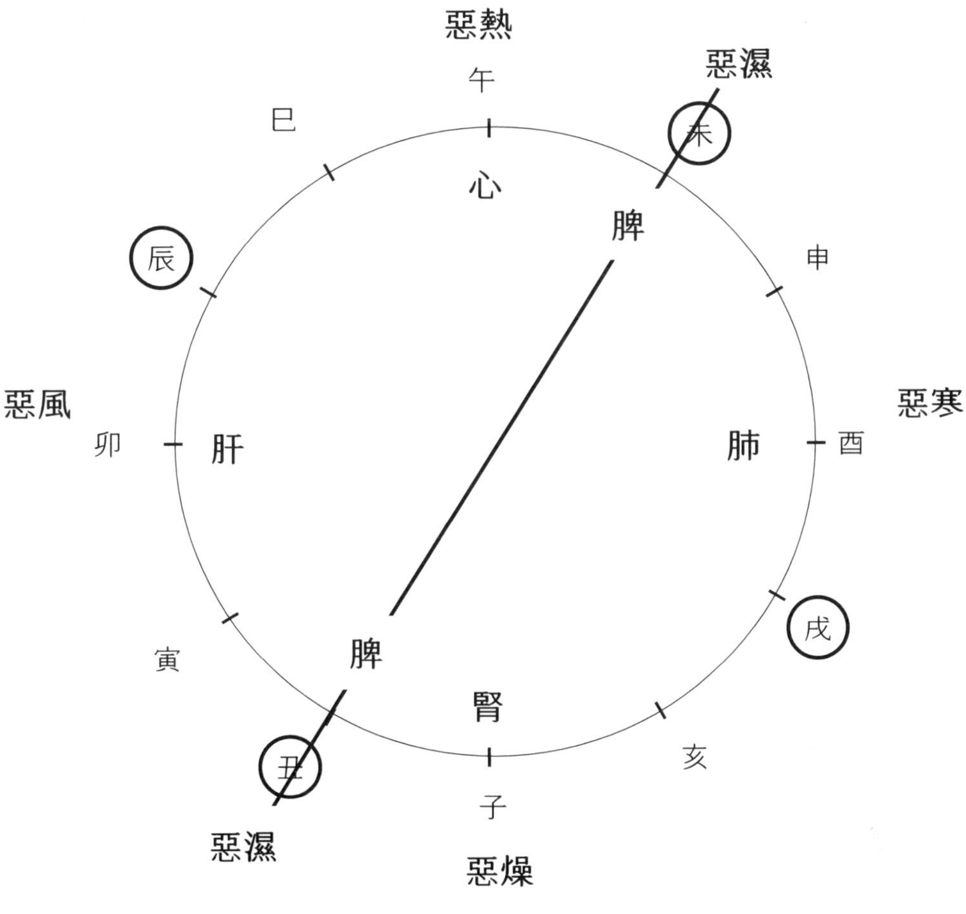

터 먼저 잡고 淸上, 通中, 溫下하는 것이다. 陰平陽秘가 되려면 恬憺虛無(염담허무)하는 것이다. 즉 칠정에 휘둘림이 없어야 한다. 그러나 陰平陽秘가 안 되니 淸上, 通中, 溫下할 수밖에 없는 것이다. 이때는 五味(성분, 맛, 향, 색소 등)로 조절하는 것이다.

腎惡燥하니 : 腎은 藏精을 하니 燥한 것을 싫어한다. 五藏六府가 자연 활동하면 자연히 藏精이 된다. 그러므로 淸上, 通中, 溫下하고 陰平陽秘하면 脾가 濕할 리가 없는 것이다. 그러므로 원칙을 陰平陽秘부터 먼저 잡고 淸上, 通中, 溫下하는 것이다. 陰平陽秘가 되려면 恬憺虛無(염담허무)하는 것이다. 즉 칠정에 휘둘림이 없어야 한다. 그러나 陰平陽秘가 안 되니 淸上, 通中, 溫下할 수밖에 없는 것이다. 이때는 五味(성분, 맛, 향, 색소 등)로 조절하는 것이다.

五藏과 五液과의 關係를 가르치다

典據 **五藏化液은 心爲汗 肺爲涕 肝爲淚 脾爲涎 腎爲唾니 是謂五液이니라.**

解說 **五藏化液은** : 五藏이 신체에 五液으로 化하는 바가 되는 것은

心爲汗 : 心은 火의 기운이고, 여름의 성정으로 안 그래도 炎上하는데 불안하고 초조한 마음으로 일을 하면 생각을 조금만 해도 땀이 난다. 마음을 편안히 해서 일을 해 보면 땀이 안 난다. 그러나 부끄러울 때, 무안당할 때, 어처구니없이 후회스러울 때 등은 땀이 나는 것이다.

肺爲涕 : 본래 폐는 가을의 성정으로 金의 기운이라 안 그래도 燥涼한데 차가우면 콧물이 난다.

肝爲淚 : 슬프면 눈물이 난다. 본래 간은 봄의 성정으로, 木의 기운으로 升達하는 것인데 슬프면 간의 升達이 되지 않으니 눈물이 나는 것이다.

五藏化液圖

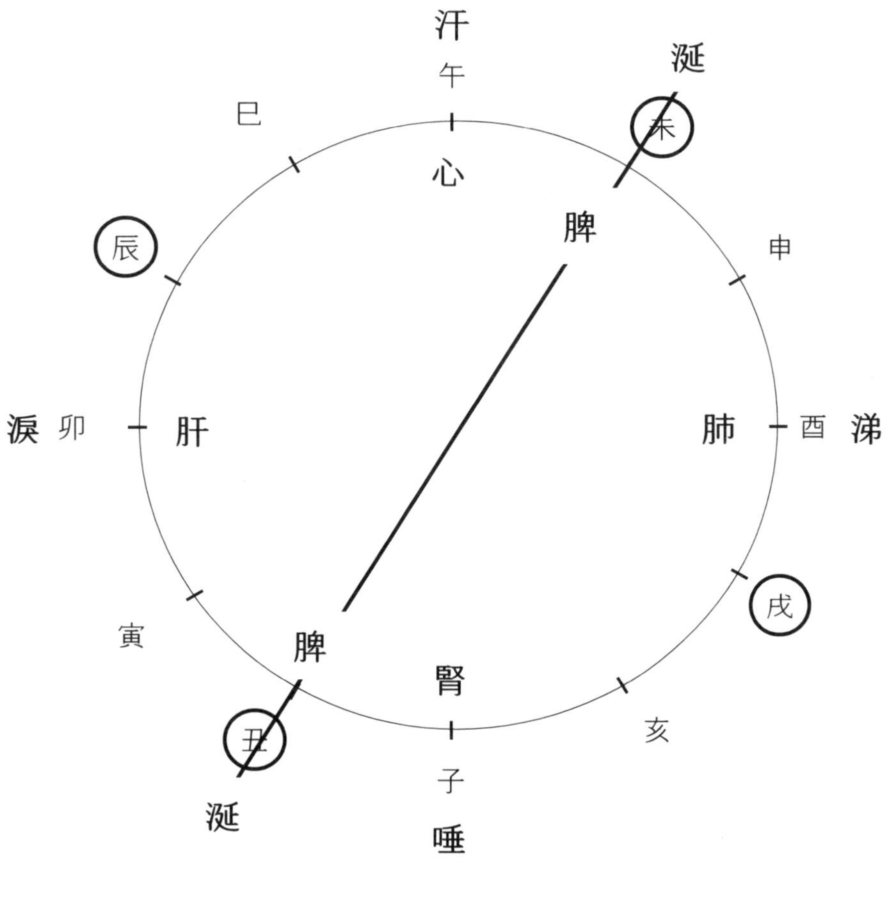

脾爲涎 : 脾로 인하여 가래가 낀다. 胃에서 버글버글(嘈雜) 소화가 덜 되면 담이 올라온다.

腎爲唾 : 涎은 맑은 침이고 唾는 가래다. 가래는 心腎交濟가 안 되면 腎惡燥하므로 조해서 唾가 생긴다. 노인은 아침 식전에 가래가 잘 나온다. 우리가 잘 때도 水升火降이 되어야 하나 나이가 들면 中焦, 즉 소화력도 약해지니 水升火降이 덜 된다. 여러모로 활동이 덜 되는 것인데 기관지 점막의 활동력이 저하되어 모인 것이 가래이다.

五味所禁에 대하여 가르치다

典據 **五味所禁은 辛走氣니 氣病에 無多食辛하고 鹹走血하니 血病에 無多食鹹하고 苦走骨하니 骨病에 無多食苦하고 甘走肉하니 肉病에 無多食甘하고 酸走筋하니 筋病에 無多食酸하고 是謂五禁이라 無令多食이니라.**

解說 **五味所禁은** : 五味가 신체에 금하는 바가 되는 것은

辛走氣니 氣病에 無多食辛하고 : 辛甘은 발산이니 양이다. 그러므로 기운이 없든지 인체의 생기가 너무 나댈 때 매운 것이 들어가면 생기의 활동이 더더욱 과잉되고 그로 인해 원기는 도리어 축나므로 주의해야 된다. 예를 들면 소음인계 腎實, 膀胱實, 脾虛, 胃虛 체질의 경우 自汗, 盜汗이 있으면 亡陽인데 여기에 藿香正氣散과 같은 發散之劑를 사용하면 큰 낭패를 보게 된다. 허약한 사람, 칠정에 걸려 맥이 가라앉은 사람에게는 조금은 몰라도 많이 쓰면 敗症이 난다. 칠정이 오래되면 燥해지므로 살짝 潤해 주며 기운을 통해야지, 기운이 막혔다고 통하기만 하면 숨을 헉헉거리고 못 견딘다. 辛入肺라 하나 기침으로 쿨룩거릴 때는 수렴이 안 되는 것이므로 蘇子, 麥門冬 등으로 내리면서 潤하게 해야지 辛味를 많이 쓰면 기운이 더 뜨고 기침을 더 하게 된다. 그러나 생기가 정당하고 기운이 막혀만 있을 때는 辛味로 통해 주는 것만으로도 좋은 효과를 볼 수 있다.

五味所禁圖

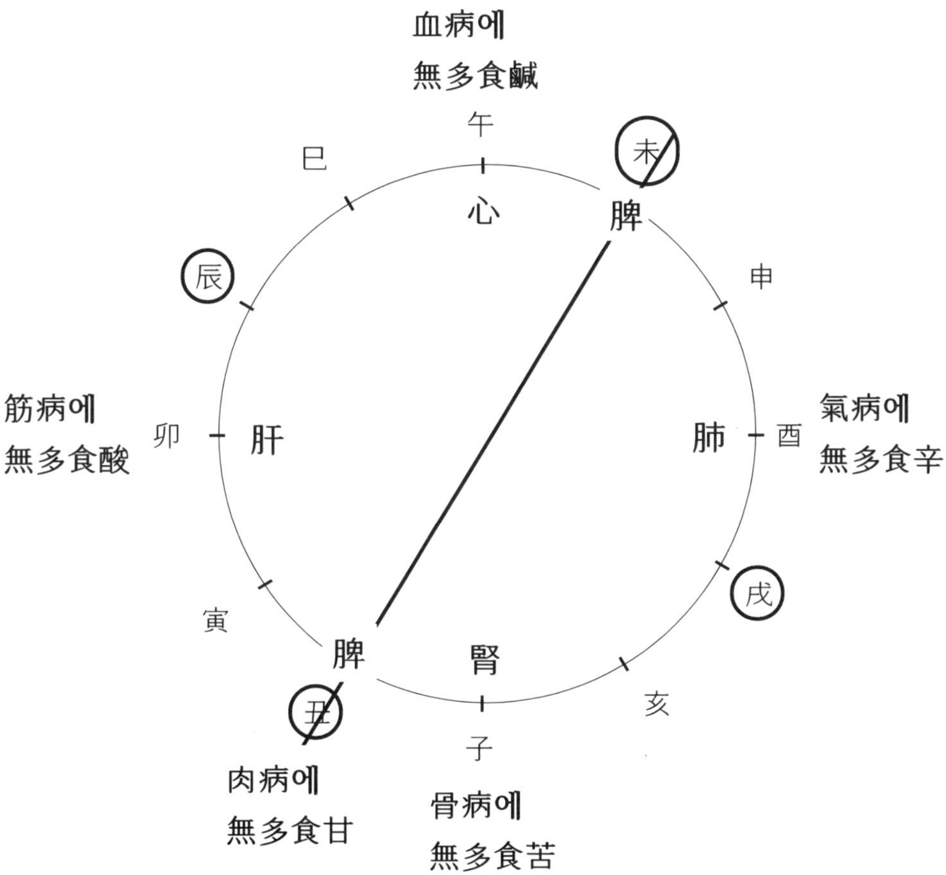
血病에
無多食鹹
午
巳
未
心
脾
申
辰
筋病에
無多食酸
卯
肝
肺
酉
氣病에
無多食辛
戌
寅
脾
腎
亥
丑
子
肉病에
無多食甘
骨病에
無多食苦

鹹走血하니 血病에 無多食鹹하고 : 鹹은 收斂이니 활동을 진정하는 성질이다. 혈행이 항진할 때는 오히려 좋겠지만, 어혈 등 혈중노폐물로 인한 두드러기, 皮膚病, 月經異狀, 紫斑病等 등에는 혈행이 잘 되어야 산소와 탄산가스의 교환, 영양물질과 노폐물과의 교환 능력이 원활하게 되는데 鹹은 수렴이니 多食하면 도리어 저하시키는 결과를 초래하게 되는 것이다.

苦走骨하니 骨病에 無多食苦하고 : 酸苦는 湧泄이니 음이다. 苦는 氣下하니 과하게 쓰면 기운을 내리기만 하므로 水火交齊가 안 되고 腎水가 활동이 안 된다. 허약한 사람, 칠정에 휘둘려 맥이 가라앉은 사람에게는 조금은 몰라도 많이 쓰면 敗症이 난다. 칠정상으로 기운이 나댈 때나 허약해서 기운이 뜰 때도 潤해 주면서 기운을 내려 주어야 한다.

甘走肉하니 肉病에 無多食甘하고 : 肉이 늘어져 있는데 甘味를 쓰면 더더욱 늘어지나, 근육이 긴장되어 오는 腰痛, 頸項痛과 같은 근육 긴장이나 복진상 腹直筋拘攣일 경우 甘味로써 甘以緩之시킨다(예 : 小建中湯의 甘草와 膠飴=엿).

酸走筋하니 筋病에 無多食酸하고 : 酸苦는 湧泄이니 陰이다. 酸은 收斂이니 과하게 쓰면 筋이 활동이 안 된다. 허약한 사람, 칠정에 휘둘려 맥이 가라앉은 사람에게는 조금은 몰라도 많이 쓰면 敗症이 난다. 칠정상으로 기운이 나댈 때나 허약해서 기운이 뜰 때도 潤해 주면서 收斂해야 한다.

五病所發에 대하여 가르치다

典據 **五病所發은 陰病은 發於骨하고 陽病은 發於血하고 陰病은 發於肉하고 陽病은 發於夏하고 陰病은 發於冬이니 是謂五發이니라.**

解說 **五病所發은** : 다섯 가지 병된 것이 신체에 發하는 바가 되는 것은

陰病은 發於骨하고 : 內는 陰이며 음병은 發於骨이라. 음의 성능은 收斂하는 것인데 음이 병들면 收斂을 하지 못하게 되어 藏精이 부족하게 되는 것이다.
陽病은 發於血하고 : 外는 陽이며 양병은 發於血이라. 血은 순환 활동을 해야 하는데 양이 병든다는 것은 활동이 너무 심하거나, 너무 부족할 때 血의 활동도 같이 따라가는 것이다. 虛實을 보아야 한다.
陰病은 發於肉하고 : 肉은 陰이니 肉의 활동이 덜 되는 것이다.
陽病은 發於夏하고 : 夏는 長하는 계절인데, 양의 활동이 너무 심해 長을 너무 하거나, 양의 활동이 부족해 長이 안 되는 것은 양의 완급 조절이 깨진 것이다.
陰病은 發於冬이니 : 冬은 藏하는 계절인데 음의 활동이 너무 심해 藏을 너무 하거나 음의 활동이 부족해 藏이 안 되는 것은 음의 완급 조절이 깨진 것이다.

五邪所亂에 대하여 가르치다

典據 **五邪所亂은 邪入於陽則狂하고 邪入於陰則痺하며 搏陽則爲癲疾이요 搏陰則爲瘖이니 陽入之陰則靜하고 陰出之陽則怒니 是謂五亂이니라.**

解說 **五邪所亂은** : 다섯 가지 삿된 것이 신체에 亂하는 바가 되는 것은
邪入於陽則狂하고 : 邪가 들어와서 양의 활동의 균형을 깨버리는 것이다. 양이란 본래 활동하는 모습인데 邪가 들어와서 양에 가면 충격이 가서 더 난리를 치는 것이다. 그러면 狂이 되는 것이다. 邪가 陽, 즉 精, 氣, 神이 출입하는 장소를 덮치면 제정신을 잃고 어른도 모르고 아이도 모르고 난리를 치는 것이다. 그것을 狂이라고 한다. 狂의 邪는 濕痰이다. 南星, 川烏, 橘皮로 濕痰을 통하면서 腹診上 胸脅苦滿이 있으면 화해시키고 변비가 있을 시 下劑를 쓰는데 胸脅苦滿이

없어지거나 便通이 되면 大柴胡湯이나 大承氣湯 복용을 즉각 중지하고 安神益氣시킨다. 邪가 있음으로써 실이지 본 기운이 실이 아니기 때문이다.

邪入於陰則痺하며 : 피부나 근육 조직에 차가운 風, 寒, 濕邪가 들어가면 유통이 되지 않으므로 痺症이 생기는 것이다. 그러므로 痺症을 다스릴 때에도 風, 寒, 濕邪를 먼저 감별하고 내 생기를 돋우면서 痺症을 치료해야 하는 것이다.

搏陽則爲癲疾이요 : 양기는 활동만 하는 것이 아니라 진정도 필요한 것인데 진정이 안 되는 것이 搏陽이고 癲疾이 된다. 狂보다는 증상이 덜한 것이 癲이다. 邪入於陽하는 것은 양을 팍 덮어씌우는 것이고, 搏은 부딪치는 상황이다.

搏陰則爲瘖이니 : 음이 활동이 안 되는 것이다. 내 생기가 출입을 못하고 있는 것이다. 음이란 것은 收斂하는데 收斂하는 데에도 반드시 양이 剛塞되므로 통해 주어야 된다. 精, 氣, 神이 출입을 못하면, 聲音出肺根乎腎이라 했듯이 肺에도 腎에도 생기가 못 들어가서 瘖이 되는 것이다. 그러니 생기를 돋우며 통해 주어야 한다. 邪는 風, 寒, 濕痰이다. 또 칠정으로도 瘖이 될 수가 있다.

陽入之陰則靜하고 : 양이 음에 들어가면 활동이 적을 것이다. 그러니 附子를 쓰는 것이다.

陰出之陽則怒니 是謂五亂이니라. : 양이 활동을 하는데 음이 막으니 더 난리를 치는 것이다. 항상 음양이 똑같아야 하는데 한쪽이 약할 때 병이 되는 것이다.

五邪所見에 대하여 가르치다

典據 **五邪所見은 春得秋脈하고 夏得冬脈하고 長夏得春脈하고 秋得夏脈하고 冬得長夏脈이니 是謂五邪니라**

解說 **五邪所見은** : 다섯 가지 삿된 것이 신체에 나타나는 바는

春得秋脈하고 : 봄은 肝脈이니 肝脈이 가을 맥의 모양으로 뛰어서는 안 된다. 肝脈은 만물이 처음으로 생하는 모습인 耎弱輕虛而滑端直而長해야 되는데, 秋脈, 즉 肺脈처럼 만물이 수성하는 모습인 輕虛以浮來急去散하게 뛴다면 반대의 모습이니 삿된 것이 되는 것이다.

夏得冬脈하고 : 夏는 心脈이니 夏脈이 冬脈 모양으로 뛰어서는 안 된다. 心脈은 만물이 성장하는 모습인 其氣來盛去衰해야 되는데, 冬脈, 즉 腎脈처럼 만물이 합장하는 모습인 其來沈而搏하게 뛴다면 반대의 모습이니 삿된 것이 되는 것이다.

長夏得春脈하고 : 長夏는 脾脈이니 脾脈이 肝脈 모양으로 뛴다면 반대의 모습이니 삿된 것이 되는 것이다. 長夏脈의 정상맥은 볼 수 없고 비정상맥은 볼 수 있으니 水之流者 太過요 鳥之啄者 不及으로 관찰되어야 하는데 脾胃脈처럼 만물이 始生하는 모습인 耎弱輕虛而滑端直而長하게 맥이 뛴다면 반대적인 모습이라 삿된 것이 되는 것이다. 岐白曰 脾脈者는 土也라 孤藏以灌四方者也니이다. 脾는 孤藏이라 자기 혼자 외롭다. 土는 어디 안 들어가는 데가 없다. 孤藏이므로 다 배분해 준다. 脾가 창고이므로 여기저기에 다 보내준다. 四方은 肺, 心, 肝, 腎이라는 말이다. 灌은 물을 대 주듯이 한다는 말이다. 실지 이 넷을 가지고 있으며 합해 있다. 孤라는 것은 혼자가 아니고 다 합해 있는 것이다. 脾脈은 四脈이 합해 있다. 즉, 春脈, 夏脈, 秋脈, 冬脈이 합한 것이 脾脈이며 生, 長, 收, 藏을 다 가지고 있기 때문에 정상맥을 알 수 없는 것이다.

秋得夏脈하고 : 秋는 肺脈이니 秋脈이 夏脈 모양으로 뛰어서는 안 된다. 肺脈은 만물이 수성하는 모습인 輕虛以浮來急去散해야 되는데, 夏脈처럼 만물이 성장하는 모습인 其氣來盛去衰하게 뛰면 반대의 모습이니 삿된 것이 되는 것이다.

冬得長夏脈이니 : 冬은 腎脈이니 冬脈이 長夏脈 모양으로 뛰어서는 안 된다. 冬脈, 즉 腎脈은 만물이 합장하는 모습인 其來沈而搏해야 되는데, 長夏脈은 善者不可得見이고 惡者可見이니 水之流者 太過요 鳥之啄者 不及이니 太過脈이나 不及脈처럼 뛴다면 반대의 모습이니 삿된 것이 되는 것이다.

五邪所見圖

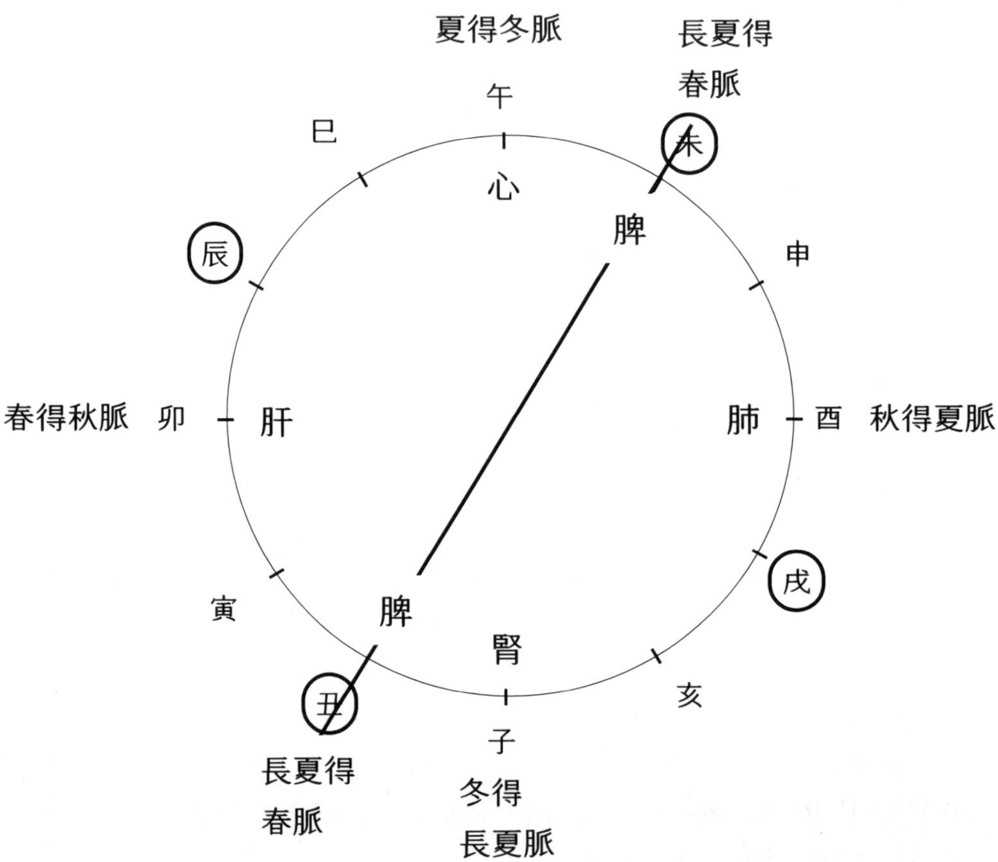

是謂五邪니라. : 이를 일러 다섯 가지 삿된 것이라 한다.

五藏所藏에 대하여 가르치다

典據 **五藏所藏은 心藏神하고 肺藏魄하고 肝藏魂하고 脾藏意하고 腎藏志니 是謂五藏所藏이니라.**

解說 **五藏所藏은** : 五藏이 신체에 藏하는 바는

心藏神하고 : 火는 外明內暗이고 水는 外暗內明이다. 火의 성질은 밖은 밝아도 안은 어둡다. 그러니 火는 광명이 있는 것이고 또 제 성능이 炎上하는 것이다. 그러니 心(火)에 신명이 많이 있다고 봐야 한다.

肺藏魄하고 肝藏魂하고 : 肺藏魄이니 魄은 氣之最精이며 魂은 血之最精이며 魂魄은 모두 정신에 속한 것이다.

脾藏意하고 : 意란 글자를 破字해 보면 心, 立, 曰, 즉 마음이 선 것을 가로되 意라 하였다.

腎藏志니 : '志'字를 破字해 보면 선비 士, 밑에 마음 心이니 선비는 黑白是非를 잘 판단한다. 腎은 藏精하는데 물체도 藏하고 정신도 藏한다. 우리가 소변이 마렵다는 느낌이 오면 내 생각이 뇌신경으로 전달되고 신경이 척추를 타고 腎에 전달되어 신장이 열쇠를 열어 주면 방광에서 소변이 배설되는 것이다. 그러니 志라고 한다.

是謂五藏所藏이니라. : 이를 일러 五藏이 藏하는 바이니라.

五藏所主에 대하여 가르치다

典據 **五藏所主는 心主脈하고 肺主皮하고 肝主筋하고 脾主肉하고 腎主骨이니 是謂五主니라.**

五藏所藏圖

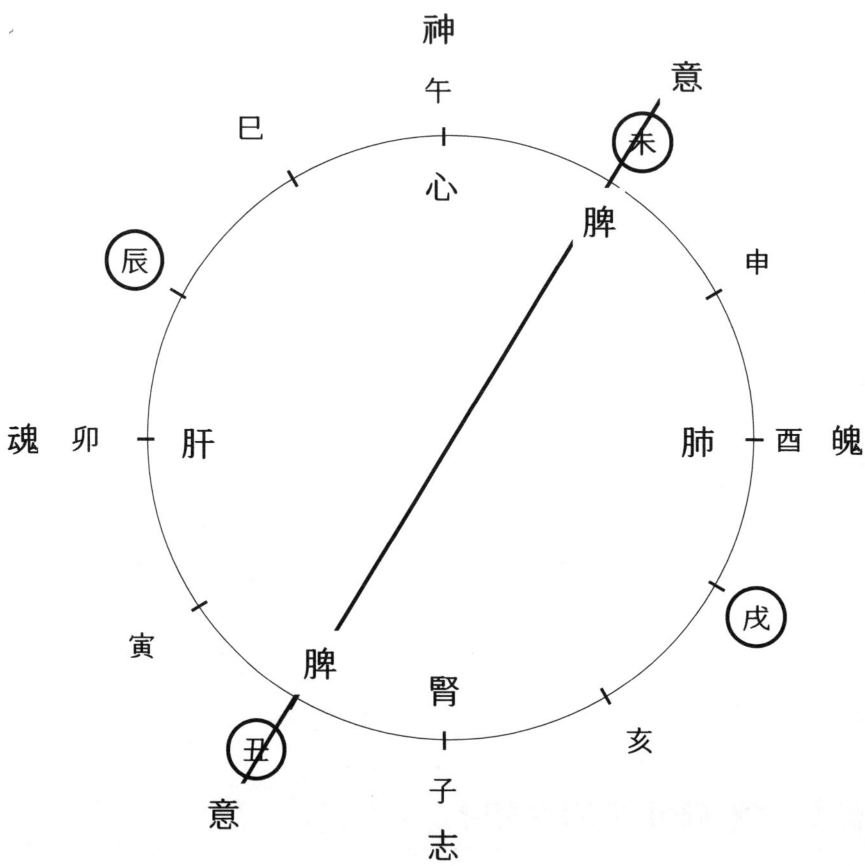

五藏所主圖

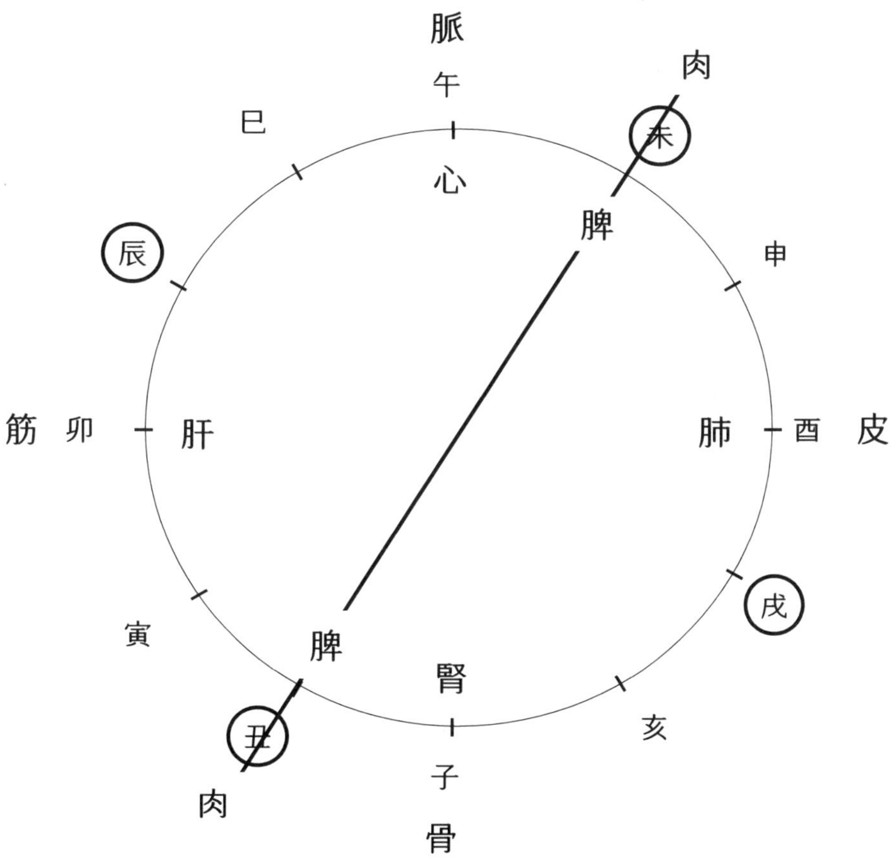

解說 **五藏所主는** : 五藏이 신체에 主하는 바는
心主脈하고 : 맥은 생명력의 표현이다. 心이 주관하며 五藏六府를 대표하여 주관한다.
肺主皮하고 : 吸入은 肝腎의 힘으로 呼出은 心肺의 힘으로 된다(呼出心肺 吸入肝腎=難經). 濁氣排出은 皮로 되는 것이다. 임상적으로 24체질 중 특히 태음인계 간실체질(木侮金 체질)인 경우 내쉬는 숨의 양이나 강도가 정상이라면, 들이쉬는 숨의 양이나 강도가 훨씬 못한 경우가 허다하며 이러한 경우에 瀉肝鍼方 침 시술로 단번에 호전됨을 확인할 수 있다.
肝主筋하고-酸入肝하고 酸收筋한다
脾主肉하고-脾는 肉의 세포들의 영양공급의 발판이 되는 장이다.
腎主骨이니-腎은 장정이니 장정의 결과는 骨이다.
是謂五主니라. : 이를 일러 五藏이 主하는 바이니라.

五勞所傷에 대하여 가르치다

典據 **五勞所傷은 久視傷血하고 久臥傷氣하고 久坐傷肉하고 久立傷骨하고 久行傷筋이니 是謂五勞所傷이니라.**

解說 **五勞所傷은** : 五勞가 신체에 상하는 바는
久視傷血하고 : 무엇을 가만히 열중해서 보면 血이 상한다. 血이란 것은 언제든지 기운을 따라서 활동을 해야 하는데 오래 보면 기운의 활동이 덜 되므로 혈행이 좋지 않게 되며 혈중에 노폐물도 많이 생길 것이다.
久臥傷氣하고 : 오래 누워 있으면 생기의 활동이 덜 되니 근육이 무력해지고 덩달아 기운도 없어진다. 한마디로 운동부족이다. 소화도 덜 되고, 잠도 숙면이 안 되고, 장 운동이 부족해져서 소변, 대변도 부실해지고 전신이 무력해지는 것이다.

久坐傷肉하고 : 오래 앉아 있으면 肉이 생기 활동이 덜 되어 상한다. 우리 한의사들처럼 앉아서 일하는 사람들은 위가 약해지기 쉬워 나이 들면 고생하는 수가 많으니 미리부터 적당히 운동하고 단전호흡도 하고 특히 칠정에 주의하여야 한다.

久立傷骨하고 : 行, 視, 坐, 臥, 立 모두 같다. 皮, 血, 肉, 筋, 骨도 모두 같다. 같이 상할 수 있다는 말이며 특정 부위의 충격이 더 가중될 수 있다는 말이다. 온몸은 하나이기에 氣滯되면 血滯되고 陰平陽秘가 되지 않으니 淸上, 通中, 溫下도 되지 않는 것이다. 그렇게 되면 온몸이 상한다는 말이다.

久行傷筋이니 : 筋이 자꾸자꾸 활동하니 약해진다. 예를 들면 백두대간을 등산하는 사람들은 하루에 산행을 너무 많이 하거나 산행 속도가 과해서 무릎을 상하는 사람들이 많다. 운동이 되는 것이 아니라 도리어 무리가 가는 것이다. 욕심으로 하지 말고 즐기면서 천천히, 힘들면 쉬었다가 다시 하면 된다. 몸을 너무 수고롭게 하지 말라고 가르치고 있는 것이다. 보는 것, 쉬는 것, 앉아서 연구하는 것, 오래 서서 일하는 것, 산행한다고 너무 오래 걷는 것 등 모두 적당히 하라고 가르치고 있는 것이다.

是謂五勞所傷이니라. : 이를 일러 五勞가 상하는 바이니라.

五脈象應에 대하여 가르치다

典據 **五脈象應은 肝脈弦하고 心脈鉤하고 脾脈代하고 肺脈毛하고 腎脈石이니 是謂五藏之脈이니라.**

解說 **五脈象應은** : 다섯 가지 脈狀이 應하는 바는

肝脈弦하고 : 간의 본래 모습, 현재 상태를 표현하고 있는 것이 脈狀이다. 간이 표현하고 있는 본래의 脈狀, 즉 정상 상태의 脈狀이 弦하다고 표현하고 있는 것이며 弦한 모습이 만물이 始生하는 모습이며 그 기운이 오는 脈狀이 軟弱輕虛而滑 端直而長이며 그렇지 않은 사

五脈相應圖

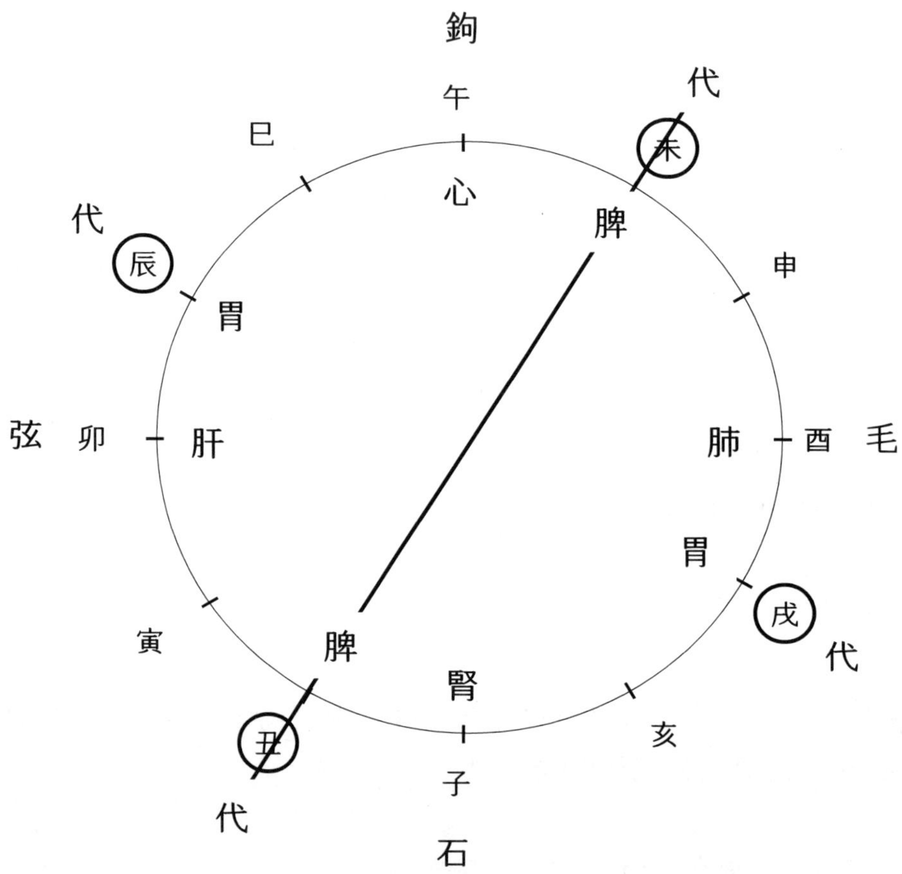

람은 병이라고 가르치고 있는 것이다.

心脈鉤하고 : 心이 표현하고 있는 본래 모습, 즉 정상 상태의 脈狀을 鉤하다고 표현하고 있는 것이며 鉤한 모습이 만물이 성장하는 모습이다. 그 기운이 오는 脈狀이 盛去衰이며 그렇지 않은 사람은 병이라고 가르치고 있는 것이다.

脾脈代하고 : 脾가 표현하고 있는 본래 모습, 즉 정상 상태의 脈狀이 代하다고 표현하고 있는 것이나 孤藏以灌四傍者이므로 善者 不可得見이고 惡者는 可見이라, 惡者는 脈狀이 水之流하게 나타나면 太過이며 脈狀이 鳥之啄하게 나타나면 不及이라고 가르치고 있다.

肺脈毛하고 : 肺가 맥으로 표현하고 있는 본래 모습, 즉 정상 상태의 脈狀이 毛하다고 표현하고 있는 것이며 毛한 모습이 만물이 收成하는 모습이다. 그 기운이 오는 모양이 輕虛而浮하야 來急去散하며 그렇지 않은 사람은 병이라고 가르치고 있는 것이다.

腎脈石이니 : 肝, 心, 脾, 肺, 腎이 자기들의 본래 모습, 상태를 표현하고 있는 것이 맥이다. 본래 모습으로, 아니면 지금의 상태를 표현하고 있는 것이다.

腎이 표현하고 있는 본래 모습 즉, 정상 상태의 모습이 石(=營)하다고 표현하고 있는 것이며 石(=營)한 모습이 만물이 合藏하는 모습이다. 그 기운이 오는 모양이 沈而搏이며 그렇지 않은 사람은 병이라고 가르치고 있는 것이다.

是謂五藏之脈이니라. : 이를 일러 五藏의 맥이라 한다.

五藏의 合에 대하여 가르치다

典據 **心之合은 脈也요 其榮은 色也요 其主는 腎也라. 肺之合은 皮也요 其榮은 毛也요 其主는 心也라. 肝之合은 筋也요 其榮은 爪也요 其主는 肺也라. 脾之合은 肉也요 其榮은 脣也요 其主는 肝也라. 腎之合은 骨也요 其榮은 髮也요 其主는 脾也라.**

解說 **心之合은 脈也오 其榮은 色也요** : 이런 것을 보면 절대로 우리 몸의 생명 활동이 따로따로 되는 것이 아니다. 마음이 밝아야 피부도 윤택하거니와 화색이 훤하다. 望, 聞, 問, 切의 望이 觀形察色이다. 생각을 하는지, 비관을 하는지, 실망이 많은지, 성을 냈는지 등 얼굴을 보면 대개 알 수 있다. 이것 하나만 가지고도 한의학은 위대한 것이다. 望診만으로도 병의 모습을 가늠할 수 있으니 말이다.

其主는 腎也라. : 心腎交濟가 잘 되고 있다면 通中은 문제가 없는 것이니 淸上, 通中, 溫下도 잘 되고 있는 것이다. 그런데 칠정, 즉 怒卽氣逆, 喜卽氣緩, 思卽氣結, 悲卽氣消, 恐卽氣陷되어 있으면 기운이 한군데로 치우쳐 있게 될 수밖에 없으며 화색이 달라질 수밖에 없다.

肺之合은 皮也요 其榮은 毛也요 : 머리카락 말고 피부의 털이 윤택한 사람은 肺가 윤택하다. 肺主氣이므로 기운이 충만한 사람은 말초까지 기운이 안 가는 곳이 없어 血은 자연 순행할 것이고 영양과 산소는 원활하게 공급될 것이며 기운이 충만하니 노폐물과 탄산가스의 교환 능력도 탁월하여 皮毛가 윤택할 것이다.

其主는 心也라. : 心은 火로서 金을 제련하여 金을 쓸모 있는 金으로 변화시키는 주역이라 할 수 있다. 이것이 火克金인 것이다. 그러므로 음양오행의 相生相克은 생리인 것이다.

肝之合은 筋也요 其榮은 爪也요 其主는 肺也라. : 爪가 휘어지든지 거칠어지면 간이 약해진 줄을 안다. 燥寒한 것이 升達하는 것을 조절해 주어야 한다. 만일 비관하면 氣消하니 간의 升達이 조절이 안 되고 그만 木侮金의 결과를 초래할 수 있다. 정상적인 金克木은 결과적으로 서로서로 도와주는 것이 된다. 즉, 오행의 相生相克은 정상적인 생명 활동의 온전한 모습이다.

脾之合은 肉也요 其榮은 唇也요 其主는 肝也라. : 脾胃가 좋으면 입술이 발갛고 윤이 나는데 脾胃가 좋지 않으면 입술에 혈색이 없고, 횟가루 바른 것 같이 허옇다. 其主肝이란 것도 木克土로 습 있는 데를 風能勝濕되게 흔들어 주니 맑아졌다는 말이다. 그러므로 升達이 많아도 문제, 부족해도 문제이다. 升達이 약할 때에는 폐의 宣布하는 힘을 도와주면 宣布가 되어 升達하는 기운이 살아난다. 그저 간단히 한마디로 脾를 돋운다 해서는 안 된다. 전부 氣化되어야 하며 이것이 우리 한방의 원리이다. 氣化則 能出矣!

腎之合은 骨也요 其榮은 髮也요 : 藏精되어 骨髓, 毛髮로 가는 것인데 머리카락이 마른 지푸라기 같다면 보기만 해도 벌써 腎氣가 약한 줄 알 수 있는 것이다.

其主는 脾也라 : 其主는 脾라는 것은 土克水로 길러 주는 것이다. 우리가 신장을 돋우려면 반드시 脾도 돋워 주어야 된다. 왜냐하면 中焦를 돋우지 않고는 생기나 영양이 나올 데가 없는 것이다. 정액이 부족한 사람도 있지만, 精은 많은데 조루인 사람도 있다. 이런 사람은 精을 돋울 것이 아니라 신경을 돋워야 한다. 또 精液이 있어도 잘 안 나가는 사람도 있다. 이럴 때는 氣化를 시켜야 되니 역시 신경을 돋워야 되겠다. 津液藏焉하고 氣化則能出矣라(靈蘭秘典論). 이와 같이 그저 간단히 한마디로 腎을 돋운다 해서는 안 된다. 전부 氣化가 되어야 된다. 이것이 우리 한방의학의 원리인 것이다.

五味之所傷에 대하여 가르치다

典據 **是故로 多食鹹則 脈凝泣而變色하고 多食苦則 皮槁而毛拔하고 多食辛則 筋急而爪枯하고 多食酸則 肉胝䐢而脣揭하고 多食甘則 骨痛而髮落하나니 此는 五味之所傷也니라.**

解說 **多食鹹則 脈凝泣而變色하고** : 鹹은 수렴하니 脈, 즉 기운이 凝泣하여 血의 활동이 잘 안 될 때는 청흑색이 될 것이다. 피가 凝泣하면 瘀血이 된다. 물이란 흘러야지 가만히 있으면 썩듯이 혈액도 流動해야지 정체되면 痰飮, 瘀血이 되는 것이다.

多食苦則 皮槁而毛拔하고 : 苦는 氣下하고 성질이 차고 燥한 것이니 기운을 너무 내리면 상, 하 유통의 문제가 생기고 그로 인해 내외의 기운도 소통이 안 된다. 즉, 陽氣當隔된 것이므로 皮槁而毛拔한다.

多食辛則 筋急而爪枯하고 : 多食辛해서 발산을 너무 하면 땀으로 노폐물만 빠지는 것이 아니고 津液도 같이 빠지는 것이니 筋急而爪枯되는 것이다.

多食酸則 肉胝䐢而脣揭하고 : 多食酸해서 收斂을 너무 하면 생기의 활동이 덜 되어 말초까지 기운이 안 가니 이것도 陽氣當隔된 것이다. 살이 터지고 갈라지며 입술이 마르게 된다.

多食甘則 骨痛而髮落하나니 : 甘味는 완화하니 단것을 너무 많이 먹으면 생기 활동이 덜 되어 늘어진다. 소화가 잘 안 되고 흡수한 영양분, 즉 精이 적으니 髮落된다. 생각을 많이 해도 思卽氣結되어 中焦가 막히므로 水升火降이 덜 되고 기운이 뜨는 것이다(火升). 그런고로 腎도 허해진다. 머리 잘 빠지는 사람은 반드시 精을 돋우고 위도 돋워야 한다. 당뇨병 있는 사람은 머리가 잘 빠진다. 영양을 못 만들고 腎이 약해서 藏精이 안 되기 때문이다. 이 구절에서도 잘 살펴야 될 것이 中焦, 즉 소화기의 기능이 떨어지게 되면, 허공에 먹구름이 낀 것 같이 되어 태양의 빛과 열이 지구에 못 내려오듯이 心火가 하강하지 못하여 火升되어 灼金肺된다. 心火가 하강할 수 없게 되므로 腎水는 水升하지 못하고 水降하게 되는 고로 인체 上과 下는 생명 활동을 온전하게 할 수 없게 되는 것이다.

此는 五味之所傷也니라. : 이것은 五味가 우리 몸을 상하는 바다.

五色으로써 生死를 가르치다

典據 **故로 色見에 青如草玆者는 死하고 黃如枳實者死하고 黑如炱者死 赤如衃血者死하고 白如枯骨者死니 此는 五色之見死也니라. 青如翠羽者生하고 赤如鷄冠者生하고 黃如蟹腹者生하고 白如豕膏者生하고 黑如烏羽者生하니 此는 五色之見生也니라.**

解說 이것은 望診이다. 언제든지 살결이 윤택하고 얼굴에 화색이 돌아야 한다. 그래야 건강한 것이다. 얼굴의 색이 푸석푸석하고 윤기가

없으면 오장육부가 튼튼하지 못한 것이다. 환자의 현상태를 척 보고 아는 것이다.

青如草玆者는 死하고 : 草玆는 목단 잎이 암흑하고 번지르르하지 않듯이 새파랗고 파리하게 광채가 없는 것이다. 선명하고 윤택해야 한다. 얼굴의 색이 벌써 이렇다면 간의 상태가 심각한 것이다.

黃如枳實者死하고 : 누런 탱자를 보면 거칠거칠하니 윤택한 것이 없고 푸석하다. 위장에 충격이 큰 것이다. 소화가 안 되고, 얼굴에 부기가 있고, 속이 거북하고, 늘 포만감에 시달리고, 전신 무력감에 시달린다. 얼굴만 보고도 짐작할 수 있는 것이 한의학이다. 이 얼마나 위대한 가르침인가. 위장이 건강한가, 약하고 좋지 못한가를 환자 자신은 잘 모르고 지내는 경우가 많다. 심지어 끼니때가 되어도 배고픈지 모른다든가, 식사 후 1~2시간이 지나도 포만감을 느낀다면 위장상태가 건강치 못한 것이다. 건강한 소화력을 가진 사람은 식사 직후에라도 전혀 포만감을 느끼지 않는다. 과식하지 않은 경우를 말하거나 적게 먹은 경우를 제외하고…

黑如炱者死 : 구운 숯은 津液이 하나도 없어 푸석하고 윤기가 없다. 呼出心肺 吸入肝腎이라 天氣를 흡입할 기운마저 없으니, 즉 호흡을 깊이 들이쉴 기운마저 없으니 양기가 하나도 없다. 큰일 났구나!

赤如衃血者死하고 : 혈액순환이 안 되고 水升火降이 안되니 上部充血 또는 上部鬱血이다. 얼굴색은 화색이 돌 정도만 홍조가 있어야 되는데 빨갛다 못해 검붉다니 이것도 큰일 났구나!

白如枯骨者死니 : 희어도 윤기가 나야지 소뼈를 고아내고 진액이 다 빠진 것을 말려 보면 횟가루처럼 윤기는 하나도 없고 퍼석하다. 아이고, 기운이 하나도 없구나. 큰일 났구나!

青如翠羽者生하고 : 물총새 푸른 날개는 까치 날개처럼 반짝반짝 윤기가 난다. 바탕색이 오색이 나타나도 윤기만 있으면 허물이 되지 않는 것이다.

赤如鷄冠者生하고 : 닭 벼슬은 벌겋게 화색이 난다. 윤기만 있으면 허물이 되지 않는 것이다.

黃如蟹腹者生하고 : 게의 배를 따 보면 누렇게 빛이 난다. 윤기만 있

五色之見死圖

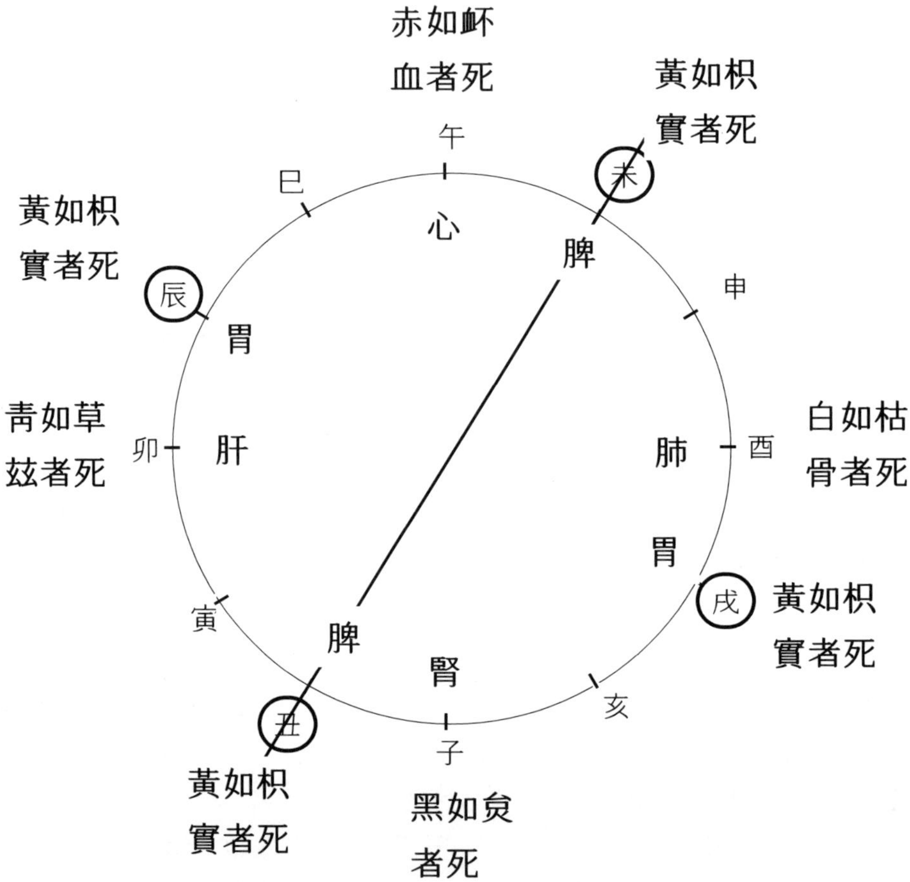
赤如衃
血者死
黃如枳
實者死
午
巳
未
心
黃如枳
實者死
辰
脾
申
胃
青如草
茲者死
卯
肝
肺
酉
白如枯
骨者死
胃
戌
黃如枳
實者死
寅
脾
腎
亥
丑
子
黃如枳
實者死
黑如炱
者死

五色之見生圖

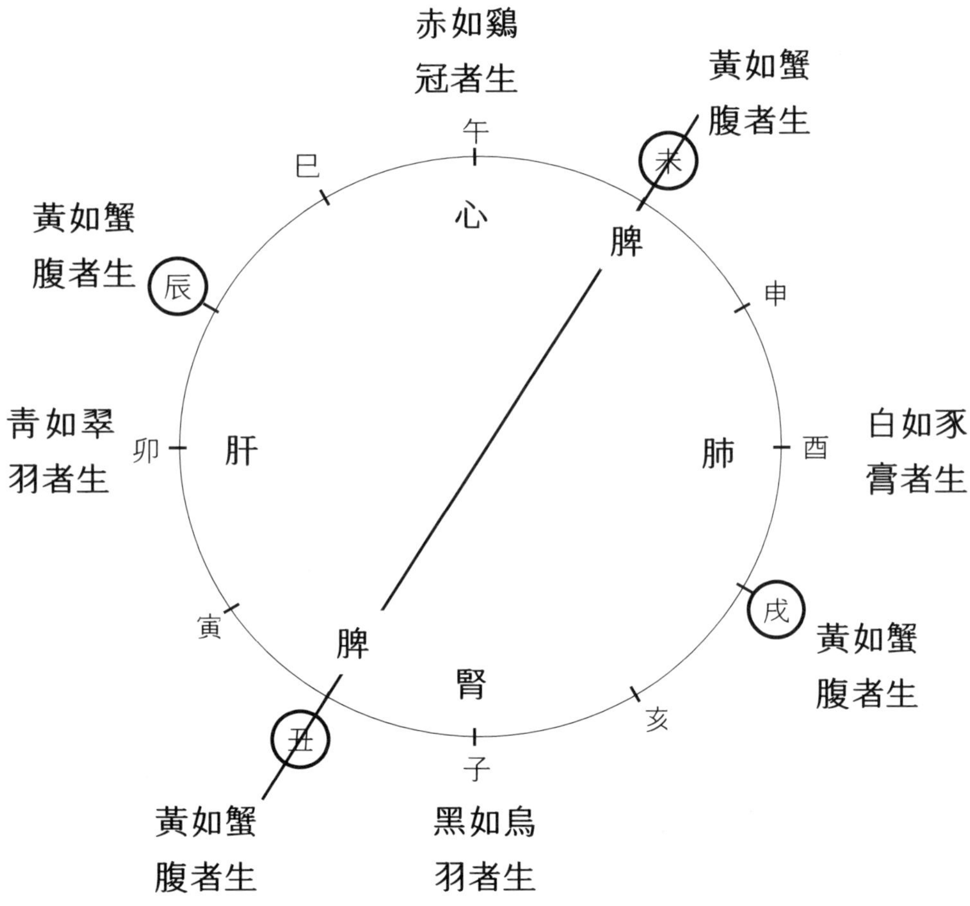
赤如鷄
冠者生
午
巳
心
黃如蟹
腹者生
未
脾
黃如蟹
腹者生
辰
申
青如翠
羽者生
卯
肝
肺
酉
白如豕
膏者生
戌
黃如蟹
腹者生
寅
脾
腎
亥
丑
子
黃如蟹
腹者生
黑如烏
羽者生

으면 허물이 되지 않는 것이다.

白如豕膏者生하고 : 돼지기름은 희고 광택이 난다. 윤기만 있으면 허물이 되지 않는 것이다.

黑如烏羽者生하니 : 까마귀 깃털도 반지르르하고 윤이 난다. 윤기만 있으면 도리어 건강한 것이다.

此는 五色之見生也니라. : 이렇게 다섯 가지 얼굴색으로 오장육부의 성쇠를 알 수 있는 것이다.

五藏所生의 外榮也 대하여 가르치다

典據 **生於心에 如以縞裏朱하고 生於肺에 如以縞裏紅하고 生於肝에 如以縞裏紺하고 生於脾에 如以縞裏栝樓實하고 生於腎에 如以縞裏紫하니 此는 五藏所生之外榮也라.**

解說 **生於心에 如以縞裏朱하고** : 사람이 오랫동안 병으로 고생하다 침과 약으로 치료되고 나서 심장이 살아날 때는 얼굴에 화색이 돈다. 如以縞裏朱는 속이 비치는 흰 비단으로 불그스름한 것을 싸면 겉에도 불그스레한 색이 비친다. 朱는 벌겋게 광채가 많이 나는 것으로서 혈색이 돌고 생기 있어 보이며 윤이 난다는 말이다.

生於肺에 如以縞裏紅하고 : 사람이 오랫동안 병으로 고생하다 침과 약으로 치료되고 나서 폐장이 살아날 때는 얼굴에 화색이 돈다. 如以縞裏紅은 속이 비치는 흰 비단으로 불그스름한 것을 싸면 겉에도 불그스레한 색이 비친다. 혈색이 돌고 생기가 있어 보이며 윤이 난다는 말이다.

生於肝에 如以縞裏紺하고 : 사람이 오랫동안 병으로 고생하다 침과 약으로 치료되고 나서 간장이 살아날 때는 얼굴에 화색이 돈다. 如以縞裏紺은 속이 비치는 흰 비단으로 불그스름한 것을 싸면 겉에도 검붉은(보라 빛) 색이 비친다. 紺은 붉되 거무스름한 것(보라색)으로 혈색이 돌고 생기 있어 보이며 윤이 난다는 말이다.

生於脾에 如以縞裏栝樓實하고 : 하눌타리처럼 누르스름한 것이다. 오랫동안 병으로 고생하다 침과 약으로 치료되고 나서 비장이 살아날 때는 얼굴에 화색이 돈다. 혈색이 돌고 생기 있어 보이며 윤이 난다는 말이다.

生於腎에 如以縞裏紫하니 : 사람이 오랫동안 병으로 고생하다 침과 약으로 치료되고 나서 신장이 살아날 때는 얼굴에 화색이 돈다. 以縞裏紫은 많이 붉은 것이다. 혈색이 돌고 생기 있어 보이고 윤이 난다는 말이다.

此는 五藏所生之外榮也라. : 이것은 오장의 모습이 바깥으로 나타나는 바이다.

典據 **諸脈者는 皆屬於目하고 諸髓者는 皆屬於腦하고 諸筋者는 皆屬於節하고 諸血者는 皆屬於心하니 諸氣者는 皆屬於肺니 此는 四支八谿之朝夕也니라.**

解說 五藏六府, 皮血肉筋骨에 精, 氣, 神이 아침저녁, 매일매일 순환하는 것이 살아 있는 생명체의 본래의 모습이며 이것을 장덕부지라 표현한 것이다.

人이 臥하면 血歸於肝함에 대하여 가르치다

典據 **故로 人이 臥하면 血歸於肝하고 肝受血而能視하고 足受血而能步하고 掌受血而能握하고 指受血而能攝이니 臥出而風吹之에 血凝於膚者는 爲痺요 凝於脈者는 爲泣이요 凝於足者는 爲厥이니 此三者는 血行而不得反其空故로 爲痺厥也라. 人有大谷十二分과 小谿三百五十四名에 少十二兪니 此皆衛氣所留止요 邪氣之所客也라 鍼石으로 緣而去之니라.**

解說 **故로 人이 臥하면 血歸於肝하고** : 우리가 드러누워 쉴 때는 사지를 쓰지 않으므로 근육에서 활동하던 피의 혈액순환이 줄어들고 많은 혈액이 간으로 歸한다.

肝受血而能視하고 : 간의 활동이 정상화되고 있다면 눈도 정상적인 기능을 발휘할 수 있는 것이다.

足受血而能步하고 掌受血而能握하고 指受血而能攝이니 : 혈액 속의 영양물질과 산소가 足, 掌, 指에 공급되면 能步하고 能握하고 能攝하는 것이다.

臥出而風吹之에 : 잘 때는 활동할 때보다 호흡을 덜 하므로 따뜻해야 孔竅가 열려 호흡이 잘 되는 것이다. 그러므로 따뜻하게 누워 잘 때는 孔竅가 열리는데. 이렇게 주리를 열어 놓고 있다가 갑자기 찬 바람을 쐬면 빨리 닫지 못해 탈이 나기 쉽다. 구안와사가 잘 오는 경우다.

血凝於膚者는 爲痺요 凝於脈者는 爲泣이요 凝於足者는 爲厥이니 : 寒氣客於 肌膚하면 血應澁이라. 이렇게 주리를 열어 놓고 있다가 갑자기 찬바람을 쐬면 빨리 닫지 못해 피부말초에 피가 凝聚하면 痺가 되고, 혈관에 凝聚하면 혈액순환이 저하되고 澁해지는 것이다. 또한 말초혈액순환의 저하로 수족이 차게 된다. 즉, 厥되는 것이다,

此三者는 血行而不得反其空故로 爲痺厥也라. : 동맥과 정맥의 혈액의 순환이 떨어지게 되면 동맥 속 혈액 내의 산소와 영양물질의 공급능력이 떨어지게 되고 말초 조직체에서 배설된 탄소와 노폐물을 교환하는 정맥 속 혈액의 교환능력도(血行而不得反其空) 떨어져 痺厥이 되는 것이다.

人有大谷十二分과 : 인체 내의 십이경락에는 각 장부에서 생성된 오행의 기가 순환하며 五藏六府 서로서로 相生相克하며 생명 활동을 하고 있는 것이다. 예를 들면 足厥陰肝經은 인체 내에서 가장 많은 木의 기운을 생성해 내며 他經으로 木氣를 보내주기도 하며 自經 내에 저장하기도 한다. 他經인 腎, 脾, 肺, 心經도 마찬가지로 水, 土, 金, 火의 기를 생성하고 他經에 보내주기도 하며 저장하기도 한다.

小谿三百五十四名에 : 인체에는 삼백오십사 개의 혈이 있으며, 경락은 각 장부에 해당하는 오행의 기가 다니는 길이다. 특히 五行穴은 오행의 기를 생성하는데 각각 고유의 맡은 바 일을 충실히 해내는 오행의 기를 가장 많이 저장하고 있으며 오장육부 고유의 오행의 기를 생성해 내는 역할을 한다. 또한 많은 경혈 중 다른 혈들의 역할보다 더 중요한 역할을 담당하는 五行穴과 原穴, 絡穴, 郄穴, 募穴의 역할이 존재하고 있다.

少十二兪니 : 五輸穴은 각 경에서 생성된 육장육부 각각의 오행의 기를 가장 많이 보유하며 생성, 저장하는데 이 五輸穴의 역할은 각각의 장부와 연락하여 생성된다. 自經의 오행의 기를 저장하고 있다가 他經의 五輸穴에 발송하기도 하며 他經의 五輸穴에서 발송된 오행의 기를 自經의 五輸穴에서 수용하기도 한다. 24체질침법에서 사용되는 아주 중요한 혈들이다.

此皆衛氣所留止요 : 此는 모두 위기가 유지하는 바다.

邪氣之所客也라 : 邪氣가 머무는 곳이기도 하다.

鍼石으로 緣而去之니라. : 침으로 상황에 맞추어 치료하면 되는 것이다.

病을 진찰하는데 五脈이 기틀이 됨을 가르치다

典據 **診病之始에 五決이 爲紀니 欲知其始인데 先達其母니 所謂五決者는 五脈也니 是以로 頭痛癲疾은 下虛上實이니 過在足少陰巨陽이요 甚則入腎이니라. 徇夢招尤하야 目瞑耳聾은 下實上虛이니 過在足少陽厥陰이요 甚則入肝이니라. 腹滿䐜脹하며 支膈胠脇에 下厥上冒는 過在足太陰陽明이요 欬嗽上氣는 厥在胸中이니 過在手陽明太陰이요 心煩頭痛은 病在鬲中이니 過在手巨陽少陰이니라.**

解說 **診病之始에 五決이 爲紀니** : 診脈之始를 목판본에서는 診病之始라고도 했다. 맥을 진찰할 때는 제일 처음에 五決로 기틀을 삼아야

한다. 五泱은 즉 五脈이다. 「素問」에서는 이렇게 五脈만을 언급하였고 寸, 關, 尺 六脈을 언급한 곳은 없다. 五泱, 즉 肺, 心, 脾, 肝, 腎으로써 법을 삼아야 한다. 그것이 곧 毛脈, 鉤脈, 代脈, 弦脈, 石脈이다.

欲知其始인데 先達其母니 : 그 병의 처음을 알고자 하면 어미부터 먼저 챙겨보아야 한다. 가령 피부는 그 母가 肺이다. 肺는 土生金이 되며 또한 火克金도 되는 것이니 이래저래 상생과 상극으로도 도움을 받을 수 있어 母가 될 수 있는 것이다. 그러므로 상생, 상극이 생리인 것이다. 土가 탈이 나도 金에 해롭고, 金이 탈이 나도 土에 해롭다. 이것을 보아도 맥이나 생기는 언제든지 상생상극으로 서로서로 돕는다는 것을 알 수 있다.

所謂五泱者는 五脈也니 : 우리가 환자의 五脈을 보며 관찰하고 현재 환자의 증상이나 상태가 어떤 이유에서부터 비롯되었을까를 관찰하려면 우선적으로 母가 되는 장부를 관찰해야 하는 것이다. 소화기에 이상을 호소하는 환자라면 우선적으로 土의 母인 火의 상태를 파악해야 한다. 즉, 위는 土이니 그 母는 火인 心인 것이다. 그러므로 心의 상태를 점검해야 한다. 즉, 思卽氣結도 心이 제일 먼저 주관하는 것이니 마음이 부정적이고 불안하고 초조하다며 기분이 나쁜 상태라면 소화가 잘 될 수가 있겠는가? 이 가르침도 현재 나타난 증상들의 원인을 窮究하라는 가르침인 것이다. 治病必求於本!

是以로 頭痛癲疾은 下虛上實이니 過在足少陰巨陽이요 甚則入腎이니라. : 그래서 頭痛癲疾을 先達其母로 근본을 찾아보니 下虛上實이다. 下虛上實도 더 분명히 말하면 足少陰腎經과 足太陽膀胱經, 즉 經絡이 문제이다. 신경과 방광경은 우리 몸에서 水氣를 가장 많이 만들어 내고 가장 많이 저장하며 그 水氣를 他經에 보내 주는데 이것이 문제가 되어 심해지면 경락에서 신, 방광에까지 들어간다. 아래가 허해서 위로 올라갈 것은 부족하고 水升될 것도 없는 데다가 당연히 中焦도 막혔으니 火降이 되지 않을 것이다. 火가 내려와야 되는데 못 내려오니 난리법석이 난다. 그것이 喪失이다. 그러므로 水升火降이 되어야 淸氣在上하고 濁氣在下할 것인데 반대로 濁氣가 在上하니 頭痛, 癲

疾이 생기는 것이다. 이렇게 알 수 있는 것이다. 이렇게 이해할 수 있게 가르치고 있는 것이다. 우리가 어떤 증상에 특효방을 안다 하더라도 변수는 항상 있는 것이니 나타난 증상의 원인을 정확히 안다면 변수도 문제될 것이 없다. 우리 한의학은 두통에 진통제를 사용하는 의학이 아니며 癲疾에 抗痙攣劑를 사용하는 의학이 아니다. 우리는 병이 된 바를, 이유를, 즉 원인을 제거함으로써 그 병으로부터의 완전한 회복을 꾀하는 위대한 의학인 것이다.

徇蒙招尤하야 目瞑耳聾은 下實上虛이니 過在足少陽厥陰이요 甚則入肝이니라. : 徇蒙은 어지러운 것, 招尤는 눈앞이 캄캄해지는 것이다. 徇蒙招尤가 심하면 눈이 어질어질하고 귀까지 멍해진다. 이것도 先達其母해 보니 下實上虛이다. 足少陽膽經, 足厥陰肝經, 經絡이 문제인 것이다. 肝經과 膽經은 우리 몸에서 木氣를 가장 많이 만들어 내고 가장 많이 저장하며 그 木氣를 타경에 보내 주는데 이것이 문제가 되어 심해지면 경락에서 肝, 膽에까지 들어간다. 下實上虛는 위에서는 심장기능이 저하되어(木生火가 너무 많다는 것은 나무가 너무 많으면 불이 도리어 꺼지는 것과 같다(上虛)). 火降이 안 되고 木乘土되어 中焦가 막히니 아래에서도 막혀서 올라갈 수 없는 것이며 신, 방광 기능은 항진되어(水氣가 유동하려고 난리 법석인 것이 下實이다.) 水升도 안 되고 火降도 안 되는 것이다. 체질적으로 木實한 체질인 간실체질, 즉 木侮金의 경우 木實은 肝實이고 風實이니 實은 異狀亢進을 말한다. 바람이 異狀亢進, 즉 바람이 세게 불면 먼지와 낙엽 등 온갖 잡동사니들이 위로 떠서 날라 다닌다. 찌꺼기가 위로 뜨는 것으로 濁氣在上하는 것이다. 그렇다고 치료할 때 먼지 가라앉히는 약초, 낙엽 가라앉히는 약초, 온갖 잡동사니 가라앉히는 약초 등 이렇게 처방을 할 수도 없는 노릇이다. 원인을 알면 간단하지 않은가! 바람만 잠재우면 될 것을… 木實만 木平으로 조절하면 되는 것이다. 즉 "木欲實에 金當平之하라."(「難經」 75難)만 하면 된다. 침 치료는 瀉肝鍼方(經渠補, 中封 補, 陰谷 瀉, 谷泉 瀉)을, 약물 치료는 가을 기운의 약으로 봄 기운을 잠재우면 되는 것이다. 봄 기운이 실해서(=木實=肝實) 문제가 됐으므로 麥門冬, 天門冬, 葛根, 大黃, 黃芩, 石菖蒲, 蘿菖子 등을 사용하면 될 것이다. 이것을 서양의학에서는 이석증 또는 메니에르 증후군이라고 진단내리고 있으나 사실 그들은 치료 대책은 없는 것이다. 이러한 한의학적 내용을 전혀 모르고 있기 때문이다. 이것이 한의학의 위대한 모습인 것이다.

腹滿䐜脹하며 支膈胠脇에 下厥上冒는 過在足太陰陽明이오 : 脾經과 胃經은 우리 몸에서 土氣를 가장 많이 만들어 내고 가장 많이 저장하며 그 土氣를 他經에 보내 주는데 이것이 문제가 된 것으로 심해지면 經絡에서 脾, 胃에까지 들어간다. 濡濕(土氣)에 문제가 생겨 中焦가 막혀 소화에 이상이 생기고 가스가 찬다든지 해서 뱃속이 전체적으로 더부룩해지니 이것이 腹滿이 되며, 䐜脹의 䐜은 '肉脹起'라 肉의 조직까지 脹해 있으니 腹水 같은 것도 여기에 해당된다. 支는 사지도 되지만 생기가 통하는 모든 조직체를 가리키고, 膈은 명치, 胠는 겨드랑이, 脇은 갈빗대니 腹滿䐜脹할 때 그 주위 흉격에도 답답한 기운이 가득 차 있을 것이다. 下焦는 厥되어 생명 활동이 안 되고 上焦는 上焦대로 冒되어 생명 활동이 안 되는 것은 모두 中焦가 막혀 있기 때문이다. 水升火降이 안 되는 이유는 여러 가지이지만 이 경우는 오로지 中焦가 막혀서 火降은 火降대로 안 되고 火降이 안 되니 水升은 꿈도 꾸지 못하고 있는 것이다. 이것이 下厥인 것이다. 水氣의 유동이 안 되니 水氣가 난리를 치다가 上溢하여 上冒, 즉 頭冒가 되는 것이다. 기운을 봐 가면서 通氣, 行氣, 消導, 利水하면 치료될 것이다(當歸芍藥散, 苓桂朮甘湯 加 半夏).

欬嗽上氣는 厥在胸中이니 過在手陽明太陰이요. : 手陽明大腸經과 手太陰肺經은 우리 몸에서 金氣를 가장 많이 만들어 내고 가장 많이 저장하며 그 金氣를 他經에 보내 주는데 이것이 문제이다. 심해지면 經絡에서 肺, 大腸에까지 들어간다. 火乘金이나 木侮金을 당하면 肺氣는 힘을 쓸 수 없게 되니 肺主氣라 氣順해야 되는데 氣逆(木侮金)되거나 氣消(火乘金)되므로 咳嗽上氣되는 것이다.

心煩頭痛은 病在鬲中이니 過在手巨陽少陰이니라. : 手太陽小腸經과 手少陰心經은 우리 몸에서 火氣를 가장 많이 만들어 내고 가장 많이 저장하며 그 火氣를 他經에 보내 주기도 하는데 이것이 문제이다. 심해지면 經絡에서 心, 小腸에까지 들어간다. 金侮火나 水乘火를 당하면 心火는 힘을 쓸 수 없게 되니 君主가 온갖 신하들에 둘러싸여 火遊於行其間을 할 수 없게 된다. 그런고로 마음이 번잡하고 머리가 아픈 것은 기운이 胸膈에 막힌 것이다. 이 모두 藏德止한 것이며 陽氣當隔한 것이니 隔者當瀉라, 통해줘야 한다.

典據 **夫脈之小大滑濇浮沈은 可以指別이요 五藏之象은 可以類推요 五藏相音은 可以意識이요 五色微診은 可以目察이니 能合色脈하면 可以萬全이니라.**

解說 **夫脈之小大滑濇浮沈은 可以指別이요** : 환자가 外感에 걸렸을 때 전체적으로 脈狀은 小, 大, 滑, 濇, 浮, 沈이 관찰될 수도 있고, 五脈, 즉 毛, 鉤, 代, 弦, 石 하나하나에서도 小, 大, 滑, 濇, 浮, 沈을 관찰할 수 있다. 우리들이 이미 毛, 鉤, 代, 弦, 石 각각의 정상맥 모습을 인지하고 있으니 小, 大, 滑, 濇, 浮, 沈도 관찰할 수 있을 것이다.

五藏之象은 可以類推요 : 五藏의 氣象은 肝은 봄으로, 乙木으로, 東方으로, 升達로, 酸으로, 怒로, 耎弱輕虛而滑 端直而長으로, 즉 肝의 象을 유추하여 생각하여야 한다.

五藏相音은 可以意識이요 : 우리가 순간적으로 환자의 목소리를 듣고 관찰할 때 이 사람은 목소리가 힘이 있는 쇳소리가 나고, 저 사람은 기관지가 안 좋은지 허스키한 소리가 나고, 또 다른 사람은 목소리가 기운이 하나도 없어 보이고 등등 五藏에 속해 있는 五音(음, 아, 어, 이, 우=궁, 상, 각, 치, 우)을 기준으로 하여 우리의 정당한 의식으로 관찰해야 하는 것이다.

五色微診은 可以目察이니 : 우리가 진찰할 때 순간적으로 환자의 얼굴색을 보고 이 환자는 속이 안 좋은가? 얼굴색이 누렇고 윤기가 없고 푸석해 보이고, 또 저 환자는 눈이 유난히 반짝거리고 불안해하는 것이 鬱이 많아 보이고 긴장한 모습이구나! 하고 판단하듯이 五藏에 속해 있는 五色을 기준하여 우리의 정당한 눈으로 관찰해야 하는 것이다.

能合色脈하면 可以萬全이니라. : 이렇게 脈이나 환자의 목소리로, 얼굴의 색과 빛과 표정으로 자세를 관찰하는 것이다. 그것만으로도 많은 정보를 얻어 낼 수 있는 것이며 이런 것들이 한의학의 특색인 것이다. 우리가 환자의 맥이나 목소리, 얼굴색을 보고 정당한 관찰을 하려면 우리가 먼저 관찰할 수 있는 지식과 능력을 갖추어야 함은 물론이거니와 우리의 의식이 항상 편안하고 걸림이 없어야 하며 집착함이 없어야 정당한 관찰을 할 수 있다. 다시 말하면 우리들부터 恬憺虛無(염담허무)하여 칠정에 사로잡힘이 없어야 하고 칠정이 오면 금방 恬憺虛無(염담허무)로 돌아가는 훈련을 해야 하며, 이런 것들을 환자들에게도 알려 주어야 한다. 모든 생각들은 망상이며 망상을 분석하여 생각을 확산시키지 말고 그저 가만히 관찰하고 있으면 저절로 사라지고 마는 것이니 생각을 분석, 확산하지 말라. 있는 그대로를 가만히 관찰하고 있으면 망상은 저절로 사라진다. 이것을 빠빤차(소승불교 수행법)라 한다. 날아다니는 망상의 먼지를 가라앉히려고 부산하게 어떤 것도 하지 말라. 고요히 관찰하고 있으면 먼지는 저절로 가라앉고 마는 것이다. 그리고 나면 앞이 보이고 합당한 생각의 결정을 할 수 있게 되니 이것이 무지로부터 벗어나 지혜가 열린다는 究竟覺인 것이다.

六章 通平虛實論

典據 **黃帝問曰何爲虛實고. 岐伯이 對曰邪氣盛則實하고 精氣奪則虛이니다. 帝曰虛實何如오. 岐伯이 曰氣虛者는 肺虛也요 氣逆者는 足寒也니 非其時則生하고 當其時則死이니다.**

解說 **黃帝問曰何爲虛實고.** : 황제가 묻기를 어떤 것이 허실인가?
岐伯이 對曰邪氣盛則實하고 精氣奪則虛이니다. : 기백이 대답하여 말하기를 邪氣盛則實이다. 實이라 하나 邪이다. 항진도 저하도 병이다. 항진되게 한 것이나 저하되게 한 것 모두 邪이다. 본래는 淸上, 通中, 溫下되어 항진도 저하도 없고 체질과도 상관없는 것인데 칠정, 과음, 과식, 육기에 대응을 잘못한 것이 邪가 된 것이다. 實은 평상시의 생명 활동보다 항진된 것을 말한다. 혹시 체질이 다르더라도 건강한 사람은 陰陽氣血의 생명 활동이 같은 사람이며 이것을 기준하여 항진과 저하를 관찰해야 한다. 저 사람은 추위를 많이 타는 체질(본래 체질이 냉한 사람), 이 사람은 더위를 많이 타는 체질(본래 체질이 열한 사람)로 바탕을 實하니 虛하니 하는 것은 잘못된 발상이다. 체질은 분명히 존재하지만, 즉 六藏六府가 기능적인 편차를 갖고 태어나지만 그 자체가 병든 것은 아니다. 그 편차가 생리적 범주 안에 있을 때는 아무 문제가 없는 것이다. 나는 본래 추위를 많이 타서 추운 겨울은 싫다든지, 나는 본래 더위를 많이 타서 더운 여름은 딱 질색이라든지 하는 이 두 사람은 다 병든 것이다. 본래란 그런 것이 아니다. 체질적 성향을 이런 식으로 인식하고 있으면 안 된다. 체질적 성향이란 그런 것이 아니다. 체질이 다르더라도 더워 죽겠다, 추워 죽겠다 하는 사람들은 둘 다 병에 걸린 것이다. 다시 말해서 체질이 다르더라도 음양, 기혈의 생명 활동은 꼭 같아야지 하나라도 편중되면 병이 되는 것이므로 음양이 꼭 같으면 허실이 있을 리 없다. 平人은 일 호흡에 脈五動을 잡아서 찾는다. 平人은 일 분에 七十二動을 하는데 만일 六十動을 하면 虛人이다. 虛하면 무엇 때문에 虛해졌는가? 본래 사람이 氣

虛할 이유가 없는데 왜 虛가 되고 實이 되었는가 하는 이유가 있을 것이다. 그 이유 때문에 虛가 되었다는 것을 알아야 한다. 이것을 이 조문에서 가르치고자 하는 것이다.

帝曰虛實何如오. : 황제가 묻기를 허실은 어떤 것인가?

岐伯이 曰氣虛者는 肺虛也요. : 氣虛라 하면 폐뿐만 아니라 오장육부 어디든 氣虛이다. 여기서 肺虛라 한 것은 肺主氣이기 때문에 그렇게 표현한 것이다. 氣虛가 肺虛가 된 이유가 邪인 것이다.

氣逆者는 足寒也니 : 기운이 위로 올라가면 피가 위로 따라 올라가고 기운이 아래로 내려가면 피도 따라 내려가는 것이다. 기운이란 것이 상하좌우 사방으로 꽉 차 있어야 되는 것이다. 그런데 邪氣가 있기 때문에 기운이 뜨기도 하고, 아래로 내려가기도 한다. 기운이 떠서 위에서만 생명 활동을 한다면 아래쪽의 생명 활동은 저하되게 되며 足寒이 되는 것이다.

非其時則生하고 : 생명 활동이 상하좌우 편중됨이 없이 고루고루 활동(陰陽甄甄)하고 있을 시에는 생하는 것이고

當其時則死이니다. : 생명 활동이 邪에 의해 편중되어 활동할 시에는 죽음으로 가는 것이다.

典據 **黃帝曰 五藏相通에 移皆有次하니 五藏이 有病則各傳其所勝이니 不治하면 法三月 若六月 若三日 若六日에 傳五藏而當死하나니 是는 順傳所勝之次니라.**

解說 병이 그 이기는 바에 전한다는 것은 木勝土, 土勝水, 水勝火, 火勝金, 金勝木 등으로 전하는 것이다. 그러므로 木勝土할 때 빨리 치료하면 쉽게 치료된다.

受氣於其所生과 傳之於其所勝에 대하여 가르치다

典據 **五藏이 受氣於其所生하야 傳之於其所勝하고 氣舍於其所生하야**

死於其所不勝이니라. 病之且死에 必先傳行其所不勝이라야 乃死니 此言氣之逆行也라. 故로 曰別於陽者는 知病從來하고 別於陰者는 知死生之期니 言知至其所困而死니라.

解說 **五藏이 受氣於其所生하야** : 五藏이 가령 肝은 腎에서 기운을 받으니(水生木) 受氣於其所生이고
傳之於其所勝하고 : 傳之於其所勝은 脾로 전하며(木勝土)
氣舍於其所生하야 : 心에 가면 좀 낫고(木生火)
死於其所不勝이니라. : 폐에 전하면(火勝金) 죽는다는 말이다. 氣舍於其所生의 舍는 受氣於其所生의 受氣를 보면 알 수 있다.
故로 曰別於陽者는 知病從來하고 : 脈에서 浮數은 陽이요, 浮沈은 陰이다.
別於陰者는 知死生之期니 : 脈이 놀지 않는 것이다. 병이 陽經에 들면 그래도 살 수 있고 陰經에 들면 죽는다.
言知至其所困而死니라. : 生長할 때 生長을 못하면 죽는다.

風者는 百病之長이라 가르치다

典據 **是故로 風者는 百病之長也라 今風寒이 客於人하면 使人毫毛로 畢直하고 皮膚로 閉而爲熱하나니 當是之時하야 可汗而發也라 或痺不仁腫痛이니 當是之時하야 可湯熨及火灸刺而去之니라.**

解說 **是故로 風者는 百病之長也라** : 風者는 百病之長이라 한 것은 옛날에는 風, 寒, 濕에 제일 많이 노출되었었다.
今風寒이 客於人하면 使人毫毛로 畢直하고 : 風寒이든 風濕이든 무슨 邪라 하더라도 五藏相通에 移皆有次가 될 것이다. 인체에 風寒이 侵襲하면 그 사람으로 하여금 豪毛가 까슬하고 뻗뻗하게 일어나서 소름이 돋는다.
皮膚로 閉而爲熱하나니 : 腠理가 호흡이 덜 되어 호흡하던 것이 호흡

을 못하니 갑갑증이 나서 열을 낼 것이고 또 邪氣가 안 나가서 밀어 내려고 하니 열이 나는 것이다.

當是之時하야 可汗而發也라 : 發散을 하는 것이다. 덮어놓고 열이 나니 發散을 하자는 것은 껍데기이지 내용이 아니다. 덮어놓고 惡寒이 들고 열이 나면 發散을 하는 게 아니라는 이런 이치를 알아야 한다. 흔히 말하길 감기약은 누구나 짓는다 하나 실은 轉變이 빠르므로 감기약이 가장 처방하기가 어려운 것이다. 虛實이 있고 虛實에도 차이가 있는데 감기약 처방이 그렇게 쉬운 것이 아니다. 피부가 닫혀 열이 나니 그때를 당해서는 發散을 한다. 또 傷寒에 補法이 없다 했는데 이것도 말이 안 되는 것이다.

或痺不仁腫痛이니 : 風寒이 안 나가고 들러붙어 있으면 痺證이 될 것이다. 억센 놈이 들어와서 들러붙으면 내 기운이 허약해서 못 밀어내고 風寒이 눌러 앉은 것이 痺證이다. 이것은 반드시 虛한 것이니 이럴 때는 發散보다 돋워주어야 한다. 風寒이 떡하고 붙어 있으면 痺도 되고 不仁도 되고 腫도 되는 것인데 내 기운이 출입을 못해서 이렇게 밀어 대니 물이 고일 수밖에 없는 것이다.

當是之時하야 可湯熨及火灸刺而去之니라. : 湯은 예전에 솥에 뽕나무 가지 같은 약을 넣고 끓이면서 사람이 솥 위에 나무나 발을 놓고 앉아 땀이 날 정도로 김을 쐬는 것이다. 일종의 한증요법인 것이다. 熨는 다림질이다. 火灸는 뜸 뜨는 것, 刺는 침놓는 것, 이렇게 풍한을 내보내는 것이다.

典據 **弗治하면 病入舍於肺하나니 名曰肺痺라 發欬上氣니라.**

解說 그때 치료하지 못하면 병이 경락을 따라 장부에까지 들어간다. 肺痺가 되면 宣布하는 기운이 전혀 없을 것이다. 宣布하는 기운이 없으니 폐나 피부 전체의 감각이 둔할 것이다. 기운은 올라오고 宣布하는 기운은 없으니 기운이 치받쳐 올라올 수밖에 없으므로 發欬上氣될 수밖에 없는 것이다.

典據 **弗治하면 肺卽傳而行之肝하나니 病名曰肝痺요 一名曰厥이니 脇痛出食하나니 當是之時하야 可按若刺耳니라.**

解說 **弗治하면 肺卽傳而行之肝하나니** : 그때 치료하지 못 하면 金克木으로 정당한 견제를 할 수 없게 되며 도리어 기운이 떨어진 金을 병리적 상황인 木侮金인 상황, 즉 木이 그냥 있을 수가 없게 되는 것이다. 폐가 반드시 收斂을 하므로 해서 간의 升達이 조절되어야 하는데(金克木) 폐가 병이 들어서 조절을 못 하면 간이 제멋대로 흔들 것이다(木侮金). 그러니 병이 되는 것이다.

病名曰肝痺요 : 金의 견제가 부족하다 보니, 즉 宣布가 부족하니 간의 升達이 심해져서 肝痺가 되는 것이다. 肝痺는 간염, 간경화도 해당된다.

一名曰厥이니 : 일반적 견해로는 폐의 宣布가 부족한 것이 병의 뿌리이니 土生金으로 돋워주고 火克金을 하지 못하도록 치료해야 할 것이다. 이러한 견해는 논리일 뿐이며 일반적 견해일 뿐이다. 실제로는 간실체질의 경우 폐의 宣布가 부족한 원인이 木侮金이므로, 즉 체질적인 생리기전이기 때문에 木實이 병근이 되므로 瀉木이 우선되어야 하며 차후 補金하여야 하는 것이다.

脇痛出食하나니 : 폐의 宣布가 부족하므로 간의 升達은 심해지니 木克土로 견제만 해야 될 것을 木勝土되어 土가 견딜 수 없이 된다. 木의 升達 기운이 濡濕 기운인 脾胃, 즉 土를 아예 파헤쳐 버리니 脇痛出食할 수밖에 없는 것이다.

當是之時하야 可按若刺耳니라. : 병의 시작은 칠정으로 우리 몸의 폐 기운이 약화되어 肝痺가 되었다. 폐 기운이 약화된 것이 병근이 되며 침 치료를 肺正格으로 시술함이 마땅하다. 논리는 證治로는 그렇다. 하지만 그렇게 치료하는 것은 증상 치료에 불과할 뿐이다. 그러나 체질은 바탕이니 진실한 근본 치료는 체질을 진맥으로 정확하게 감별하여 正格, 勝格을 사용함이 마땅하며 체질적 치료를 한다면 發欬上氣를 따로 치료하고, 脇痛出食을 따로 치료할 필요가 없는 것이다. 병의 근본 원인을 해결함으로써 개개의 증상들이 저절로 소멸되는 것은 자명한 일이며 원인을 해결하였으니 재발을 두려워할 필요가 없게 되는 것이다.

典據 **弗治하면 肝傳之脾하나니 病名曰脾風이니 發癉腹中熱하야 煩心出黃이니 當此之時하야 可按可藥可浴이니라.**

解說 **弗治하면 肝傳之脾하나니** : 肝의 升達은 심해져서 木克土로 견제만 해야 될 것을 木勝土가 되어 土가 견딜 수 없이 되었다. 즉 木의 升達 기운이 濡濕 기운인 脾胃, 즉 土를 아예 파헤쳐 버리며 風이 濕을 흔들어 대니 土가 견딜 수 없게 되는 것이다.

病名曰脾風이니 : 厥되어 脇痛出食으로 고통받다가 십이지장까지 충격을 받은 것이 脾風인 것이다. 木의 升達 기운이 濡濕 기운인 脾胃, 즉 土를 아예 파헤쳐 버리며 風이 濕을 흔들어 대니 土가 견딜 수 없게 되다가 십이지장에 염증이 생기고 점막이 손상되어 붓게 된다.

發癉腹中熱하야 煩心出黃이니 : 십이지장에 염증이 생기고 점막이 손상되어 붓게 되며 그 여파로 담관과 췌장관도 부어 담즙분비가 원활하지 못하게 된다. 간이 힘들어지고 發癉腹中熱하야 煩心出黃이 되니 황달인 것이다.

當此之時하야 可按可藥可浴이니라. : 황달은 急症이니 證治가 빠르게 작용할 것이다. 茵蔯五苓散 수일분으로 가료한 후 급한 증상들이 완화되고 나면 더 이상 茵蔯五苓散을 투여해서는 안 된다. 왜냐하면 처방의 성질이 너무 차므로 효과가 있다고 계속 복용하면 십이지장, 담관, 췌장관의 生氣出入이 나빠져서 도리어 간이 손상된다. 급박한 증상들은 證治로 치료하고 후유증은 本治로서 마무리해야 할 것이다.

典據 **弗治하면 脾傳之腎이니 病名曰疝瘕이니 小腹이 寃熱而痛하야 出白하니 一名曰蠱니 當此之時하야 可按可藥이니라.**

解說 **弗治하면 脾傳之腎이니** : 發癉腹中熱하야 煩心出黃이니 土는 제 집구석도 난리가 나서 정신이 없다. 土가 무리할 정도로 활동을 하니 정상적 견제인 土克水를 하는 것이 아니라 土勝水를 하게 되는 것이다. 이미 中焦는 濕鬱되어 火降水升이 안 되니 腎은 억압받게 될 수밖에 없다.

病名曰疝瘕이니 : 濕鬱되어 막힌 中焦에 火降水升이 안 되고 火遊於行氣間해야 할 心火는 火升되어 灼金肺하여 口燥, 口乾, 눈의 피로 등 上焦가 火의 공격을 받게 되었다. 冬藏인 腎水는 水升이 안 됨은 물론 水의 本然의 활동을 할 수 없게 되니 名曰 疝瘕라. 疝瘕는 조직체가 막힌 모습이다. 疝은 힘줄 같은 곳에 잘 나타나며 남자의 병이다. 瘕는 여자의 병이다.

小腹이 寃熱而痛하야 出白하니 : 下焦의 생명력이 극히 저하되니 초기에는 腎水가 본연을 회복하려고 막힌 조직체에 생기가 난리를 치게 되는 것으로서 小腹이 갑갑하고 심한 熱痛感을 느끼게 되며 出白은 漏精이다. 즉, 燐酸이 배출되며 환자는 극도의 피로감을 느끼게 되는 것이다(益胃升陽湯을 참조).

一名曰蠱니 : 水升火降이 안 되므로, 腎水가 활동이 저하되어 붓는 것이다.

當此之時하야 可按可藥이니라. : 체질을 감별하여 치료하는 것이 本治이나 證治로는 益胃升陽湯이 卓效하는 것이다. 白朮을 君藥으로 삼고 人蔘, 神曲, 陳皮로 中焦의 濕鬱을 제일 먼저 해결하고 柴胡, 黃芩, 升麻로는 火降을 도모하니 상하순환이 원만하게 이루어지게 된다. 小腹의 寃熱痛, 극심한 전신피로감, 극심한 눈의 피로와 燐酸의 배출이 없어지고 제반 증상들로부터 회복되는 것이다.

典據 **弗治하면 腎傳之心하야 筋脈이 相引而急하나니 病名曰瘛라 當此之時하야 可灸可藥이니 弗治하면 滿十日에 法當死로되 腎因傳之心하면 心卽復反傳而行之肺하야 發寒熱하나니 法當三日死라 此는 病之次也니라.**

解說 **弗治하면 腎傳之心하야** : 冬藏인 腎水가 水升이 안 되므로 水의 본연의 활동을 할 수 없게 되어 下焦의 생명력이 극히 저하되니, 초기에는 腎水가 본연을 회복하려고 막힌 조직체에 생기가 난리를 치게 되는 것으로서 水克火로 견제만 해야 될 것을 水勝火되어 火가 견딜 수 없이 되는 것이다.

筋脈이 相引而急하나니 : 君主之官이 腎水에 억압받아 통제가 불능인 상태로 서로 연락을 해 봐야 통제가 불능이니 정상적 생리 활동, 즉 相生相克이 안 되고 각각 五藏의 성능만이 분분하고 五藏六府가 서로서로 연락이 안 되고 있는 것이다. 이미 위중한 상황인 것이다.

病名曰瘛라 : 瘛는 떠는 것이다. 힘줄도 떨리고 심장도 떨리고 거의 陰平陽秘가 되지 않는 것이다.

當此之時하야 可灸可藥이니 : 급히 中焦를 열고 火降水升되게 하며, 水升火降이 되게 할 방법은 中焦를 여는 길뿐이다. 土克水 할 수 있게 水의 기운을 平之할 길밖에 없는 것이다. 「難經」에 水欲實에 土當平之라. 證治로는 五行針法의 瀉腎針方으로 침시술하고 少陰人 香砂養胃湯으로 小小如之해야 할 것이다.

弗治하면 滿十日에 法當死로되 : 五行針法의 瀉腎針方으로 침시술하고 少陰人 香砂養胃湯으로 小小如之해야 할 것인데 우물쭈물하다 또 다시 치료기회를 놓치면 죽는 길밖에 없는 것이다. 五藏의 기운이 다 막혀 죽는 것이다. 洋醫들이 아무리 정밀검사를 한다 해도 원인도 모르고 죽는 것이다.

腎因傳之心하면 : 水勝火 해 버리면

心卽復反傳而行之肺하야 : 水勝火해서 이 지경에 이르렀는데도 만약 죽지 않았다면 心이 곧 다시 반전하여 火乘金을 해 버리면 폐가 전혀 宣布를 못하게 된다.

發寒熱하나니 法當三日死라 : 의식은 점점 혼미해지고 발한열하다가 죽는 것이다.

此는 病之次也니라. : 이것이 병의 차례이다. 결국 죽는 것은 下寒上熱하여 막혀서 죽는 것이다. 水升火降이 완전히 끊어진 것이다. 즉

丑未의 축이 무너진 것이다. 生長(肝, 心)하는 양의 활동과 收藏(肺, 腎)하는 음의 활동이 離缺된 것이다.

七情은 卒發이거니와 傳하는 것도 차례가 없음을 가르치다

典據 **然이나 其卒發者는 不必治於傳이니 或其傳化有不以次者하니 不以次入者는 憂恐悲喜怒이 令不得以其次 故로 令人有大病矣라.**

解說 위에서는 風寒邪로 말하였고 이번에는 칠정으로 말하고 있다. 然이라 한 것은 風寒邪는 차례차례로 전하여 가는 데 반하여 그 卒發者는 갑자기 나온다. 憂, 恐, 悲, 喜, 怒는 차례와 순서가 없다. 憂, 恐, 悲, 喜, 怒는 사람으로 하여금 그 차례와 상관없이 닥치는 상황이나 대상에 따라 일어나는 것이다. 차례와 순서가 없이 갑자기 또는 부지불식간에 칠정에 붙들리게 되니 사람이 큰 병이 난다.「素問」은 바탕이 그렇다고 가르치고 있을 뿐, 개개인마다 타고난 성정이 다르다. 이것이 체질이며 성정의 편차를 갖고 태어난다. 육장육부의 오행의 기운이 항진되어 타고나는 12실체질과, 육장육부의 오행의 기운이 저하되어 타고나는 12허체질로 체질은 모두 24체질이 된다. 그런고로 타고난 성정도 음양오행으로 배속할 수 있는 칠정의 편차적 성정을 가지고 태어나며, 칠정의 충격은 卒發임에 틀림없으나 칠정에 휘둘림은 각각의 체질마다 다르게 작용하고 있고 충격을 받는 장부도 다른 것이다. 만약 바탕이 되는「素問」의 가르침이 없었다면「素問」이후의 연구는 꿈도 꾸지 못 했을 것이다.

七情으로 因한 五藏氣乘에 대하여 가르치다

典據 **因而喜大虛則腎氣乘矣라 怒則肝氣乘矣요 悲則肺氣乘矣요 恐則脾氣乘矣요 憂則心氣乘矣니 此其道也라. 故로 病有五하니 五五二**

十五變이라 反其傳化하니 傳乘之名也니라.

解說 **因而喜大虛則腎氣乘矣라** : 心이 大虛하면 차가운 기운이 덮어 씌워 버린다(水克火가 정상적인데 水乘火의 상황). 心火가 반드시 정상으로 升降을 해야 할 것인데(陰陽䨻䨻, 水火䨻䨻) 心火를 덮쳐 버린 것이다. 정상적 상황(水克火)을 벗어나 水氣太過로 이것이 병의 근원이 되며 체질적 모습인 水乘火의 상태와 같은 상황이 되는 것이다.

怒則肝氣乘矣요 : 화를 내면 肝氣가 상역된다(怒卽氣逆). 간은 자체가 升達 기운의 장부인데 怒氣가 升達을 부추기므로 정상적 상황(木克土)을 벗어나 木氣太過로 이것이 병의 근원이 되며 체질적 모습인 木乘土의 상태와 같은 상황이 되는 것이다.

悲則肺氣乘矣요 : 悲하면 肺氣가 따라온다. 폐는 자체가 燥凉한 기운의 장부인데 悲氣가 燥凉을 부추기므로 정상적 상황(金克木)을 벗어나 金氣太過로 이것이 병의 근원이 되며 체질적 모습인 金乘木의 상태와 같은 상황이 되는 것이다.

恐則脾氣乘矣요 : 恐則氣下이다. 속내가 아이고 아이고 한다. 정상적 상황(土克水)을 벗어나 土氣太過로 이것이 병의 근원이 되며 체질적 모습인 土乘水의 상태와 같은 상황이 되는 것이다.

憂則心氣乘矣니 : 心의 성능은 炎上하는 것인데 걱정을 하고 자꾸 우울하면 마음의 炎上하는 기운이 적을 것이다. 憂 때문에 心氣를 乘해 버린 것이다. 걱정을 한다고 해결되는 것이 아니다. 결국에는 해결될 일은 자연히 해결될 것이고 해결되지 않을 일은 아무리 노력해도 안 될 것이니 결과적으로 마음만 쓴 것이 된다. 그저 노력할 만큼 했으면 됐지 하고 마음을 쉬고 기다릴 수밖에…

此其道也라. 故로 病有五하니 : 칠정이 이렇게 무서운 것이다. 칠정이 五藏의 성능을 乘해 버리는 것이다.

五五二十五變이라 反其傳化하니 傳乘之名也니라. : 그 傳化하는 것을 反하였으니 정상이 안 되고 傳해 이기는 것을 말한 것이다.

七章 藏氣法時論

藏氣法時는 五藏 기운이 사시에 法한다. 즉, 五藏과 四時 氣運과 똑같다는 것을 논한 글이다. 藏氣는 五藏六府, 皮血肉筋骨, 12經絡, 365穴혈 모두를 의미한다.

典據 **黃帝問曰 合人形하야 以法四時五行而治를 何如而從이며 何如而逆고 得失之意를 願聞其事하노라. 岐伯對曰 五行은 金木水火土也니 更貴更賤하야 以知死生하고 以決盛敗而定五藏之氣와 間甚之時와 死 生之期也니이다. 帝曰願卒聞之하노라.**

解說 **黃帝問曰 合人形하야 以法四時五行而治를 何如而從이며 何如而逆고 得失之意를 願聞其事하노라.** : 황제께서 물어 가로되, 사람 몸을 합하여 四時 五行에 본받아서 다스리기를 어떨 때 從으로 하고 어떨 때 逆으로 하는가? 원컨대 從해서 얻고 逆해서 잃는 것을 듣고자 한다.

岐伯對曰 五行은 金木水火土也니 更貴更賤하야 以知死生하고 以決盛敗而定五藏之氣와 間甚之時와 死生之期也니이다. : 기백이 대답하여 가로되 五行은 金水木火土니 서로 貴하기도 하고 賤하기도 하다. 이로써 생사를 알고 이로써 成敗를 결정하여, 五藏의 기운이 더하고 덜할 때와 죽고 사는 시간을 정한다.

帝曰願卒聞之하노라. : 원컨대 끝까지 들어 보겠노라.

逆從은 동정이다. 逆者正治 從者反治(至眞要大論), 更貴更賤이 있을 리가 없지만 귀천이 생기면 차별이 생긴다. 가령 봄에도 木火土金水의 기운이 다 있으나 木이 주관하므로 貴하다 하고, 다른 기운은 약하므로 賤하다 하겠다.

典據 **岐伯曰 肝主春하니 足厥陰少陽主治니 其日은 甲乙이라 肝苦急**

하니 急食甘而緩之라. 心主夏하니 手少陰太陽主治라 其日은 丙丁이요 心苦緩하니 急食酸以收之라. 脾主長夏하니 足太陰陽明主治라 其日은 戊己요 脾苦濕하니 急食苦以燥之라. 肺主秋하니 手太陰陽明主治라 其日은 庚辛이요 肺苦氣上逆하니 急食苦以泄之라. 腎主冬하니 足少陰太陽主治라 其日은 壬癸요 腎苦燥하니 急食辛以潤之니 開腠理致津液 通氣也라.

解說 **岐伯曰 肝主春하니 足厥陰少陽主治니** : 기백이 가로되, 간은 봄이 맡아 있으니 足厥陰과 足少陽이 주관하여 다스리고, 足厥陰肝經은 乙木이고 足少陽膽經은 甲木이다.

其日은 甲乙이라 肝苦急하니 急食甘而緩之라. : 그날은 甲, 乙이다. 간이 急한 것을 괴로워하니 급히 단것을 먹어서 완화하게 한다.

心主夏하니 手少陰太陽主治라 : 心은 여름을 맡아 있으니 手少陰과 手太陽이 주관하여 다스리고, 手少陰心經은 丁火이고 手太陽小腸經은 丙火이다.

其日은 丙丁이요 心苦緩하니 急食酸以收之라. : 그날은 丙, 丁이다. 心이 緩한 것을 괴로워하니 急히 신 것을 먹어서 거둔다. 夏는 천간으로 丙, 丁이며 陰陽五行으로는 丙은 陽火이며 小腸이고, 丁은 陰火이며 心이니, 藏府表裏로는 心은 藏이며 음이며 裏이고, 小腸은 府이며 양이며 表이다. 여름은 십이지지로는 巳, 午, 未이다.

脾主長夏하니 足太陰陽明主治라 : 脾는 長夏를 맡아 있으니 足太陰과 足陽明이 주관하여 다스리고, 足太陰脾經은 己土이고 足陽明胃經은 戊土이다.

其日은 戊己요 脾苦濕하니 急食苦以燥之라. : 그날은 戊, 己이다. 脾는 濕한 것을 괴로워하니 急히 쓴 것을 먹어 燥하게 한다. 皮, 血, 肉, 筋, 骨 어디든 활동이 안 되면 濕이 생긴다. 長夏는 천간으로 戊, 己이며 陰陽五行으로는 戊는 陽土이며 胃이고, 己는 陰土이며 脾이니 藏府表裏로는 脾는 藏이며 陰이며 裏이고 胃는 府이며 陽이며 表이다. 환절기는 십이지지로는 辰, 戌, 丑, 未이다.

肺主秋하니 手太陰陽明主治라 : 肺는 가을을 맡아 있으니 手太陰과 手陽明이 주관하여 다스리고, 手太陰肺經은 辛金이고 手陽明大腸經은 庚金이다.

其日은 庚辛이요 肺苦氣上逆하니 急食苦以泄之라. : 그날은 庚, 辛이다. 肺는 기운이 上逆하는 것을 괴로워하니 急히 쓴 것을 먹어서 내린다. 秋는 천간으로 庚, 辛이며 陰陽五行으로는 庚은 陽金이며 大腸이고, 辛은 陰金이며 肺이니 藏府表裏로는 肺는 藏이며 음이며 裏이고 大腸은 府이며 양이며 表이다. 가을은 십이지지로는 申, 酉, 戌이다.

苦氣治上逆(苦寒) : 黃芩, 大黃, 升麻, 桔梗

苦以泄之(苦寒) : 天門冬, 沙蔘

腎主冬하니 足少陰太陽主治라. : 腎은 겨울을 맡아 있으니 足少陰과 足太陽이 주관하여 다스리고, 足少陰腎經은 癸水이고 足太陽膀胱經은 壬水이다.

其日은 壬癸요 腎苦燥하니 急食辛以潤之니 開腠理 致津液 通氣也라. : 그날은 壬, 癸이다. 腎은 燥한 것을 괴로워하니 急히 매운 것을 먹어서 潤하게 한다. 이렇게 해서 腠理를 열고 津液을 대고 기운을 통한다.

典據 **病在肝하면 愈於夏하고 夏不愈하면 甚於秋하고 秋不死하면 持於冬하고 起於春이니 禁當風이니라. 肝病者는 愈在丙丁하니 丙丁에 不愈하면 加於庚辛하고 庚辛에 不死하면 持於壬癸하고 起於甲乙이니라. 肝病者는 平旦에 慧하고 下晡에 甚하고 夜半에 靜이니라. 肝欲散하니 急食辛以散之하고 用辛補之요 酸瀉之니라.**

解說 **病在肝하면 愈於夏하고 夏不愈하면 甚於秋하고 秋不死하면 持於冬하고 起於春이니 禁當風이니라.** : 병이 木에 있으면 木生火이니 여름은 火로 泄氣(나의 자식)라 큰 문제는 아니며 또한 여름은 낮이 길어 生할 시간이 많다. 가을은 金이니 金克木이라 官(나를 지배하는

자)이며 讎(원수)에 해당되니 木이 상당히 힘들다. 여름보다도 가을은 肝病에 조건이 나쁘며 또한 가을은 收斂하니 肝의 升達 기운을 오그린다. 겨울은 水이며 收藏하는 계절이니 水生木이라 별 탈이 없겠고 봄은 升達이니 木의 계절이라 훨씬 수월해질 것이나 木 자체가 병들었으니 자체가 약한데 약해진 木에 風으로 흔들어 대면 좋겠는가.

肝病者는 愈在丙丁하니 丙丁에 不愈하면 加於庚辛하고 庚辛에 不死하면 持於壬癸하고 起於甲乙이니라. : 肝이 병든 사람은 丙丁에 낫고, 肝은 木이고 丙丁은 火이니 泄氣에 해당되어 큰 문제는 아니다. 丙丁에 낫지 않으면 庚辛에 더하고, 肝은 木이고 庚辛은 金이니 官이며 讎에 해당되니 木이 상당히 힘들다. 가을의 燥凉한 기운이 春木을 克하니 庚辛에 죽지 않으면 壬癸에 그럭저럭 견디다가 甲乙에 일어난다.

肝病者는 平旦에 慧하고 下晡에 甚하고 夜半에 靜이니라. 肝欲散하니 急食辛以散之하고 用辛補之요 酸瀉之니라. : 肝이 병든 사람은 새벽에 경쾌하고 저녁에 심하고 밤중에는 그만그만하다(慧는 이제 병상에서 일어남을 아는 것이다.). 肝은 升達을 바라니 급히 매운 것을 먹어서 升達시키고, 매운 것으로 補하고 신 것으로 瀉한다.

典據 **病在心하면 愈於長夏하고 長夏에 不愈하면 甚於冬하고 冬不死하면 持於春하고 起於夏하나니 禁溫食熱衣니라. 心病者는 愈在戊己하고 戊己에 不愈하면 加於壬癸하고 壬癸에 不死하면 持於甲乙하고 起於丙丁이니라. 心病者는 日中에 慧하고 夜半에 甚하고 平旦에 靜이니라. 心欲耎하니 急食鹹以耎之하고 用鹹補之요 甘瀉之니라.**

解說 **病在心하면 愈於長夏하고 長夏에 不愈하면 甚於冬하고 冬不死하면 持於春하고 起於夏하나니 禁溫食熱衣니라.** : 병이 心에 있으면 心은 火이며 환절기(長夏)는 相火로 同屬이니 큰 문제는 아니며 환절기(長夏)에 낫고, 환절기(長夏)에 낫지 않으면 겨울에 심하다. 心은 여름이며 火이고 겨울은 水이니 官(나를 지배하는 자)이며 讎(원수)에

해당되니 水克火라 火가 상당히 힘들다. 겨울에 죽지 않으면 봄에 그럭저럭 견디다가 여름에 일어나니, 뜨거운 것을 먹고 덥게 입는 것을 금한다.

心病者는 愈在戊己하고 戊己에 不愈하면 加於壬癸하고 壬癸에 不死하면 持於甲乙하고 起於丙丁이니라. : 心이 병든 사람은 戊己에 낫고, 心은 火이고 戊己는 土이니 火生土라 泄氣에 해당되니 큰 문제는 아니며 戊己에 낫지 않으면, 壬癸에 더하다. 心은 火이고 壬癸는 水이니 官이며 讎에 해당되니 水克火라 火가 상당히 힘들다. 壬癸에 죽지 않으면 甲乙에 그럭저럭 견디다가 丙丁에 일어난다.

心病者는 日中에 慧하고 夜半에 甚하고 平旦에 靜이니라. 心欲耎하니 急食鹹以耎之하고 用鹹補之요 甘瀉之니라. : 心이 병든 사람은 한낮에 상쾌하고 밤중에 심하며 새벽에는 그만그만하다. 心은 耎하기를 바라니 급히 짠 것을 먹어서 耎하게 하고, 짠 것으로 補하고 단것으로 瀉한다.

典據 **病在脾하면 愈於秋하고 秋不愈하면 甚於春하고 春不死하면 持於夏하고 起於長夏하나니 禁寒食飽食 濕地濡衣니라. 脾病者는 愈在庚辛하고 庚辛에 不愈하면 加於甲乙하고 甲乙에 不死하면 持於丙丁하고 起於戊己니라. 脾病者는 日昳에 慧하고 日出에 甚하고 下晡에 靜이니라. 脾欲緩하니 急食甘以緩之하고 用苦瀉之요 甘補之니라.**

解說 **病在脾하면 愈於秋하고 秋不愈하면 甚於春하고 春不死하면 持於夏하고 起於長夏하나니 禁寒食飽食 濕地濡衣니라.** : 병이 脾에 있으면 土生金이니 秋는 金으로 泄氣라 큰 문제는 아니며 가을에 낫고, 가을에 낫지 않으면 봄에 심하다. 脾는 土이고 봄은 木이니 官이며 讎에 해당되니 木克土라 土가 상당히 힘들다. 봄에 죽지 않으면 여름에 그럭저럭 견디다가 환절기에 일어나니, 차게 먹는 것과 포식하는 것, 습기가 찬 땅에 기거하는 것과 젖은 옷 입는 것을 금한다.

脾病者는 愈在庚辛하고 庚辛에 不愈하면 加於甲乙하고 甲乙에 不死

하면 持於丙丁하고 起於戊己니라. : 脾가 병든 사람은 庚辛에 낫고, 脾는 土이고 庚辛은 金이니 泄氣에 해당되어 큰 문제는 아니다. 庚辛에 낫지 않으면 甲乙에 더하고 脾는 土이고 甲乙은 木이니 官이며 鬼에 해당되니 木克土라 土가 상당히 힘들다. 甲乙에 죽지 않으면 丙丁에 그럭저럭 견디다가 戊己에 일어난다.

脾病者는 日昳에 慧하고 日出에 甚하고 下晡에 靜이니라. 脾欲緩하니 急食甘以緩之하고 用苦瀉之요 甘補之니라. : 脾가 병든 사람은 석양 무렵에 경쾌하고 해 뜰 때 심하고 오후에는 그만그만하다. 脾는 緩하기를 바라니 급히 단것을 먹어 완화하게 하고, 쓴 것으로 瀉하고 단 것으로 補한다.

典據 **病在肺하면 愈於冬하고 冬不愈하면 甚於夏하고 夏不死하면 持於長夏하고 起於秋하나니 禁犯焠烸溫灸衣니라. 肺病者는 愈在壬癸하고 壬癸에 不愈하면 加於丙丁하고 丙丁에 不死하면 持於戊己하고 起於庚辛이니라. 肺病者는 下晡에 慧하고 日中에 甚하고 夜半에 靜이니라. 肺欲收하니 急食酸以收之하고 用酸補之요 辛瀉之니라.**

解說 **病在肺하면 愈於冬하고 冬不愈하면 甚於夏하고 夏不死하면 持於長夏하고 起於秋하나니 禁犯焠烸溫灸衣니라.** : 병이 肺에 있으면 金生水이니 가을은 金이고 겨울은 水로 泄氣니 큰 문제는 아니며 겨울에 낫고, 겨울에 낫지 않으면 여름에 심하다. 여름에 죽지 않으면 환절기에 그럭저럭 견디다가 가을에 일어난다. 다림질과 뜸과 옷을 덥게 입는 것을 금한다.

肺病者는 愈在壬癸하고 壬癸에 不愈하면 加於丙丁하고 丙丁에 不死하면 持於戊己하고 起於庚辛이니라. : 肺가 병든 사람은 壬癸에 낫고, 폐는 金이고 壬癸는 水이므로 泄氣에 해당되니 큰 문제는 아니다. 壬癸에 낫지 않으면 丙丁에 더하고, 肺는 金이고 丙丁은 火이므로 官이며 鬼에 해당되니 火克金이라 金이 상당히 힘들다. 丙丁에 죽지 않으면 戊己에 그럭저럭 견디다가 庚辛에 일어난다.

肺病者는 下晡에 慧하고 日中에 甚하고 夜半에 靜이니라. 肺欲收하니 急食酸以收之하고 用酸補之요 辛瀉之니라. : 肺가 병든 사람은 저녁에 상쾌하고 한낮에 심하며 밤중에는 그만그만하다. 肺는 거두기를 바라니 급히 매운 것을 먹어 거두고, 신 것으로 補하고 매운 것으로 瀉한다. 肝은 陰中之陽인 까닭에 辛酸으로 구하고, 肺는 陽中之陰인 까닭에 酸辛으로 구한다.

典據 **病在腎하면 愈在春하고 春不愈하면 甚於長夏하고 長夏에 不死하면 持於秋하고 起於冬하나니 禁犯寒飮食寒衣니라. 腎病者는 愈在甲乙하고 甲乙에 不愈하면 加於戊己하고 戊己에 不死하면 持於庚辛하고 起於壬癸니라. 腎病者는 夜半에 慧하고 四季에 甚하고 下晡에 靜이니라. 腎欲堅하니 急食苦以堅之하고 用苦補之요 鹹瀉之니라.**

解說 **病在腎하면 愈在春하고 春不愈하면 甚於長夏하고 長夏에 不死하면 持於秋하고 起於冬하나니 禁犯寒飮食寒衣니라.** : 병이 腎에 있으면 水生木이니 봄은 木으로 泄氣에 해당되니 큰 문제는 아니다. 봄에 낫고, 봄에 낫지 않으면 환절기에 심하고, 환절기에 죽지 않으면 가을에 그럭저럭 견디다가 겨울에 일어난다. 차게 먹고 마시는 것과 차게 입는 것을 금한다.

腎病者는 愈在甲乙하고 甲乙에 不愈하면 加於戊己하고 戊己에 不死하면 持於庚辛하고 起於壬癸니라. : 腎이 병든 사람은 甲乙에 낫고, 腎은 水이고 甲乙은 木이니 泄氣에 해당되므로 큰 문제는 아니다. 甲乙에 낫지 않으면 戊己에 더하고, 腎은 水이고 戊己는 土이니 官이며 讎에 해당되니 土克水라 水가 상당히 힘들다. 戊己에 죽지 않으면 庚辛에 그럭저럭 견디다가 壬癸에 일어난다.

腎病者는 夜半에 慧하고 四季에 甚하고 下晡에 靜이니라. 腎欲堅하니 急食苦以堅之하고 用苦補之요 鹹瀉之니라. : 腎이 병든 사람은 밤에 상쾌하고 사계에 심하고 저녁에는 그만그만하다. 腎은 堅하기를 바라니 급히 쓴 것을 먹어서 堅하게 하고, 쓴 것으로 補하고 짠 것으로

瀉한다. 쓴 것으로 腎을 補한다는 것은 苦熱한 것으로 濕을 말리는 것이다. 짠 것으로 腎을 瀉한다는 것은 耎하게 하여 積을 삭이는 것이다.

典據 **夫邪之客於身也에 以勝相加하다가 至其所生而愈하고 至其所不勝而甚하다가 至其所生而持하고 自得其位而起하나니 必先定五藏之脈이라야 乃可言間甚之時와 死生之期也니라.**

解說 무릇 邪氣가 몸에 客할 때 이기는 것으로써 서로 더하다가, 生하는 곳에 이르러서는 낫고, 이기지 못하는 곳에 이르러서는 심하다가, 生하는 곳에서는 그럭저럭 견디고, 제자리를 얻어서는 일어나니, 반드시 먼저 오장의 맥을 정해야 이에 병이 더하고 덜한 때와 죽고 사는 때를 말할 수 있다.

典據 **肝病者는 兩脇下痛引少腹하며 令人善怒하고 虛則目䀮䀮無所見하며 耳無所聞하고 善恐如人將捕之하고 氣逆則頭痛하고 耳聾不聰頰腫이니라.**

解說 **肝病者는 兩脇下痛引少腹하며** : 肝의 성능은 봄이니 生이요 升達이다. 위로 크고 옆으로도 큰다. 肝病은 자체가 生, 升達을 못하는 것도 병이고, 또 木侮金(木實), 土侮木(木虛)을 하는 것도 병이다. 여기는 肝 자체가 升達을 못 하는 것을 말하는 것이다. 그 원인은 반드시 봄에 升達해서 차차 여름에 받아 長하고 가을에 收하며 겨울에 藏하는 것을 자꾸 받아 相生이 중지하지 않아야 한다. 그런데 肝에 병이 들면, 밖으로 나타나는 것이 兩脅下痛 引少腹, 升達이 제 마음대로 확실치 못하니 鬱氣가 차는 것이다. 少腹은 肝經絡이 여기까지 내려왔으니 疝症을 肝이라 하듯이 引少腹하는 것이다. 升達을 제대로 하면 막힐 리도 당길 리도 없다. 자체로서 抑鬱을 당한 것이고 또 외

부의 邪氣도 있을 것이다.

令人善怒하고 : 肝의 성정은 怒性이라 肝에 병이 들면 자체에서 억울이 생겨 제 經絡에서 升達이 안 되니 성이 난 것이다. 肝이라 했을 때 경락, 신경, 혈관, 힘줄 등 生氣出入하는 조직체 전부가 肝에 속해 있다. 그러므로 여기서 억울이 생겨 怒가 생기는 것이다. 肝은 물체로 木인데 나무를 보면 굵은 가지에서 가는 가지가 나오고 가는 가지에서 더 가는 가지가 나오듯이 힘줄, 혈관, 신경의 모습이 이 가지 모양으로 나오는 것이니 筋屬肝의 모습을 넓게 생각해야 한다. 둥치가 움찔거리면 가지가 흔들리는 모습이 令人善怒인 것이다.

虛則目䀮䀮無所見하며 耳無所聞하고 : 肝이 병들면 처음에는 성도 나겠으나 시일이 지나면 성을 낼 힘도 없어진다. 이미 원기가 虛해지고 기운이 다 떨어진 것이다. 눈이 흐릿해서 잘 보이지도 않고 잘 들리지도 않는다.

善恐如人將捕之하고 : 恐이란 튼튼한 사람은 괜찮으나, 간이 병들어 모든 기운이 다 떨어지면 생기가 위축되어 조그만 일에도 恐하는 것이다. 如人將捕之라, 다른 사람이 나를 잡으러 올 것처럼 겁이 나는 것이다. 이것은 기운이 아래로 처져서 그런 것으로 많이 虛한 것이다. 五藏에서 위로 올라가는 기운은 봄과 여름 기운, 즉 肝, 心의 본래 성정인 升達, 炎上이다. 이 기운이 아래로 처지면 恐이 되는 것이다. 恐卽氣下하는 것이다.

氣逆則頭痛하고 耳聾不聰頰腫이니라. : 기운이 위로 올라가면 頭痛, 耳聾, 不聰, 頰腫할 것이다. 氣逆은 올라가서 못 내려오는 것을 말한다.

典據 **心病者는 胸中이 痛하고 脇支滿하며 脇下痛하고 膺背肩胛間이 痛하며 兩臂內痛하고 虛則胸腹大하고 脇下與腰背로 相引而痛이니라.**

解說 **心病者는** : 心의 본 성정은 長, 炎上인데 살아 있는 자연으로서는 水升火降이 성능이다. 성능으로 생리작용을 이해하고 있어야 한

다. 心者 君主之官으로서 五藏六府의 상황을 총괄하여 지휘하고 결정한다.

胸中이 痛하고 : 은혜가 백성에까지 가야 하는데 중간에 떡 막아 놓으니 임금의 令이 하나도 통할 수 없어 갑갑증이 난 것이 胸中痛이다. 이것 역시 칠정이다. 칠정이라는 것도 궁극으로는 타고난 것이니 체질적 성정인 것이다. 이것 역시 中焦를 살피고 火降, 水升의 상황을 살피고 난 후 처방해야 될 것이다.

脇支滿하며 脇下痛하고 : 脅支滿이니 이게 中盛藏滿이다. 脅支滿, 脅支도 筋과 같은 것이니 脅支滿하는 것도 유통이 안 되어서 그런 것이다. 脅支滿하니 脅下痛이 될 수밖에 없다.

膺背肩胛間이 痛하며 兩臂內痛하고 : 膺背肩胛間이 痛, 앞이 그러니 뒤도 그럴 것이다. 膺背肩胛間의 조직체가 긴장하여 소통이 안 되니 兩臂內痛하는 것이다.

虛則胸腹大하고 : 위에 脇下痛, 膺背肩胛間痛, 兩臂內痛할 때는 그래도 기운이 조금이라도 남아 있어 心이 제 혼자라도 用力을 써서 하겠지만, 이제는 그럴 기운도 없다. 虛하여 출입이 안 되어 胸腹으로 기운이 다 막힌 것이다.

脇下與腰背로 相引而痛이니라. : 胸腹, 腰背, 脅下로 기운이 적으니 소통이 잘 안 되는 것이다. 三焦, 營衛가 활동이 안 되는 것이다. 心이란 것은 본 성능은 炎上이지만 水升火降이 되어야 할 것이다. 水升火降이 되고 火遊於行其間이 되어 藏德不止(장덕부지)가 되어야 할 것이다. 꼭 心藏 기운뿐만 아니라 모든 기운이 그러해야 한다. 虛라는 것은 藏德止한 것이다. 痛症은 내 생명력이 활동을 못 할 때 생기는 것이다. 순조롭게 활동이 안 되어서 그런 것이다.

典據 **脾病者는 身重善肌하고 肉痿하며 足不收行하며 善瘛하야 脚下痛하고 虛則腹滿腸鳴하며 飧泄食不化니라.**

解說 **脾病者는** : 脾는 환절기(長夏)이다. 長夏는 生, 長, 收, 藏과

肝, 心, 肺, 腎, 즉 春, 夏, 秋, 冬이 모두 합해져 있는 것이다. 脾는 倉廩之官이니 음식을 소화해서 모든 영양을 필요한 대로 가져가는 것이다. 皮, 血, 肉, 筋, 骨뿐 아니라 어디든 다 배합하는 것인데, 脾病이 되면 받은 것을 소화시키지도 못하고 흡수도 못하며 배합도 원활히 못하게 된다.

身重善肌하고 : 소화시키지도 못하고, 흡수도 못하고, 배합도 원활하지 못하니 근육조직에 영양공급은 부실해지고 陰平陽秘가 되지 않으므로 몸 자체가 불안해하며 지방을 축적하기 시작하여(몸이 살이쪄서?) 무거워지는 것이다. 요새는 남녀노소 할 것 없이 살 잘 찌는 사람은 이런 경우이다. 완전한 소화, 흡수, 배설이 이루어지면 인체 내에서 지방 축적을 그렇게까지 하지 않는다. 먹는 것이 많을지라도 소화, 흡수가 원활하지 않아 다른 때보다 영양공급이 줄어들면 도리어 몸에서는 지방을 축적하는 것이다. 제대로 씹지 않고 식사를 빨리하는 사람들도 마찬가지 경우이다. 칠정에 사로잡히면 먹는 것으로 우울한 마음을 위로 받고 잊어버리려고 한다. 먹는 것을 즐기게 되는 것이다.

肉痿하며 : 살이란 반들반들하고 탄력이 있어야 하는데 얼굴이 누르스름하고 푸석하고 부기가 있으며 윤기가 없다. 살이 찐 것인지 지방이 불어난 것인지 탱탱하지 않다. 또 탱탱하기는 해도 광택이 없다. 살짝 부딪쳐도 아프고, 상처가 나도 잘 아물지를 않는다. 그것은 내생기가 출입이 안 되어서 잘 안 낫는 것이다. 이는 습기가 꽉 차서 그런 것이다. 모조리 칠정이다. 그 옛날 존재들께서 칠정이 이렇게 무서운 것이라고 가르치고 있는 것이다. 칠정이라는 것도 궁극적으로는 타고난 것이니 체질적 성정인 것이다. 이것 역시 中焦를 살피고 火降水升의 상황을 살피고 난 후 처방해야 될 것이다.

足不收行하며 : 몸은 무거워지고 하체는 힘이 자꾸 약해지는 것이다. 요즈음 아이들은 스트레스를 많이 받고, 간식도 많이 먹고, 양약도 자주 복용하여 위장이 나쁘다. 또한 성장은 해야 되는데 다리에 힘도 없고 아프다고 하는 경우가 이것이다. 濕도 보고, 鬱도 봐서 치료하면 되는데 이것도 결국은 칠정인 것이다. 칠정이라는 것도 궁극적으로는 타고난 것이니 체질적 성정인 것이다. 이것 역시 中焦를 살피고 火降水升의 상황을 살피고 난 후 처방해야 될 것이다.

좋은 처방은 진실함에 있으니, 너무 간단하거나 번다하거나 교묘해도 안 되고, 간단하면서도 생략되지 않고, 번다하면서도 복잡하지 않으며, 화려하면서도 사치스럽지 않고, 교묘하면서도 재주부리지 않아야 좋은 처방인 것이다.

善瘛하야 脚下痛하고 : 살이 자주 실룩거리고, 다리가 아프다. 肉痿해서 습기가 꽉 찼으니 간이 제 성능을 발휘할 수 없고 君主之官의 명령도 잘 안 되는 것이다. 中焦가 막혀 火降水升이 안 되는 것이다.

虛則腹滿腸鳴하며 飧泄食不化니라. : 腸鳴이라 배가 자주 꾸르륵꾸르륵한다. 소화기 자체에서 답답하니 용을 쓰는 것인데 많이 무력한 상태이다. 설사를 자주 하고 음식물이 소화가 안 되고 대변으로 그냥 나오는 과민성대장증후군이다. 양의들은 내용도 모르고 병명은 잘도 만들어 낸다. 내용을 모르니 원인을 알 수 없고, 원인을 모르니 치료대책이 없는 것이다.

典據 **肺病者는 喘欬逆氣하고 肩背痛하며 汗出尻陰股膝髀腨胻足이 皆痛하고 虛則少氣不能息하며 耳聾嗌乾이니라.**

解說 **肺病者는** : 肺는 肺主氣하며 呼出心肺하니 宣布도 잘하고 동시에 吸入肝腎해서 收藏하고 收斂도 잘해야 하는 것이다.

喘欬逆氣하고 肩背痛하며 : 肺主氣하므로 肺가 呼吸할 때 呼出心肺吸入肝腎해서 上, 下 어디 안 가는 데가 없다. 그러니 肺主氣이다. 그런데 肺病이 되어 기운이 上焦에서만 活動을 해 대니 喘欬逆氣라 숨이 차고 기침을 하는데 이것은 吸入肝腎이 안 되는 것이다. 이는 宣布가 고루 잘 안 되고 기운이 上焦에서만 활동을 하는 것이다. 背屬肺分이라 제 부분이니 아플 수밖에 없다. 吸入肝腎이 안 되는 것 역시 中焦를 제일 먼저 살펴야 할 것이다. 中焦가 막혔다면 火降치 못하고 火升되어 灼金肺된다. 中焦가 막힌 이유는 또한 체질적인 문제가 가장 근본 원인이 된다. 木乘土되는 膽實, 肝實 體質 水侮土되는 膀胱實, 腎實 體質을 진맥으로 감별하고 체질침 치료로서 확인할 수 있는 것이다. 이렇게 원인을 찾아 유추해 나가야 하며 병증의 원인을 알아내야 진정한 치료라 할 수 있는 것이다. 병증에 사로잡히지 말아야 한다. 하지만 증상이 급박할 때는 증상부터 완화한 다음 원인 치료를 해야 할 것이다. 醫者는 本治 또는 標治 모두 선택의 재량을 갖추고 있어야 할 것이다.

汗出尻陰하고 : 汗出은 살아 있기 때문에 땀이 나는 것이다. 우주 공간에도 비가 오는 것은 태양이 지구를 쬐어 수분이 올라가 찬 공기가 만나면 구름이 되고, 많이 모이면 시커먼 구름이 되며 따뜻한 공기를 만나면 녹아서 비가 오는 것이다. 이와 같이 水火不交하여 灼金肺가 되니 金生水 할 수 없으므로 尻陰, 즉 꼬리뼈에 땀이 잘 차는 것이다.

股膝髀腨胻足이 皆痛하고 : 水火不交로 心肺는 心肺대로 肝腎은 肝腎대로 소통이 안 되니 상체는 상체대로 문제가 생기고 하체는 하체대로 股膝髀腨胻足이 개통한 것인데 많이 虛해진 것이다. 補하면서 유통을 시켜야 한다. 봄, 여름(肝, 心)의 생명 활동은 잘 되는데 가을, 겨울(肺, 腎)의 생명 활동이 부실하게 된다면 이듬해 봄(간)의 생명 활동은 당연히 부실해질 수밖에 없을 것이다.

虛則少氣不能息하며 耳聾嗌乾이니라. : 아래로 내려가는 기운은 적고 위로 올라가는 기운도 적어졌다. 기운이 없어 숨쉬기도 힘들어졌다. 喘은 아니라도 숨이 가쁘다. 耳聾嗌乾, 肺腎이 모두 허해진 것이다.

典據 **腎病者는 腹大脛腫하고 喘欬身重하며 寢汗出하고 憎風하며 虛則胸中이 痛하고 小腹大腹이 痛하고 淸厥意不樂이니라.**

解說 **腎病者는** : 腎은 제일 밑, 冬臧이다. 藏하는 성능이다. 그러나 藏만 해서는 안 되고 반드시 水升도 해야 된다. 우리 지구가 밑에 있으니 腎이라 하자. 태양이 쬐어 주면 수분이 올라가서 비가 되어 내

려오고 또 올라가고 이래야지 만일 태양이 쬐어 주지 않아 흡수하지 않으면 지구에 곰팡이, 이끼가 피고 땅이 죽을 것이다. 반드시 상, 중, 하가 같이 활동해야 된다. 하늘과 땅의 교류가 되지 않는다면 땅은 생명력을 잃게 될 것이다. 腎은 본성은 藏을 하지만, 水升火降이 되어야 하는 것이다. 腎病者는 火가 내려와서 水升火降이 잘 되면 병이 되지 않는데 이것이 안 되니 병이 드는 것이다. 火降이 되려면 中焦의 관찰은 필수 조건이 된다.

腹大脛腫하고 喘欬身重하며 : 배가 크고 종아리가 붓는 것은 水가 배설이 안 되어서 그런 것이다. 기운이 순조롭지 못하여 氣化則能出이 안 되는 것이다. 呼出心肺, 吸入肝腎해야 하는데 腎이 병이 들어 서로 접속이 안 되니 몸이 무겁고 喘欬가 일어난다.

寢汗出하고 : 寢汗出은 盜汗이다. 낮에 水升火降되어 전부 올라가면 밤에 쉴 것인데 腎氣가 부족하니 밤에 쉴 때에도 애를 써 盜汗이 나는 것이다. 盜汗은 반드시 腎藏의 문제이고 心腎不交이다. 思慮症, 칠정이 많은 사람이 心腎不交하여 寢汗出하는 것이다. 이 또한 中焦를 제일 먼저 관찰하여야 할 것이며 中焦의 문제가 생긴 것은 木乘土가 된 것인지 水侮土가 된 것인지 체질을 찾아야 할 것이다.

憎風하며 : 바람을 싫어한다. 안 그래도 腎氣가 부족하여 津液이 부족한데 바람이 싫을 수밖에 없다. 기운이 있으면 여간 바람이 불어도 흔들리지 않을 것인데 기운이 약하니 흔들리는 것이다.

虛則胸中이 痛하고 : 소통출입이 안 되는 것이다.

小腹大腹이 痛하고 : 小腹이든 大腹이든 氣滯가 되어 소통이 안 된다.

淸厥意不樂이니라. : 厥은 소통이 안 되어 들어오지도 나가지도 못하고 있는 것이다. 이것을 해결해 보려고 생기가 활동을 해 대는데 즐겁지를 않고 갑갑증이 난다. 즉, 화닥증이 나는 것이다. 사람이 파리한 게 추워 보이고 화색이 하나도 없이 감기든 것처럼 오한기가 있으면 淸厥이다. 淸이란 차갑다는 뜻이다. 차가운 것이 厥하여 있다는 것이다. 우주 공간과 내 생기가 꼭 같다. 수도 없이 「素問」은 똑같다고 우리를 가르치고 있다.

典據 **大骨이 枯槁하며 大肉이 陷下하고 胸中이 氣滿하며 腹內痛하고 心中이 不便하야 引肩項하며 身熱하고 破䐃脫肉하며 目眶이 陷하고 眞藏이 見하야 不見人하면 立死하고 其見人者는 至其所不勝之時則死니라.**

解說 **大骨이 枯槁하며 大肉이 陷下하고** : 五藏이 모두 다 병들어 大骨이 枯槁라 큰 뼈가 마르고 마른다(팔, 다리, 척추 뼈는 大骨이다.). 大肉이 陷하고 넓적다리, 장딴지, 팔뚝 근육 이것이 大肉이다. 이런 大肉이 빠지고 힘을 쓰지 못 한다.

胸中이 氣滿하며 : 胸中에 기운이 그득하게 찬다. 이것은 기운이 많아서 차는 게 아니라, 기운이 虛하니 소통이 안 되어 胸中이 그득하고 갑갑한 것이다. 들숨이 잘 되지 않는다.

腹內痛하고 心中이 不便하야 引肩項하며 身熱하고 : 배도, 心中도 불편하고, 肩項은 당기고, 신열(이것은 심한 열이 아니고 몸이 마르고 기운은 떨어져서, 즉 몸이 힘들어서 나는 미열이다.)이 난다.

破䐃脫肉하며 : 뼈와 가죽만 남을 정도로 창자 속의 기름이 마르고, 팔다리의 큰 근육들이 심하게 빠지고 말라 버린 것이다.

目眶이 陷하고 眞藏이 見하야 不見人하면 立死하고 : 눈두덩이가 푹 꺼지고 眞藏은 맥이 없는 것, 즉 五脈이 안 나타나는 것을 말한다. 그래도 죽기 전까지 胃脈은 조금 나타난다. 不見人이라 사람을 잘 안 만나려고 한다. 자기 자신의 몰골도 보여주기 싫고, 반갑게 말할 기운도 없으니 사람을 보기 싫어하는 것이다. 이런 상황이면 立死, 곧 죽는 것이다.

其見人者는 至其所不勝之時則死니라. : 이런 상황에서도 사람을 보기를 좋아하는 사람은 至其所不勝, 제가 이기지 못하는 때에 이르러서 죽는다. 평상시에 잘 견디지 못하는 계절에 죽는 것이다.

典據 **肝色靑하니 宜食甘이니 粳米牛肉棗葵皆甘이요. 心色赤하니 宜食酸小豆犬肉李韭皆酸이요 肺色白이니 宜食苦이니 麥羊肉杏薤皆苦요**

脾色黃이니 宜食鹹이니 大豆豕肉栗藿皆鹹이요. 腎色黑이니 宜食辛이니 黃黍鷄肉桃蔥皆辛이라.

解說 **肝色青하니 宜食甘이니 粳米牛肉棗葵皆甘이요.** : 간은 升達하는 것이 본래의 성능인데 升達 기운이 너무 강할 때 단것을 먹는 것이 마땅하며 甘味가 많은 쌀, 소고기, 대추, 아욱 등으로 甘以緩之하여 升達 기운을 누그러뜨린다.

心色赤하니 宜食酸 小豆犬肉李韭皆酸이요. : 心은 炎上하는 것이 본래의 성능인데 炎上 기운이 너무 강할 때 신 것을 먹는 것이 마땅하며 酸味가 많은 小豆, 개고기, 자두, 부추 등으로 酸而收之하여 炎上 기운을 누그러뜨린다.

肺色白이니 宜食苦이니 麥羊肉杏薤皆苦요. : 肺는 수렴하고 宣布하는 것이 본래의 성능인데 宣布하는 기운이 너무 강할 때 쓴 것을 먹는 것이 마땅하며 보리, 양고기, 은행, 薤(고사리 비슷한 것) 등으로 苦而堅之로 선포하는 기운을 누그러뜨린다.

脾色黃이니 宜食鹹이니 大豆豕肉栗藿皆鹹이요. : 脾는 濡濕한 것이 본래의 성능인데 濡濕한 기운이 너무 강할 때 짠 것을 먹는 것이 마땅하며 콩, 돼지고기, 밤, 콩잎 등으로 濡濕의 기운을 鹹味로서 泄한다(鹹苦涌泄爲陰).

腎色黑이니 宜食辛 黃黍鷄肉桃蔥皆辛이라. : 腎은 潤下하는 것이 본래의 성능인데 潤下하는 기운이 너무 강할 때 매운 것을 먹는 것이 마땅하며 누런 기장, 닭고기, 복숭아, 파 등으로 潤下하는 기능을 辛味로서 누그러뜨린다,

典據 **辛散하고 酸收하고 甘緩하고 苦堅하고 鹹耎이라 毒藥은 攻邪하고 五穀은 爲養하고 五果는 爲助하고 五畜은 爲益하고 五菜는 爲充이니 氣味合而服之하야 以補精益氣니 此五者는 有辛酸苦甘鹹이 各有所利니 或散或收或緩或急或堅或耎이라. 四時五藏病이 隨五味所宜也니라.**

解說 **辛散하고 酸收하고 甘緩하고 苦堅하고 鹹耎이라** : 辛而散之라, 매운 맛은 내 기운을 흩트려 버린다. 酸而收之라, 신맛은 내 기운을 수렴한다. 甘而緩之라, 단맛은 내 기운을 완화시틴다. 苦而堅之라, 쓴맛은 내 기운을 견고하게 만들며 기운을 내린다(苦則氣下). 鹹而耎之라 짠맛은 내 기운을 연하게 한다.

毒藥은 攻邪하고 五穀은 爲養하고 五果는 爲助하고 五畜은 爲益하고 五菜는 爲充이니 : 독약은 삿된 것을 친다. 오곡은 양육하고, 오과는 양생에 도움이 되고, 五畜은 내 몸에 유익하며, 五菜는 내 몸을 충실하게 한다.

氣味合而服之하야 以補精益氣니 : 이것들의 氣味를 합해서 먹으면 補精益氣한다.

此五者는 有辛酸苦甘鹹이 各有所利니 或散或收或緩或急或堅或耎이라. : 此五者는 그 맛이 辛酸苦甘鹹한 것이다. 각각 우리 몸에 이익됨이 있다. 각 五味의 성능은 或散하고 或收하고 或緩하고 或急하고 或堅하고 或耎한다.

四時五藏病이 隨五味所宜也니라. : 四時五藏病에 五味를 갖추어 먹으면 더 좋다.

五味性能圖

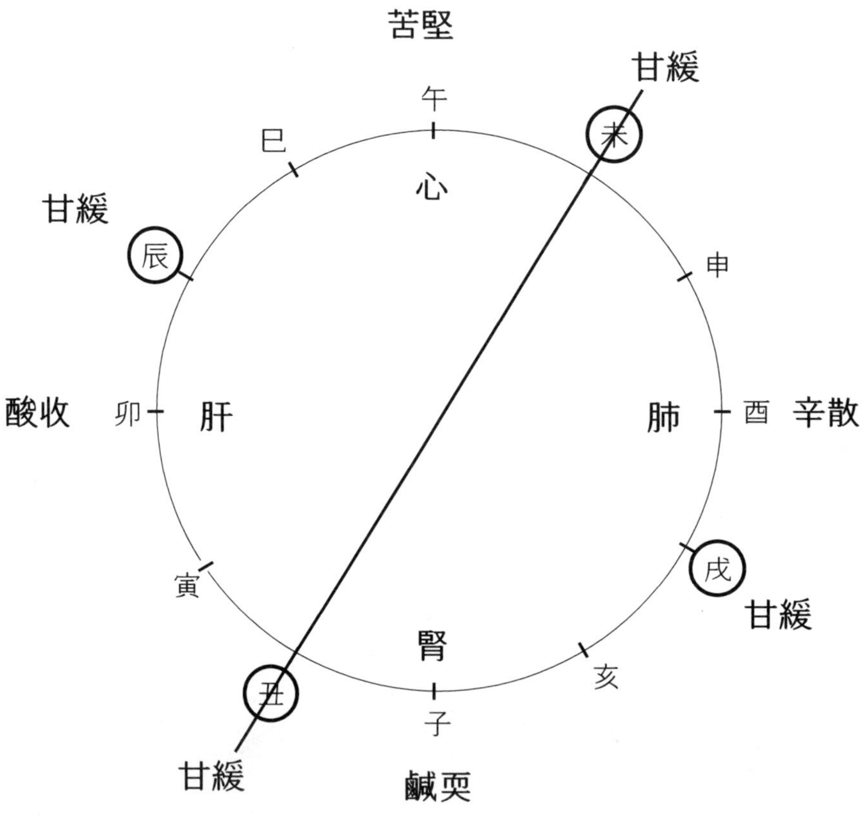

八章 脈要精微論

帝曰 願問要道하노라. 岐伯曰 治之要極 無失色脈(異法方宜論) 황제께서 '긴요한 도'를 물으니 기백이 대답하여 말하기를 "치료함에 있어 가장 중요한 요점은 환자의 색과 맥을 잃음이 없어야 된다."라고 하였다. 2250년 전 그 존재들의 가르침인 얼굴의 색과 손목에서 뛰고 있는 맥의 모습으로 병을 관찰할 수 있다는 것은 서양의학에서는 꿈도 꾸지 못할 위대한 가르침에 분명하다.

脈要精微는 맥의 요긴하고 정미로우며 미묘한 점에 대한 설명이다. 맥은 우리 몸에서 활동하고 있는 오장육부의 생명력의 상태, 즉 내 몸속 오장육부의 생명 활동이 이렇다고 맥으로 표현하고 있는 것이다. 그것을 감지하여 환자의 오장육부의 상태를 파악하는 것이다.

典據 **黃帝問曰 診法은 何如오. 岐伯對曰 診法은 常以平旦에 陰氣未動하며 陽氣未散하며 飮食未進하며 經脈未盛하며 絡脈調勻하며 氣血未亂故로 乃可診有過之脈이니다.**

解說 **黃帝問曰 診法은 何如오.** : 진찰하는 법은 어떻게 하는 것인가? 황제와 기백은 성인이므로 서로 물을 필요가 없었을 것이다. 후세에 우리들을 가르치기 위해 「素問」을 통하여 전하고 있는 것이다. 그런 존재들은 提挈天地하고 把握陰陽하며 視聽於八遠之外하는 분들이다.

「素問」에는 六府脈은 없고 五脈만 있다. 그러므로 합해 보면 되겠다. 大腸脈은 없으나 肺合大腸이니 肺脈으로 大腸脈을 볼 수밖에 없다. 겸해서 상상하면 된다. 같은 자리에서 府를 위로 보고 藏을 아래로 봄이 마땅하다. 肺脈이 유력하게 나오면 大腸도 유력하게 보고 肺脈이 무력하게 나오면 大腸脈도 무력하게 보면 되겠다. 左右脈이 다르거든 어디가 아픈 쪽인지 물어봐서 기력이 그리 약하지 않고 괜찮은데 한쪽이 약하게 나오면 그것이 대개 病所이다. 아픈 쪽이 약하다.

돋우면서 내리면(水升火降) 된다. 그러나 칠정에 사로잡혔거나 허약해 보이는 사람은 유력하게 나오는 그곳이 病所이다.

診法은 常以平旦에 : 진찰하는 법은 항상 이른 아침에 일어났을 때 그때 하는 것이 가장 정확하게 관찰할 수 있다.

陰氣未動하며 陽氣未散하며 : 우리가 일어나서 움직이기 전에 제일 먼저 눈부터 뜬다. 그래서 目屬肝이라 한다. 肝은 봄이므로 만물이 始生하는 처음이기에 인체도 똑같은 것이다. 肝主筋이므로 눈의 筋脈이 제일 먼저 활동을 한다. 陰은 유형체요, 陽은 무형체니 陰氣未動은 우리 몸뚱이가 아직 활동을 안 했다는 말이고, 陽氣未散은 잠에서 깨어나 별달리 정신을 쓰지 않았다는 말이다. 아침에 일어나서 몸도 특별히 활동하지 않았고 神(精, 氣, 神)도 활동을 덜 했을 때라야 脈이 제일 안정된 상태이니 그때 진맥하는 것이 가장 정확하다.

飮食未進하며 經脈未盛하며 : 음식이 들어가면 우리 육신이나 精, 氣, 神이 다 활동을 한다. 그러므로 음식이 미진하면 경맥이 미성한다. 환자 본연의 五藏六府를 올바르게 맥으로 상태를 표현할 것이다.

絡脈調勻하며 氣血未亂故로 乃可診有過之脈이니다. : 經脈이나 絡脈이나 모두 기혈이 혼란하지 않기 때문에 그때 맥을 가장 정확하게 감지할 수 있다.

典據 **切脈動靜而視精明하며 察五色하며 觀五藏有餘不足과 六府强弱과 形之盛衰하야 以此參伍하야 決死生之分이니다.**

解說 **切脈動靜而視精明하며** : 맥의 동정을 본다는 것은 動은 위로 올라가는 맥이고 靜은 아래로 내려가는 맥이다. 손으로 맥을 보면서 정신으로 動靜을 살피고, 눈으로는 환자의 눈동자의 精, 氣, 神이 어떤가를 관찰하고

察五色하며 觀五藏有餘不足과 : 얼굴에 나타나는 五色을 보면 五藏의 有餘不足을 대개 볼 수 있다. 有餘는 병이 없는 것이고 不足은 병이 있는 것이다. 脈이 정상으로 잘 뛰고, 눈의 精氣가 또렷하고, 五色이

정상으로 분명하면 그 사람은 생기가 有餘해서 병이 없는 사람이다.

六府强弱과 形之盛衰하야 以此參伍하야 決死生之分이니다. : 脈을 보고, 五色을 보고, 눈의 精氣를 봐서, 五藏의 有餘不足과 六府의 强弱, 形의 성쇠를 짐작하여 死生을 분간한다.

특별히 肺, 大腸 脈이 따로 있는 것이 아니므로 肺의 상황이 좋으면 大腸의 상황도 좋을 것이다. 前으로 보고 後로 보고 하는데 肺, 大腸이 合해 있다(肺合大腸). 둘이 연락이 같고 하는 행동도 같다(陰金-肺, 陽金-大腸). 六府의 강약은 五藏의 有餘不足과 한 가지로 보면 된다. 形은 우리 몸뚱이 전체이다. 以此參伍는 脈과 五色, 눈으로는 환자의 눈동자의 精, 氣, 神이 어떤가를 參伍하여서 死生을 분간한다는 말이다. 우리는 초조한 사람과 精氣가 實한 사람을 상상을 해봐야 한다. 형용하기는 어렵지만 저 눈은 초조한 눈이다. 저 눈은 精氣가 충실한 눈이다. 저 눈은 흐릿한 눈이니 기력이 없다 하고 상상을 해볼 수 있지 않은가. 얼굴빛도 이 사람은 원래 이런 바탕인데 이런 빛이 나타났으니 어떻겠구나 하고 생각해 보는 것이 察五色이다. 이런 것은 말로써 꼭 표현할 수 없으므로 한의사 본인이 상상해서 스스로 인정해야 한다. 성난 사람은 낯이 벌겋다. 그러나 성이 났지만 낯빛이 본래 하얀 사람도 있고, 누런 사람도 있다. 그러므로 성이 나면 전부 낯이 벌겋다고만 하는 것은 본바탕을 고려하지 않은 것이다. 바탕이 다르면 성을 냈을 때의 얼굴빛도 甲과 乙이 다를 것이다. 바탕에 따르며 살펴야 한다. 喜, 怒, 憂, 思, 悲, 恐, 驚이 모두 생기로서 나타나는 모양이 다 다를 것이다. 따라서 나타나는 얼굴빛도 다를 것이다. 風, 寒, 濕도 우리 생기를 위협하는 모양이 서로 다를 것이다. 脈도 다를 것이고 눈빛도 다를 것이다. 이것이 觀形察色하는 법이다. 切脈動靜視精明 察五色 이것이 곧 四診法이다. 그러니 의원이 切脈動靜視精明 察五色해야 하므로 의연하게 마음을 잘 챙겨야 되고 또 환자도 온전히 脈 잡히는 사람이 되어 아무것도 생각지 않아야 한다. 둘 다 하나가 되어야 하는 것이 제일 중요하다. 맥 봐달라는 사람이 딴 생각하고 맥 잡는 사람도 딴 생각하면 안 된다(病不許治者는 病必不治니 治之無功矣로다.).

典據 **夫脈者는 血之府也라 長則氣治하고 短則氣病하고 數則煩하고 大則病進하고 上盛則氣高하고 下盛則氣脹하고 代則氣衰하고 細則氣少하고 濇則心痛이라 渾渾革至如涌泉하면 病進而色弊하고 綿綿其去가 如弦絶하면 死이니다.**

解說 **夫脈者는 血之府也라** : 무릇 맥이라 하는 것은 혈의 곳집(창고)이라 예전에 창고에 여러 가지를 다 넣었듯이 맥에도 精, 氣, 神과 五行이 들어 있고 血은 주로 脈管에서 활동하니 脈者는 血之府也라 하는 것이다.

長則氣治하고 短則氣病하고 : 長短은 길고 짧다는 해석보다는 强弱, 過多 또는 過小로 보는 것이 좋다. 맥을 보면 손끝 전반에 가득 차 보이고 순조롭게 가는 것이 長의 모습이고 손끝에 가득 차 보이지 않고 맥이 순조롭지 않으면 短의 모습이겠다. 長이라 하는 것은 적당하게 노는 것으로써 좋다고 본다.

數則煩하고 : 煩은 그 사람의 마음이 복잡한 것이다. 대개 감기에 걸린 경우나 초조한 사람, 우울한 사람이 그럴 것이다. 칠정으로 올 수도 있고, 기혈이 순조롭지 못해 올 수도 있다. 기혈이 순조롭지 못할 때 정신이 따라서 순조롭지 못할 것이다.

大則病進하고 : 病進이란 병이 왔다는 말이다. 大는 대개 鬱氣 있는 사람이고, 혈압이 높은 사람도 그럴 수 있다. 鬱氣란 마음이 자유롭지 못하고 칠정에 얽매인 것이다. 가령 많이 뛰는 것도 大고 毛脈이 毛로 안 놀고 鉤로 노는 것도 大다. 말하자면 秋脈이 夏脈이 된 것이다.

上盛則氣高하고 下盛則氣脹하고 : 위로 올라오는 기운이 많으면 氣高하고 아래로 내려가는 기운이 많으면 위로 기운이 못 올라가니 아래에서 기운이 막혀 꽉 차므로 氣脹할 것이다. 가령 肺脈은 收斂하는 기상이라 내려오는 기운이 더 많아야 하는데 올라가는 기운이 더 많으면 문제가 되고 心脈이 오히려 내려가는 기운이 더 많으면 기운이 아래로 빠져 버리는 것이다. 肝脈은 升達하는 기운인데 오히려 내려가는 기운이 더 많다면 이것은 下盛則氣脹이다.

代則氣衰하고 : 代는 脈動 一代이다. 다시 말하면 부정맥이다. 代脈이 나타나면 기운이 쇠한 것이다. 「難經」 十一難에서 脈不滿五十動而一止면 一藏無氣者라고 가르치고 있다. 代脈은 섭섭할 때 잘 나타난다. 저 사람은 반드시 그렇지 않을 것인데 꼭 믿는 사람이 나를 해롭게 한다든지 속일 때 代脈이 나타난다. 이것도 칠정에 사로잡힌 것이다. 칠정에 심장이 충격을 받은 것이다.

細則氣少하고 濇則心痛이라 : 毛, 鉤, 代, 弦, 石 하나하나마다 細가 나타날 수 있다. 濇則心痛에서 濇은 깐깐한 것이다. 순조롭게 할 것 같으면 혈행이 원활하여 藏德不止가 될 것인데 濇할 때는 血行이 순조롭지 못해 藏德止가 되니 心痛이 될 것이다.

渾渾革至如涌泉하면 病進而色弊하고 : 渾渾은 물이 모여서 된 샘이 아니고 지하에서 올라오는 샘과 같은 것이다. 革이라 하는 것은 개혁혁명이니 기혈이 일정하지 않고(氣血亂) 자꾸 바뀌는 것이다. 일정하게 하지 않고 革하여서 솟는 샘과 같은 것은 병이 왔다는 말이다. 병이 나면 五色, 精, 氣, 神이 흐릿해지고, 色弊란 그 사람의 평상시 얼굴색과 달라진 것이다.

綿綿其去가 如弦絶하면 死이니다. : 면면은 솜이라 하는 것이 탄력성이 적다, 누르면 금방 원래대로 부풀어 오르지 못 한다. 기운이 영 없는 것을 의미한다. 그러면 죽는다.

典據 **夫精明五色者는 氣之華也라. 赤欲如帛裹朱요 不欲如赭하며 白欲如鵝羽요 不欲如鹽하고 青欲如蒼璧之澤이요 不欲如藍하며 黃欲如羅裹雄黃이요 不欲如黃土하며 黑欲如重漆色이요 不欲如地蒼이니 五色精微象見矣면 其壽不久也니이다.**

解說 **夫精明五色者는 氣之華也라.** : 이것은 觀形察色을 하는 것이다. 눈에도 肝, 心, 脾, 肺, 腎 五藏이 있으므로 눈이 맑아야 五色이 정당하게 나타나는 것이다. 무릇 精明에 五色이 나타난다는 것은 그

생명력이 잘 和平하게 藏德不止하면 五色이 아주 선명할 것이다. 얼굴에도 五色이 있다. 만일에 藏德이 안 되고 어지럽거나 하면 五色이 나타나는 게 달라질 것이다. 氣之華란 精, 氣, 神이 잘 나타난다는 말이다.

赤欲如帛裏朱요 不欲如赭하며 : 눈은 오색으로 나타나는데 붉은데 하얀 명주로 붉은 물체를 덮어씌워서 비추는 것과 같이 불그스름하게 윤기와 활성이 있는 것이 좋고, 붉은데 광채가 없이 검붉으면 안 좋은 것이다.

白欲如鵝羽요 不欲如鹽하고 : 흰 것은 흰색으로 나타나되, 오리털처럼 윤택이 있어야지 소금처럼 흐릿해서는 안 된다.

靑欲如蒼璧之澤이요 不欲如藍하며 : 푸른 것은 광택이 나는 윤택한 것이 좋고 검푸른 것은 좋지 않다.

黃欲如羅裏雄黃이요 不欲如黃土하며 : 황은 비단으로써 雄黃을 싼 것 같이 윤택한 것이 좋고 황토처럼 누르스름하면 기운이 없는 것이다.

黑欲如重漆色이요 不欲如地蒼이니 : 검은 것은 漆처럼 반짝반짝 윤택한 것이 좋고, 거무스름하고 윤택이 없는 것은 좋지 않은 것이다.

五色精微象見矣면 其壽不久也니이다. : 五色精微가 아닌 象이 나타나면, 즉 五色精微가 흐릿하게 나타나면 그 壽가 오래 가지 못한다.

典據 **夫精明者는 所以視萬物하며 別白黑審短長하니 以長爲短하며 以白爲黑하면 如是則精衰矣니라. 五藏者는 中之守也라 中盛藏滿하면 氣勝傷恐者요 聲如從室中言은 是는 中氣之濕也요.**

解說 **夫精明者는 所以視萬物하며 別白黑審短長하니 以長爲短하며 以白爲黑하면 如是則精衰矣니라.** : 엉뚱하게 긴 것을 가지고 짧다고 하거나 흰 것을 가지고 검다고 하면 정신을 다 잃어버린 것이다. 이것은 칠정에 너무나 시달린 탓이다. 하지만 마음이 칠정에 사로잡히는 것이나, 본래 자리로 돌아가서 마음을 쉬는 것도 마음먹기에 달린 것이다.

五藏者는 中之守也라 : 五藏이라 하는 것은 中을 지키고 있으면서 六府와 皮, 血, 肉, 筋, 骨을 전부 관리하고 있는 것이며 또한 五藏은 上下, 表裏도 관여하고 있다. 脈論에다가 五藏을 포함시킨 이유는 脈이 五脈이기 때문이다. 五藏 기운이 六府와 皮, 血, 肉, 筋, 骨까지 왔다 갔다 해야 藏德不止하는 것이지 五藏 기운이 여기에만 활동하고 저기는 못 가면 藏德止하는 것이다.

中盛藏滿하면 : 가운데가 盛하고 藏이 그득 찼다. 그렇게 되면 오장의 기운이 六府와 皮, 血, 肉, 筋, 骨에 관여할 수가 없다. 中之守하여 끊임없이 생기가 돌아야 하는데, 즉 藏德不止와 같이 環周不休해야 하는데 藏德止가 되어 中盛藏滿하게 된 것이다. 오장의 기운이 六府로 통해서 皮, 血, 肉, 筋, 骨까지 순환되어야 藏德不止하는 것인데 생기가 여기는 가고 저기는 안 간다는 말이다. 止했다는 것은 中이 盛해서 불룩하게 차 있으니 여기까지 나올 기운이 못 나오고 중지해 있다는 말이다. 그러니 中盛藏滿된 것이다. 어느 곳이든지 소통되고 교류되어야 하는데 오장이 서로 싸우는 것이다. 中焦가 막힌 것이다.

氣勝傷恐者요: 안팎으로 통해야 될 기운이 中盛藏滿되어 있으니 氣勝이지 기운이 많아서 氣勝이 아니다. 氣勝이라 할 때 벌써 隔이다(陽氣當隔이니 隔者當瀉). 恐은 恐則氣陷이니 傷恐한 것처럼 승강이 안 되어 처진다는 말이다.

聲如從室中言은 是는 中氣之濕也요. : 항아리 안에서 소리를 내는 것처럼 명료하지 않고, 室中에서 나오는 소리와 같다. 聲音出肺 根於腎이라 했다. 宮, 商, 角, 徵, 羽, 즉 음, 아, 어, 이, 우도 분명하게 나와야 하는데 室中에서 나오는 것 같은 소리는 습기가 있는 소리이다. 기운이 습기에 갇혔다. 오장의 기운이 내외, 상하로 순환하고 있다면 자연히 藏德不止(장덕부지)하여 습기가 생길 이유가 없을 것인데 갇혀 있어 우물우물하니 습기가 생기는 것이다. 팔다리가 저리다는 것은 中氣之濕이다. 소리도 분명치 않다. 이것도 반드시 칠정에 휘둘린 것이다.

典據 言而微하야 終日乃復言者는 此는 奪氣也요. 衣被不斂하며 言語善惡에 不避親疎者는 此神明之亂也요. 倉廩不藏者는 門戶不要也요. 水泉不止者는 是膀胱不藏也니 得守者는 生하고 失守者는 死니라. 夫五藏者는 身之强也라.

解說 **言而微하야 終日乃復言者는 此는 奪氣也요.** : 말이 가늘고 조용하고 약하게 종일 한 소리를 계속하는 것은 氣奪이다. 이것은 생명력, 즉 기운을 뺏긴 사람이다.

衣被不斂하며 言語善惡에 不避親疎者는 此神明之亂也요. : 衣被를 갈무리 못하고 言語善惡에 친소도 구분하지 못하는 것은 神明之亂이다. 이는 정신까지 활동을 못하는 것이다. 이것도 반드시 칠정으로 오는 것이다. 칠정이 오래되어 의욕상실된 것이다. 기운이 다 빠진 것이다.

倉廩不藏者는 門戶不要也요. : 倉廩은 脾, 胃, 大腸, 小腸인데 들어온 음식물의 消化, 吸收, 排泄이 부담스러운, 즉 흡수되기도 전에 설사하는 것은 門戶가 긴요하지 못한 것이다. 배설해 버리는 것이다. 요즘 말로 하자면 과민성 대장증후군이다. 소화되지 않고 가스와 설사처럼 풀어지는 대변을 하루에 수차례 배설하는 것은 소화기 전반(위, 십이지장, 소장, 대장)의 문제이지 대장만을 관찰하고 치료해서는 절대 치료되지 않는다.

水泉不止者는 是膀胱不藏也니 : 水泉이 그치지 않는 것은 膀胱이 不藏이라. 水泉은 膀胱이다.

得守者는 生하고 失守者는 死니라. : 온전히 지킨 사람은 살고 그것이 안 되어 일절 내보내는 사람은 죽는다.

夫五藏者는 身之强也라. : 身之强이나 中之守나 비슷한 말이다. 오장이라 하는 것은 몸에서 제일 강한 장기이다. 六腑, 皮, 血, 肉, 筋, 骨까지 모두 用事를 한다.

典據 頭者는 精明之府니 頭傾視深하면 精神將奪矣요. 背者는 胸中之府니 背曲肩隨하면 府將壞矣요. 腰者는 腎之府이니 轉搖不能하면

腎將憊矣요. 膝者는 筋之府이니 屈伸不能하야 行則僂俯하면 筋將憊矣요. 骨者는 髓之府니 不能久立하야 行則振掉하면 骨將憊矣니 得强則生하고 失强則死니라.

解說 **頭者는 精明之府니** : 머리는 精, 氣, 神이 제일 많은 곳이다.

頭傾視深하면 精神將奪矣오. : 頭傾視深이라 하는 것은 신문 같은 것을 오래 보면 정신이 뺏긴다. 너무 한곳에 집중하다 보면 精, 氣, 神이 자유롭게 활동하지 못하고 정신이 將奪된다. 우리의 생명력은 언제든지 상, 중, 하, 영위, 좌우로 활동해야 한다. 그렇지 않으면 정신이 奪할 수밖에 없다.

背者는 胸中之府니 : 胸側에 있는 기관은 모두 등에 연결이 되어 있다.

背曲肩隨하면 府將壞矣요. : 등이 굽어 어깨가 따라서 굽어지며 뼈가 바로 서지 않아 기혈순환이 원활하지 못하게 된다. 이런 자세가 또 다시 胸側에 있는 기관에 氣滯가 될 것이다. 이것은 생명력이 활동을 하지 못하는 것이다. 직업병도 생길 것이다.

腰者는 腎之府이니 轉搖不能하면 腎將憊矣요. : 下焦는 신장에 속하니 轉搖가 不能한 것은 허리 주위의 근육에 기혈순환이 저하되어 근육이 긴장 또는 약화된 것이니 下焦가 약한 것이다.

생명의 온전함은 火降하고 水升되어야 정당한 것인데 火降하려면 中焦가 열려 있어야 되니 中焦를 살펴야 할 것이다, 만약 中焦에 문제가 있다면 火降치 못하고 火升되어 灼金肺할 것이요, 火降치 못하면 水升치 못하고 水降할 것이다. 즉, 水氷될 것이다.

膝者는 筋之府이니 屈伸不能하야 行則僂俯하면 筋將憊矣요. : 膝은 힘줄이 모인 곳이라 筋之府다. 屈伸이 능하지 않아 행하면 구부러지고 근은 장차 시들어질 것이다. 屈伸不能은 風, 寒, 濕으로 인해 막힌 것이다.

骨者는 髓之府니 不能久立하야 行則振掉하면 骨將憊矣니 : 髓는 뼈 안에 있는 골수이다. 언제든지 적당한 운동으로 藏德不止(장덕부지)를 해야 할 것인데, 너무 藏德止해 버리면 不能久立이 될 것이다. 이것도 생명력이 막힌 것이다. 흔들거린다.

得强則生하고 失强則死니라. : 강한 걸 얻는다 하는 것은 운동하면 산다는 말이다. 그래야만 생기가 오장이므로 皮, 血, 肉, 筋, 骨까지 활동이 잘 되는 것이다. 운동을 안 하면 점점 수면, 소화, 흡수, 배설 모두 약화된다.

典據 **帝曰 脈이 其四時動은 奈何며 知病之所在는 奈何며 知病之所變은 奈何며 知病乍在內는 奈何며 知病乍在外는 奈何요. 請問此五者하노니 可得聞乎아.**

解說 **帝曰 脈이 其四時動은 奈何며** : 脈이 四時와 더불어 같이 움직이는 것은 어떤 것이며

知病之所在는 奈何며 : 병이 있는 바를 아는 것은 어떤 것이며(병이 안, 밖, 中, 表, 裏, 陽經, 陰經 중 어디에 있는지)

知病之所變은 奈何며 : 병이 변하는 것은 어떻게 아는 것이며(가령 칠정이 변할 것이고, 경락에 들어오는 것도 변할 것이고, 또 시일이 되면 다 변할 것인데)

知病乍在內는 奈何며 知病乍在外는 奈何요. : 병이 금세 안에 있는 것은 어떻게 알고, 밖에 있는 것은 어떻게 아는 것인가?

請問此五者하노니 可得聞乎아. : 청컨대, 이 다섯 가지를 듣고자 한다.

典據 **岐伯曰 請言其與天運轉大也니이다. 萬物之外六合之內는 天地之變이요. 陰陽之應이니 彼春之暖이 爲夏之暑요. 彼秋之忿이 爲冬之怒니 四變之動에 脈與之上下이니다.**

解說 **請言其與天運轉大也니이다.** : 청하여 말하건대 脈이라 하는 것

은 天運으로 더불어 구르고 큰다. 춘, 하, 추, 동 이것이 하늘이 온전한 것이다. 生長收藏하므로 큰 것이다.

萬物之外六合之內는 天地之變이요. : 봄기운은 生하고 여름은 長하니 봄기운은 활동이 적고 여름은 많다는 것이다. 秋收冬藏이니 거두는 것과 藏하는 것도 구분이 있다. 萬物之外六合之內에 천지의 기운이 변동한다. 춘하추동이 천지의 변화이다.

陰陽之應이니 : 만물이 가만히 있는 것 같아도 움직이고 변화하고 있다. 春夏秋冬, 生長收藏하는 것이 변화이다. 動靜하는 것은 변동이라 하겠다. 生長은 양이고 收藏은 음이니 陰陽之應이다. 음양이 應해서 그렇게 된다. 이것이 생기가 유통하는 것이다.

彼春之暖이 爲夏之暑요. : 봄에 따뜻한 것이 차차 더 따뜻해져서 더운 여름이 된다.

彼秋之忿이 爲冬之怒니 : 가을에 성내는 것이 겨울에 성내는 것과 같은 것이다.

四變之動에 : 四變之動은 춘하추동이니 四時의 병이다. 봄기운이 彼春之暖爲夏至暑라 했으니 生이고 生은 봄기운이 어떻겠다, 長은 여름기운이 어떻겠다, 가을 收는 어떻겠다, 겨울 藏은 어떻겠다 하는 것을 상상하여 보자.

脈與之上下이니다. : 맥이 더불어 상, 하란 것은 彼春之暖爲夏之暑 彼秋之忿爲冬之怒처럼 사시가 변하는데 脈도 꼭 그와 같이 논다는 말이다.

典據 **以春應中規하며 夏應中矩하고 秋應中衡하며 冬應中權이라. 是故로 冬至四十五日에 陽氣微上하고 陰氣微下하며 夏至四十五日에 陰氣微上하고 陽氣微下하니 陰陽有時에 與脈爲期이니다. 期而相失하면 知脈所分이니다.**

解說 **以春應中規하며 夏應中矩하고 秋應中衡하며 冬應中權이라.** : 規는 동그라미, 矩는 사각, 衡은 먹줄, 權은 저울대니 봄은 規에 맞

고, 여름은 矩에 맞고, 가을은 衡에 맞고, 겨울은 權에 맞을 것이다.

冬至四十五日에 陽氣微上하고 陰氣微下하며 : 동지 후 입춘까지가 45일이다. 동지부터 양기가 올라온다(一陽始生). 동지, 소한, 대한, 입춘이니 입춘부터 生하기 시작한다. 반드시 봄에는 양기가 위로 올라가기 시작하고 음기는 내려가기 시작한다.

夏至四十五日에 陰氣微上하고 陽氣微下하니 : 하지 후 입추까지가 45일이다. 하지, 소서, 대서, 입추가 되면 收하기 시작한다. 반드시 가을에는 음기가 위로 올라가기 시작하고 양기는 내려가기 시작한다. 가을은 收藏하는 기운이니 맥에서 올라오는 기운은 적고 내려가는 기운이 많다. 우주 생기가 이러니 우리 생기도 이렇다. 똑같다.

陰陽有時에 與脈爲期이니다. : 陰陽이 봄, 여름, 가을, 겨울로 때가 있는 것이 脈과 더불어 꼭 같다. 봄에는 弦, 여름에는 鉤, 가을에는 毛, 겨울에는 石이다. 반드시 봄, 여름은 올라오는 기운이 많고 내려가는 기운이 적을 것이며 가을, 겨울에는 내려가는 기운이 많고 올라오는 기운이 적을 것이다.

期而相失하면 : 기약이 서로 어긋난다면, 가령 봄, 여름에는 위로 올라가는 기운이 많아야 할 것인데 아래로 내려가는 기운이 많다면 相失이다. 가을, 겨울에는 아래로 내려가는 기운이 많아야 할 것인데 위로 올라가는 기운이 많다면 또한 相失이다. 병든 것이다. 肝心脈은 언제든지 위로 올라오는 기운이 많아야 되고, 肺腎脈은 아래로 내려가는 기운이 많아야 정상 아니겠는가.

知脈所分이니다. : 期가 서로 잃으면 脈이 分한 바 잘못된 것을 알겠다는 말이다.

典據 **分之有期하니 故知死時이니다. 微妙在脈하니 不可不察이니다. 察之有期하니 從陰陽始이니다. 始之有經하니 從五行生이니다. 生之有度하니 四時爲宜이니다.**

解說 **分之有期하니 故知死時이니다.** : 分한 그곳에 동지 45일에 陽

氣微上하고 하지 45일에 陰氣微上 같은 기약이 있으니 죽는 것이 있다. 脈은 언제든지 彼春之暖爲夏之暑 彼秋之忿爲冬之怒 이렇게 자꾸 돌아야 하는데 分이라 하는 것은 떨어진다는 것이다. 弦脈 다음에 鉤脈이 와야 하는데 冬脈이 온 것, 이것이 分이다. 分하여 활동이 안 되면 죽는다. 分하는 것이 기약이 있으니 죽을 때를 안다는 말이다.

微妙在脈하니 不可不察이니다. : 미묘한 것이 脈, 즉 생기에 있으니 살피지 않을 수 없다.

察之有期하니 從陰陽始이니다. : 察하는 것이 또 그곳에 기약이 들어 있어 음양을 쫓아 비롯한다. 生, 長, 收, 藏이 곧 陰陽이다. 생기가 곧 계절에 맞게 노는 것이 從陰陽始이다. 從陰陽은 생기가 升降도 잘 하고 상하로도 잘 하는 것이다.

始之有經하니 從五行生이니다. : 봄, 여름은 위로 올라오는 기운이 많고 가을, 겨울에는 아래로 내려가는 기운이 많은데 陽經, 陰經도 그렇다. 양은 기운이 위로 올라오고 음은 기운이 내려가는 것이다. 처음 하는 것이 經에 있으니 오행으로 쫓아서 행한다.

生之有度하니 四時爲宜이니다. : 生하는 것이 그곳에 있으니 四時와 똑같이 활동해야 한다. 春生夏長 秋收冬藏, 四時의 생명 활동하는 모습이나 五脈의 활동하는 모습이 똑같다.

典據 **補瀉를 勿失하라. 與天地如一이니 得一之精하면 以知死生이니 是故로 聲合五音하며 色合五行하고 脈合陰陽이라. 是故로 持脈有道하고 虛靜爲保니라.**

解說 **補瀉를 勿失하라. 與天地如一이니 得一之精하면 以知死生이니** : 補瀉를 잃지 말라. 가령 肝이 약하면 腎을 도와야 한다. 하나의 정기를 얻으면 死生을 알 수 있다. 천지와 더불어 하나와 같으니 생명력이다. 得一之精도 생명력이다. 오장의 생명력의 표현이 맥이다.

是故로 聲合五音하며 色合五行하고 脈合陰陽이라. : 우리가 사람을 관찰할 때 말소리는 宮, 商, 角, 徵, 羽, 즉 우리말로 음(土), 아(金),

持脈之圖

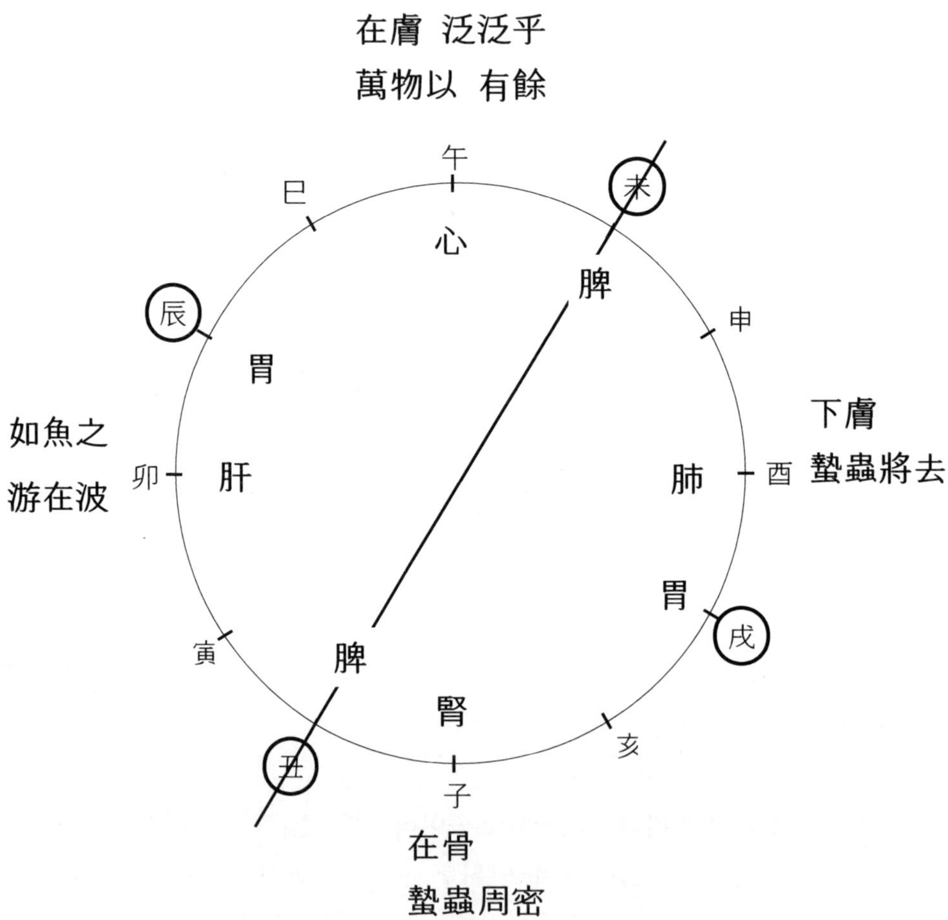

어(木), 이(火), 우(水) 五音에 합해서 보고 그 사람의 눈, 정기, 얼굴색 같은 것은 오행에다 합하고 脈은 陰陽, 升降浮沈에다 합한다. 陰陽은 上下도 陰陽이고 陰經, 陽經, 春生 秋收도 陰陽이다. 陽脈과 陰脈은 浮沈遲數이다. 陰陽이 곧 생명력이다.

是故로 持脈有道하고 : 持脈하는 데 道가 있어

虛靜爲保니라. : 마음을 비우고 고요한 상태, 즉 아무 잡념이 없어야 손을 대는 대로 맥을 알 수 있는 것이다. 病者도 醫者도 虛靜이 爲保라야 생기가 정당하게 나타나고 감별도 된다. 손끝의 虛靜보다 중요한 것은 마음의 虛靜이다.

典據 **春日은 如魚之游在波하고 夏日은 在膚하야 泛泛乎萬物이 有餘하고 秋日은 下膚하야 蟄蟲將去하고 冬日은 在骨하야 蟄蟲周密하고 君子居室이라. 故로 曰知內者는 按而紀之하고 知外者는 終而始之하나니 此六者는 持脈之大法이니다.**

解說 **春日은** : 봄의 느낌은 만물이 겨울 동안 자다가 깨어나 기지개를 켜듯이 생동감의 시작이요, 온화해지기 시작하는 때이다.

如魚之游在波하고 : 고기가 노는 것이 물결에 나타난 것 같다. 물고기가 겨울에는 땅바닥에 붙어 있다가 봄이 되면 물 위쪽으로 떠올라와 햇볕을 쬐며 지느러미를 슬쩍슬쩍 움직이며 돌아다니는 모습을 상상해 보자. 봄의 소식이나 해빙되는 것, 새싹이 돋아나는 것과 같은 모양으로 肝脈의 모습을 묘사하고 있는 것이며 이런 모습을 「素問」 玉機眞藏論에서는 만물이 시생하는 모습이며 맥의 기운이 오는 모양이 耎弱輕虛而滑端直而長하는 모습이라고 설명하고 있다.

夏日은 在膚하야 : 여름날은 피부에 있다. 즉, 맥의 기운이 피부 겉쪽에 많이 있다는 말이다.

泛泛乎萬物이 有餘하고 : 뜨고 떠서 만물이 다 자라 有餘한 모습이다. 봄은 따뜻한 기운이 있으니 물고기들이 슬슬 돌아다니지만 여름에는 물 위로 풀쩍풀쩍 뛴다. 여름의 기상처럼 움직인다. 이것이 心脈

의 모양이다. 이런 모습을 「素問」 玉機眞藏論에서는 만물이 성장하는 모습이며 맥의 기운이 오는 것이 盛去衰하는 모습이라고 설명하고 있다.

秋日은 下膚하야 : 가을날은 下膚에 있다. 즉, 맥의 기운이 피부 아래쪽에 많이 있다는 말이다.

蟄蟲將去하고 : 우주 공기가 차가워지기 시작하고 땅바닥에는 아직 따뜻한 기운이 있으므로 벌레들이 아래로 기어들어가는 모습인 가을의 기상처럼 한다. 이것이 肺脈의 모양이다. 이런 모습을 「素問」 玉機眞藏論에서는 만물이 수성하는 모습이며 맥의 기운이 오는 것이 輕虛而浮來急去散하는 모습이라고 설명하고 있다.

冬日은 在骨하야 : 겨울날은 뼈에 있다. 즉, 겨울은 藏하는 계절이라 맥의 기운이 뼈 쪽에 많이 있다는 말이다. 그래서 腎藏脈은 제일 밑에서 보는 것이다.

蟄蟲周密하고 君子居室이라. : 우주 공기가 추워지기 시작하고 땅바닥에는 찬 기운만 있으므로 벌레들이 땅속으로 기어들어가 모여 있는 것과 같이 사람들이 따뜻한 방안에 거처하는 모습인 겨울의 기상처럼 한다. 이것이 腎藏脈의 모양이다. 이런 모습을 「素問」 玉機眞藏論에서는 만물이 합장하는 모습이며 맥의 기운이 오는 것이 沈而博하는 모습이라고 설명하고 있다.

故로 曰知內者는 按而紀之하고 : 脈이란 올라왔다가 내려간다. 知內, 知外는 陰陽, 浮沈이다. 안을 아는 것은 맥의 기운이 내려가는 모습을 찾아서 그것이 어떻다는 것을 아는 것이다.

知外者는 終而始之하나니 : 밖을 아는 것은 맥의 기운이 올라오는 기운을 찾아서 그것이 어떻다는 것을 아는 것이다. 봄, 여름에는 올라오는 기운이 더 많고 가을, 겨울에는 내려가는 기운이 더 많다. 즉, 肝心脈은 올라오는 기운이 더 많고 肺腎脈은 내려가는 기운이 더 많다, 사계나 사람이나 똑같다. 생명 활동하는 모양이 똑같다고 수도 없이 설명하고 있다.

此六者는 持脈之大法이니다. : 脈은 생기요, 생기는 생명력이라. 脈은 생기로 짚어야 한다. 생명력은 말로 다 표현할 수가 없고 글로 써도

다 쓸 수 없으니 추상할 수밖에 없다. 數之可數者는 數之하고, 數之不可數者는 推之하라. 수를 가히 헤아릴 만한 것은 헤아리지만 수로 헤아릴 수 없는 것은 추상하라. 그러니 虛靜爲保와 같이 자신이 虛靜해서 자꾸 연구를 해야 한다. 자신에게 따져 물어야 한다. 오행을 기본으로 하고 陰陽(浮沈)을 표준으로 하여 양맥은 위로 뜨는 것, 음맥은 아래로 내려가는 것, 더딘 것이 음맥이고 빠른 것이 양맥이다. 또 오맥이 춘하추동의 모습이므로 간은 봄기운과 같고 여기의 魚之游在波이다. 물고기가 물 위로 떠올라 슬쩍슬쩍 움직이며 돌아다니는 것이 魚之游在波이다. 여름날은 在膚라. 물속으로 조금 내려와서 돌아다니는 모습이다. 가을날은 蟄蟲이 將去라. 겨울날은 在骨이라. 蟄蟲이 周密이라. 이런 것을 모두 종합하여 생각할 일이지, 어떻다고 단정할 도리가 없는 것이다. 이것처럼 우리도 여러 가지를 합해서 종합하는 것이 여기의 規, 矩, 權, 衡의 쓰임이다.

典據 **尺內兩傍則季脇也라. 尺裏는 以候腎하고 尺外는 以候腹中이니라. 附上左는 內以候肝하고 外以候鬲하며 右는 內以候脾하고 外以候胃니라. 上附上右는 內以候肺하고 外以候胸中하며 左는 內以候心하고 外以候膻中이니라.**

解說 **尺內兩傍則季脇也라.** : 尺은 五脈의 제일 밑을 의미한다. 寸, 關, 尺의 척이 아니라 五脈에서 제일 밑을 말함이니 그 깊음을 말하는 것이다. 제일 아래 尺에서 腎藏脈을 본다. 兩傍은 脈이 環周不休하니 좌우를 兩傍으로 본다. 腎合膀胱이니 季脇을 방광으로 보고 腎藏脈으로 방광을 추상하는 것이다. 우주 공간의 기운도 上, 中, 下로 활동하지만 좌우, 전후가 같이 활동할 것이다. 脈에 膀胱脈이 따로 있는 것이 아니므로 腎藏脈의 전후를 방광으로 본다. 왜냐하면 우주 생명력도 전후, 좌우가 같이 활동하므로 우리의 생명력도 그렇게 활동할 것이다. 만일에 肺가 약하다고 할 것 같으면 大腸도 약할 것이고 肺가 실하다면 大腸도 실할 것이다.

尺裏는 以候腎하고 尺外는 以候腹中이니라. : 위에서부터 내려가면 肺, 心, 脾, 肝, 腎의 순서이지만 왜 밑에서부터 시작했는가 하면 冬終春始하기 때문에 尺부터 시작한 것이다. 봄이 될 근본이 겨울에 있기 때문이다. 다섯 층계로 나누어 肺, 心, 脾, 肝, 腎이다. 腎은 제일 밑에서 보는데 꽉 누르면 맥이 하나도 움직임이 없을 때 조금 풀면 뛰는 맥이 腎脈인데, 尺裏로써 腎脈을 보는 것이고. 候는 기다린다는 의미인데 짚는다는 뜻으로도 보면 된다. 腹中은 방광일 것이다. 腹은 小腹으로 보고 小腹에 방광이 있다. 신맥을 꼭 눌렀을 때 蟄蟲周密과 같이 손끝에 꼬무락꼬무락하는 느낌이 있어야지, 만일 尺裏에 動이 많으면 蟄蟲周密이 아니다. 또 腎脈이 또랑또랑해야 하는데 희미하게 뛰면 기운이 없는 것이다. 腎脈이 위로 푹푹 뜨는 것도 병이고 아래로 내려가 힘이 없는 것도 병이다. 위로 뜨는 것은 양맥이니 염증이라 보겠고 기운이 희미할 때는 음증이라 볼 수 있다.

附上左는 內以候肝하고 外以候鬲하며 : 제일 먼저 밑에 腎脈부터 보았으니 한 층을 올라와서 肝脈을 본다. 附上左라 하면 올리되 붙여서 위로 올라온다는 말이다. 여기 좌우는 층수라 했다(「素問大要」 마지막 장 脈五層圖 참조). 제일 밑에를 꾹 눌러서 한 층계를 올라오는데 손을 떼지 말고 붙여서 올라온다. 附上一層이다. 이것이 肝脈이다.

右는 內以候脾하고 外以候胃니라. : 肝脈에서 한 층을 올라와서 脾를 본다. 손을 떼지 말고 붙여서 올라온다. 脾를 內로 胃를 外로 보는 것이 옳다. 이것이 脾藏脈이다,

上附上右는 內以候肺하고 外以候胸中하며 : 心脈에서 한 층을 올라와서 肺脈을 본다. 附上右라 하면 올리되 붙여서 위로 올라온다는 말이다. 여기 좌우는 층수라 했다(「素問大要」 마지막 장 脈五層圖 참조). 心脈을 누른 상태에서 한 층계를 올라오는데 손을 떼지 말고 붙여서 올라온다. 上附上右는 가장 위쪽에서 보는 것이 肺脈이며 누르는 무게는 三菽重(콩 3개의 무게)의 무게로 눌러서 보는 것이다. 이것이 肺脈이다.

左는 內以候心하고 外以候膻中이니라. : 脾藏脈에서 한 층을 올라와서 心藏脈을 본다. 附上左라 하면 올리되 붙여서 위로 올라온다는 말

이다. 여기 좌우는 층수라 했다(「素問大要」 마지막 장 脈五層圖 참조). 脾藏脈을 누른 상태에서 한 층계를 올라오는데 손을 떼지 말고 붙여서 올라온다. 이것이 心藏脈이다, 대개 사람이 좌, 우 맥이 똑같아야 하는데 좌, 우 맥이 다르게 나타나는 경우가 있다. 대개 급증은 병이 온 쪽이 많이 실하게 나타나고, 오래 된 것은 병이 온 쪽이 약하다. 통증이 있을 경우도 아픈 쪽에 맥이 더 성하다. 즉 新舊에도 나타나고 痛不痛에도 나타난다.

典據 **前以候前하고 後以候後니라. 上竟上者는 胸喉中事也요. 下竟下者는 少腹腰股膝脛足中事也요. 麤大者는 陰不足陽有餘이니 爲熱中也라. 來疾去徐하면 上實下虛이니 爲厥顚疾이요. 來徐去疾하면 上虛下實이니 爲惡風也라. 故로 中惡風者는 陽氣受也요.**

解說 **前以候前하고 後以候後니라.** : 앞으로는 앞을 기다리고 뒤로는 뒤를 기다린 후 맥을 보는 것이다. 즉, 밑에서부터 맥을 볼 경우 腎脈 부위에서 기다린 후 腎脈을 다 관찰한 후 한층 올라 와서 肝脈을 보는 것이며, 위에서부터 맥을 볼 경우 三菽重의 무게로 肺脈 부위에서 기다린 후 肺脈을 다 관찰한 후 肺脈을 누른 상태에서 붙여서 六菽重의 무게로 누르고 또 기다린 후 心脈을 관찰하는 것이다. 肺, 心, 脾, 肝, 腎을 무작위로 왔다 갔다 보지 말라는 것이다.

上竟上者는 胸喉中事也요. 下竟下者는 少腹腰股膝 脛足中事也요. : 손가락을 三菽重의 무게로 五層 中에 가장 上層인 一層에 붙여서 관찰한 것은 胸喉中事이다. 胸喉中은 폐를 말하는 것이다. 제일 밑에 내려가서 보는 腎脈은 꽉 누르면 맥이 하나도 움직임이 없을 때 조금 풀면 뛰는 맥이 腎脈인데, 少腹腰股膝脛足中事를 관찰할 수 있는 것이다.

麤大者는 陰不足陽有餘이니 爲熱中也라. : 맥이 아주 큰 것은 음이 부족하고 양이 有餘한 것이고, 肺脈은 毛脈이라 뾰족뾰족해야 하는데 맥이 크고 널찍하게 뛰는 것이 麤大이다. 음이란 수렴이다. 가을처럼 수렴하는 기운이 많다면 뾰족하게 毛가 될 것인데 수렴하는 기운이 부족해서 맥이 크고 널찍하다면 이는 陰不足한 것이고 陽有餘인 것이다. 그러므로 麤大者는 수렴하는 모습은 적고 脈象이 위로 올라오는 것은 많다고 보면 된다. 음은 아래로 내려가는 것이고 양은 위로 올라오는 것이다. 열이 있어도 맥이 이렇게 위로 뜬다. 즉 麤大한 것이다. 예를 들면 우리가 울컥하고 화를 내고 난 직후의 맥은, 오장이 모두 동시에 화를 내지 간 따로 심장 따로 화를 내는 것이 아니다. 그런고로 오맥이 모두 麤大하게 뛴다. 성을 내면 우리 전체가, 생기가 움직이는 것이다. 이럴 경우 꼭 肝脈으로만 표준을 삼으면 안 된다. 그러나 시간이 지나 마음이 안정이 되었더라도 다른 맥은 가라앉지만 간맥에는 나타난다. 즉, 麤大한 맛이 있는 것이다. 이렇게 脈은 예민한 것이다. 즉 맥은 생기이며 오장육부는 한 기운이기 때문이다. 그중에 좀 더 뛰는 놈이 있을 것이므로 그게 표준이 되는 것이다. 그래서 오행의 기상을 분명히 알아야 된다. 즉, 木, 火, 土, 金, 水의 성정을 분명히 알아야 하며 봄, 여름, 가을, 겨울의 기상을 분명히 알아야 한다. 오맥의 모습은 오행의 성정이나 사계의 모습과 똑같은 모습이며 칠정 또한 똑같은 기상이다. 한의학은 정말로 일관된 모습이다. 처음부터 끝까지 똑같다.

來疾去徐하면 上實下虛이니 爲厥巓疾이요. : 來라는 것은 맥이 위로 올라오는 것을 말하는 것이고 去라는 것은 맥이 아래로 내려가는 것을 말한다, 來疾去徐는 올라오는 것이 빠르고 내려가는 것은 느린, 즉 陽脈인 것이다. 이것을 모르면 陰脈, 陽脈을 알 도리가 없다. 來疾去徐는 위로 올라오는 기운은 실하고 아래로 내려가는 기운은 허한 것이다. 즉, 몸의 상태가 上實下虛인 상황을 맥이 표현하고 있는 것이다. 내 생기가 위로 거슬러 올라가서 병이 머리에 있는 것이다.

來徐去疾하면 上虛下實이니 爲惡風也라. 故로 中惡風者는 陽氣受也요. : 來徐去疾는 맥이 위로 올라올 때는 서서히 올라오고 맥이 아래로 내려갈 때는 빨리 내려가는 것이다. 올라오는 기운은 적고 아래로 내려가는 기운은 많으니 기운이 없고 양기, 생기가 없다는 말이다. 惡風이다. 모진 바람이고 독한 바람이다. 고질병인 것이다. 나갈 기운은 적고 들어갈 기운만 많다는 말이다. 그런고로 惡風에 충격을 당한 것은 양기가 受也라, 양기가 병이 들었다는 것이다.

典據 **有脈이 俱沈細數者는 少陰厥也요. 沈細數散者는 寒熱也요. 浮而散者는 爲眴仆요.**

解說 **有脈이 俱沈細數者는 少陰厥也요.** : 五脈이 전부 다 沈하고 細하고 數한 것은 少陰이 厥이라. '俱'자를 쓴 것은 五脈이 모두 그러하므로 오래 되었다는 것을 알 수 있다. 그래서 少陰이 厥이라 한 것이다. 만일 初症일 경우에는 五脈 중 한 맥만이 沈細數할 것이다. 腎脈은 沈細하더라도 數하지는 않아야 되는데 數한 것은 오장의 기운이 다 부족하다는 말이며 火降이 약하니 少陰, 즉 腎水가 厥하므로 水升은 안 되고 腎水는 점점 얼어버리는 것이다. 즉, 下寒上熱인 것이다. 찬 기운이 올라오는 것이다. 그래서 沈하면서도 細하고 數한 것이다. 少陰이 厥이라 火降을 적당히 받아 腎水가 유동되어야 하는데 水升은 되지 않고 얼어버린 腎水의 찬 기운만 올라가는 것이다.
沈細數散者는 寒熱也요. : 沈細는 寒이고 數散은 熱이다. 이것은 생명력과 찬 기운이 전쟁하는 형상이다. 少陰이 厥해서 더웠다 추웠다 할 때 散이 생긴다. 칠정으로 충격을 받았을 때 처음에는 맥이 數散하다가 시일이 가면 沈細해지는 것이다. 外感일 때도 처음에는 數散하다가 外感이 낫지 않고 시일이 지나 나중에는 沈細해지는 것이다.
浮而散者는 爲眴仆요. : 맥이 위로 뜨고(浮) 흩어지는(散) 것은 爲眴仆라. 眴仆는 휑한 기분, 어지러운 것이다. 精, 氣, 神이 모이질 못하고 흩어지니 어지러울 수밖에 없다. 因於寒하면 欲如運樞이니 起居如驚하야 神氣內浮와 같은 내용이다. 浮而散에서 위로 뜬다는 것은 밑이 차다는 것이고, 흔든다는 것은 열이 흔드는 것이다.

典據 **諸浮而躁者는 皆在陽이니 則爲熱이요 其有躁者는 在手하고 諸細而沈者는 皆在陰이니 則爲骨痛이요 其有靜者는 在足하며 數動一代**

者는 在陽之脈也니 洩及便膿血이니다.

解說 **諸浮而躁者는 皆在陽이니 則爲熱이요 其有躁者는 在手하고** : 모든 맥이 뜨면서 躁(똑딱똑딱 뛰는)한 것은 陽症이다. 양이니 열이 있다. 邪가 手經에 있다. 즉, 表에 있다는 말이다. 막혔기 때문에 가려 하니 躁浮한 것이다. 완전히 막힌 것은 아니고, 조금 막히니 비좁아서 양이 가려고 그러는 것이다. 火遊行於其間과 같이 슬금슬금 간다면 諸浮而躁할 이유가 없다. 陽秘가 안 되어서 나댄다는 것을 알아야 한다.

諸細以沈者는 皆在陰이니 則爲骨痛이요 其有靜者는 在足하며 : 諸細以沈者는 寒한 것이니 骨痛할 것이다. 皮, 血, 肉, 筋, 骨에서 骨이 제일 밑바탕인 동시에 骨屬腎이다. 그러므로 骨만 생각할 것이 아니라 腎도 염두에 두어야 한다. 즉, 맥이 靜한 것은 邪氣가 足經에 있는 것이다. 脈이 寸쪽에서 위로 뜨는 것은(浮, 數, 散) 邪氣가 陽經에 있는 것이며 陽症이고 脈이 尺쪽에서 細, 沈한 것은 邪氣가 陰經에 있는 것이며 陰症인 것이다.

數動一代者는 在陽之脈也니 洩及便膿血이니다. : 脈이 규칙적으로 잘 뛰다가 한 번씩 쉬는 것, 數動一代를 代脈이라 한다, 즉 부정맥이다. 맥이 잘 뛰다가 한 번씩 위로 과하게 올라오거나 밑으로 과하게 내려가는 것도 代이며 맥이 뛰는 간격이 불규칙한 것, 한 번씩 맥이 뛰지 않는 것도 代脈이다. 代脈은 심한 감기 후유증으로 나타나기도 하며 칠정상으로도 오는데, 평상시 아주 가깝게 지내고 서로 믿고 신뢰하던 사이인데 믿는 도끼에 발등 찍힌 격으로 분하고 섭섭한 일을 당했을 때 代脈이 생긴다. 즉, 鬱氣인 것이다. 분하고 섭섭한 칠정으로 내 양기가 위축을 당해 활동이 덜 된다는 말이다. 數動一代는 기허이다. 數動一代가 오래 되면 반드시 설사를 하든지 변혈을 한다. 마음이 상하고 섭섭하니 기운이 처지는 것이다, 이미 양기가 위축이 되어 생기가 활동이 안 되므로 설사도 할 수 있고 또 數動할 때 짜증을 한 번 냈으니 細官이 터질 수도 있다.

典據 **諸過者는 切之호대 滑者는 陽氣有餘也요 切之濇者는 陰氣有餘也니 陽氣有餘하면 爲身熱無汗이요 陰氣有餘하면 爲多汗身寒이니다.**

解說 모든 병든 것을 진맥하되, 五脈이 일 호흡에 脈이 五動이 안 되는 것도 過고, 더 되는 것도 過이다. 滑은 미끄럽다는 말이니 浮하면서도 자꾸 다음 脈動으로 가려고 하는 맛이다. 浮는 脈象이 뜨는 맛이고, 滑은 數과 가깝지만 數은 빠르기만 할 뿐 다음 脈動으로 가려고 하는 맛이 없다. 먼저 毛, 鉤, 代, 弦, 石을 알아야 滑이든 濇이든 찾을 수가 있다. 陽氣有餘에 身熱無汗, 땀이란 반드시 陽氣가 모자라 식을 때 나는 것인데 脈이 滑한 것은 아직 陽氣가 有餘하므로 땀이 안 나는 것이다. 산에 올라갈 때 보면 한참 애를 쓸 때는 땀이 안 나다가 힘이 빠지고 지치면 그때 땀이 난다. 즉, 내 기운이 약해져서 식을 때 땀이 나는 것이다. 그러므로 陰氣有餘 多汗身寒은 저절로 알 수 있다. 기운이 없으니 차가우면서 땀이 날 수밖에 없다. 우주 공간에 비가 오는 이치도 이와 같다. 濇하는 것은 조직체가 收縮이 많아 안 열어 주는 것이고 滑은 너무 收縮이 안 되는 것이다. 陰陽이 어느 쪽이든 有餘할 이유가 없다. 똑같아야 된다. 不足도 病이고 有餘도 病인 것이다. 그런고로 補陰을 주장하는 자는 陰氣有餘한 것은 病이 아니라 하고, 補陽을 주장하는 자는 陽氣有餘한 것은 病이 아니라 한다. 그러나 이는 모두 잘못된 것이다, 陰陽의 이치를 모르고 한 주장일 뿐인 것이다.

典據 **推而外之하니 內而不外는 有心腹積也요 推而內之하니 外而不內는 身有熱也요 推而上之하니 下而不上은 腰足淸也요 推而下之하니 上而不下는 頭頂痛也요 按之至骨하야 脈氣少者는 腰脊痛而身有痺也니이다.**

解說 **推而外之하니** : 內外 이것도 上下이다. 위로 올라오는 기운이

많은지 아래로 내려가는 기운이 많은지 찾는 것이다.

內而不外는 有心腹積也요 : 水升이 안 되다 보니 下焦의 생명 활동은 극도로 약해지고 心腹에 積이 생기는 것이다. 우주의 기운도 上下가 동시에 이렇게 놀아야 하는데 한쪽으로 치우치면 그쪽으로 기운이 모인 것이 빈 것처럼 心腹에 積이 있다는 말이 바로 이것이다. 생명력이 上, 中, 下가 활동을 하고 左右, 前後로도 활동을 하는 것인데 한쪽에서만 활동을 한다는 것은 기운이 막힌 것이다. 心腹에 積이 있는 것은 흩어야 한다. 積은 반드시 차가워져서 모이는 것이지 따뜻하면 積이 없다. 陰이란 것은 收斂하는 것이고 陽은 發散하는 것이다. 먼저 通中을 해서 火降이 이루어지면 자연 水升이 될 것이고, 직접적으로도 心腹에 모인 積은 더운 기운으로 흩어야 하니 桂枝, 乾薑, 官桂 등으로 더운 기운의 방향제가 흩어 버릴 것이다. 蘇葉, 藿香 등은 皮膚發散藥이고, 心腹에 있는 것은 乾薑, 桂枝, 附子, 川烏 등이 아니면 안 된다, 우주 공간에서도 기운이 上中下만 있는 것이 아니라 左右, 前後로도 있으므로 이것을 榮衛로 보아 肺, 大腸으로 보는 것이다. 그러므로 肺脈의 左右에서 大腸脈을 보는 것이다.

推而內之하니 外而不內는 身有熱也요 : 맥이 올라오는 것만 있고 내려가는 것이 없다면 有熱한 것이다. 즉, 虛熱이다.

推而上之하니 : 脈象이 위로 올라오는 맛을 기다리는데

下而不上은 腰足淸也요 : 아래로 내려가는 맛은 있는데 위로 올라오는 맛이 없다. 그러니 腰足淸, 이것은 腎, 방광이 차가운 것이다.

推而下之하니 : 脈象이 아래로 내려가는 것을 기다리는데

上而不下는 頭項痛也요 : 脈象이 위로 올라오기만 하고 아래로 내려가지 않는다는 것은 기운이 위에서만 활동을 하는 것이다. 그러니 頭項이 아픈 것이다.

按之至骨하야 : 맥을 볼 때 손가락을 뼈에 닿을 때까지 누른 다음 살짝 누르던 손가락에 힘을 빼면 腎脈을 보는 것이다.

脈氣少者는 : 脈象이 미세한 것은 腎의 기운이 하나도 없다는 말이다.

腰脊痛而身有痺也니이다. : 腎의 기운이 없으므로 요통 있는 사람은

脈象이 蟄蟲이 周密하는 것 같지 않고 기운 없이 펑퍼짐하면서 石이 못 되고 虛하며 沈하고 沈細하다. 약하다.

典據 **心脈은 搏堅而長하면 當病舌卷不能言하고 其耎而散者는 當消環自已니이다.**

解說 **心脈은** : 心脈은 鉤이다. 鉤라는 것은 둥근 것이다. 여름날은 만물이 성장이라, 在膚泛泛乎萬物이 有餘라. 脈象이 널찍하면서 위로 올라가는 기운이 많다.
搏堅而長하면 : 心脈의 脈象은 널찍하면서 위로 올라가는 기운이 많은 것인데, 搏堅而長의 搏은 타박, 쿡 쥐어박는 것이다. 堅은 빡빡한 것, 많이 야물다는 말이다. 長은 길다고 해도 되고, 세다고 해도 된다. 그러면 이것은 鉤와는 많이 다른 것이다. 춘하추동에 여름 기운이 과하면 搏堅而長하겠다. 여름 기운은 如魚之遊在波하야 泛泛乎萬物이 유여라 했으니, 세게 쿡쿡 쥐어박듯이 탱탱한 脈象이 搏堅而長이므로 鉤脈과 다른 것이다. 心은 火이므로 火의 본성이 炎上이고 炎上이라고 활활 타는 것은 아니며 적당하게 炎上하는 것을 의미한다. 가령 갑자기 성을 왈칵 내면 搏堅而長이 되겠다. 음식을 갑자기 많이 먹어 中焦가 막히면 搏堅而長할 수 있고, 또 갑자기 공포를 느껴도 그럴 수 있다.
當病舌卷不能言하고 : 병에 당해서 혀가 둔해져 버린다.
其耎而散者는 : 연은 肝脈의 모습이며 봄기운의 모습이다. 脈象이 팩팩하지 않고 도리어 정상적 夏脈보다 봄기운에 가깝다. 搏堅而長의 모습이 아니지만 부드럽게 흩어지는 脈象이면 정상적인 心脈으로서는 부족한 모습이다.
當消環自已이니다. : 정상적인 心脈으로서는 부족한 모습이지만 마음이 편안하고 활발하면 저절로 낫는다는 것이다. 그러나 喜則氣緩하면 心脈이 耎而散이 될 것이다. 또 비관을 많이 하면 처음에는 燥症이 있지만 그 다음은 緩해질 것이다. 當消環自已되는 것이다. 心脈이 弱

해질 것이다.

典據 **肺脈은 搏堅而長하면 當病唾血하고 其耎而散者는 當病灌汗이니 至令不復散發也니이다.**

解說 **肺脈은 搏堅而長하면 當病唾血하고** : 肺脈은 毛라, 毛라는 것은 가을 기운처럼 산뜻산뜻하면서 뾰족뾰족해야 한다. 搏堅而長은 秋脈이 아니다. 肺脈, 즉 毛의 모습인 가을 기운은 예민하면서 輕清한 의미가 있어야 한다. 그런데 毛가 변해서 搏堅而長을 하면 唾血이 된다. 기침을 할 때 피가 올라온다. 收斂하는 기운은 없고 發陳과 炎上의 중간단계의 모습에 더 팍팍한 모습이다. 칠정으로 이렇게 될 수도 있고 風, 寒, 濕으로 이렇게 될 수도 있다. 呼出心肺, 吸入肝腎이 잘 되면 피도 순행을 잘 할 것이다. 피는 기운을 따라서 움직인다. 감기, 기침을 오래하면 唾血섞인 것이 나온다. 폐는 宣布도 하고 收斂도 해야 되는데 감기, 기침을 많이 하는 것은 찬 공기가 엄습한 것으로 宣布도 收斂도 잘 안 되니 細管이 터지는 것이다. 본래 肺는 宣布하는 것이 주장이고 收斂하는 것이 성능인데 收斂도 못하고 宣布도 못하면 이렇게 될 것이다.

其耎而散者는 當病灌汗이니 : 肺는 毛이고, 毛는 가을 공기처럼 輕清하고 뾰족한 기운으로 나타나는 脈象인데 이것이 퍼져 흩어진 것이 耎而散이다. 이것은 가을 기운이 아니라 봄기운과 비슷한 것이다. 肺는 收斂하는 것인데 收斂하는 기운이 없으니 자꾸 땀이 나는 것이다. 우리가 風寒에 침습되어서 皮膚汗空이 막히거나 肺屬皮毛일 때 蘇葉으로 發散하는데 지금은 耎而散하니 皮膚汗空이 이미 열린 것이다. 그래서 땀이 나는 것이다. 그래서 耎而散者는 當病灌汗이 되는 것이다. 이럴 때는 發散을 해서는 안 된다.

至令不復散發也니이다. : 其耎而散하는 것은 땀을 많이 내서 그렇게 된 것이다. 하여간 다시 發散을 해서는 안 된다. 원기를 돋워야 된다.

典據 **肝脈은 搏堅而長하야 色不靑하면 當病墜若搏하야 因血在脇下하야 令人喘逆하고 其耎而散色澤者는 當病溢飮이니 溢飮者는 渴暴多飮而易入肌皮腸胃之外也니이다.**

解說 **肝脈은** : 간맥은 弦이라 했다.

搏堅而長하야 色不靑하면 : 봄기운 같이 耎弱輕虛而滑 端直而長해야 한다. 그런데 搏堅而長하다는 것은 봄기운과는 영 거리가 먼 것이다. 얼굴색 또한 정상이 아니다.

當病墜若搏하야 : 타박상을 당했든지 칠정으로 怒則氣逆하여 搏堅而長이 나오는 것이다.

因血在脇下하야 令人喘逆하고 : 안에서 血在脇下가 되어 있다. 봄기운 모양으로 血이 저절로 순조롭게 다닐 것이다. 搏堅而長 血在脇下 막힌 것이다. 靜脈에서 肝이 血을 받아서 소재하다가 순조롭게 動脈으로 올려 보내면 血在脇下가 안 될 것인데 이것이 받아서 안 가니 血在脇下가 되는 것이다. 반드시 그 사람이 부딪쳤다든지 떨어졌다든지 해서 瘀血이 脇下에 정지되어 있는 것이다.

其耎而散色澤者는 : 봄기운이 따뜻하고 연하지만 기운은 있는 것이다. 흩어지는 脈象은 아니다. 얼굴색이 윤택하다.

當病溢飮이니 溢飮者는 渴暴多飮而易入肌皮腸胃之外也니이다. : 일은 넘칠 일이고, 음은 물이고, 물이 넘친다는 것은 도랑으로 빠져나가지 못하고 넘친 것이다. 耎而散하므로 木의 기운이 퍼져 水生木의 水氣를 받아 먹지 못하고 수분대사에 장애가 생긴 것이다. 水氣가 上溢되면 어지럼증도 생기고 입맛도 없다. 苓桂朮甘湯이 적중하는 증이다.

典據 **胃脈은 搏堅而長하면 其色이 赤하면 當病折髀하고 其耎而散者는 當病食痺이니다.**

解說 **胃脈은 搏堅而長하면 其色이 赤하면 當病折髀하고** : 髀는 넓

적다리이다. 脈象이 搏堅而長으로 나오는 것은 대퇴부 골절상이나 심하게 다쳤을 때 관찰되는 脈象이다.

其耎而散者는 當病食痺이니다. : 위벽에 습기가 차서 활동이 안 되는 것이다.

典據 **脾脈은 搏堅而長하야 其色이 黃하면 當病少氣하고 其耎而散하야 色不澤者는 當病足胻이 腫若水狀也니이다.**

解說 **脾脈은 搏堅而長하야 其色이 黃하면 當病少氣하고** : 脾脈은 代脈이다. 脾脈은 보기가 어렵다. 脾脈이 玉機眞藏論에 其來如水之流者 此爲太過 病在外 如烏之啄者 此爲不及 病在中이라 했다. 脾脈이 搏堅而長(전체가 잘 움직이면 搏堅而長할 리가 없을 것인데 한군데가 막히니)하면 水之流와 비슷할 것이다. 그렇게 하면 當病少氣, 즉 氣運이 없다는 것인데 陽虛일 것이다. 기운이 없을 때는 먼저 사지부터 기운이 없을 것이다.

其耎而散하야 色不澤者는 : 맥이 퍼져 버리니 中焦도 힘을 쓰지 못하고 濕鬱되어 소화도 안 되고 기운도 부치는 것이다. 얼굴색도 윤택하지 못하다.

當病足胻이 腫若水狀也니이다. : 中焦가 막혔으니 다리가 붓는 것이다. 中焦가 막혔으니 火降이 안 되고 火降이 안 되니 水升도 안 된다. 水氣는 下焦에 갇혀 있을 것이니 붓는 것이다.

典據 **腎脈은 搏堅而長하야 其色이 黃而赤者는 當病折腰하고 其耎而散者는 當病少血하야 至令不復也니이다.**

解說 **腎脈은** : 腰者는 腎之府라는 말이 있다.

搏堅而長하야 其色이 黃而赤者는 當病折腰하고 : 黃而赤은 腎의 색이 아니다. 허리 아픈 사람은 腎脈이 搏堅而長으로 나타난다.

其耎而散者는 當病少血하야 至令不復也니이다. : 不復는 땀도 내지 말고 瀉하지도 말고, 發散을 해서도 안 되고 破血해서도 안 된다. 돕워야 한다. 少血이니 瀉血하지도 말고 따뜻하게 해야 한다. 피라는 것은 언제든지 활동하는 것이다, 따뜻하게 해야 되고 돕워야 하는 것이다.

典據 **帝曰有故病에 五藏發動하야 因傷脈色하면 各何以知며 其久暴至之病乎아. 岐伯이 曰悉乎哉라 問也여.**

解說 **帝曰有故病에 五藏發動하야** : 무슨 원인이 있어 오장에 병이 되어 脈象에 搏堅而長이나 耎而散으로 나올텐데

因傷脈色하면 各何以知며 其久暴至之病乎아. : 그 원인은 여러 가지일 수 있다. 질박상이나 칠정, 풍한습도 원인이 될 수 있는데 그 병이 갑자기 온 것인지 시일이 오래 경과되었는지를 오장의 맥과 색으로 어떻게 알 수 있는가?

岐白이 曰悉乎哉라 問也여. : 묻는 것이 참 분명하다.

典據 **徵其脈小色不奪者는 新病也요. 徵其脈不奪其色奪者는 久病也요. 徵其脈與五色이 俱奪者는 此久病也요. 徵其脈與五色이 俱不奪者는 新病也요.**

解說 **徵其脈小色不奪者는 新病也요.** : 징은 찾는다는 말이다. 환자의 맥이 적고 약한데, 즉 허한데도 불구하고 얼굴의 혈색도 좋고 眼光이 살아 있는 자는 新病이다. 환자 얼굴의 색도 색이지만 기색을 관찰할 때 眼光이 살아 있는지 흐릿한지가 더 중요한 진찰이다.

徵其脈不奪其色奪者는 久病也요. : 그 맥은 그대로 괜찮은데도 불구하고 혈색이 좋지 않고 眼光도 없고 흐릿하면 久病이다.

徵其脈與五色이 俱奪者는 此久病也요. : 또한 그 맥도 적고 약하며

얼굴의 혈색도 좋지 않고 眼光도 없고 흐릿하면 오래된 병이다.
徵其脈與五色이 俱不奪者는 新病也요. : 그 맥도 그대로 괜찮고, 얼굴의 혈색도 좋고 眼光이 살아 있는 자는 新病이다.

典據 **肝與腎脈이 幷至하야 其色이 蒼赤하면 當病毁傷하야 不見血이어나 已見血이어나 濕若中水也니이다. 帝曰 治之는 奈何요. 岐白曰 此四時之病이니 以其勝으로 治之면 愈也니이다.**

解說 **肝與腎脈이 幷至하야 其色이 蒼赤하면 當病毁傷하야 不見血이어나 已見血이어나 濕若中水也니이다.** : 무슨 원인이 있어 五藏에 病이 되었을 텐데 肝과 腎이 이미 병들어 肝脈과 腎脈이 모두 다 적고 약하며 얼굴색이 蒼赤하면 몸이 毁傷에 당해서 이미 出血이 있든 없든 肝에 濕이 中水한 것이다. 이미 肝腎에 병이 들어 그 색이 蒼赤한 것은 水升火降이 안 되고 있는 것이다. 이미 中焦가 濕鬱되어 있으므로 火降은 되지 않고 熱이 떠서 灼金肺하고 얼굴이 蒼赤한 것이다. 이미 肝이 병들어 木勝土된 것이 中焦 濕鬱의 원인이 되므로 이것을 해결하는 것이 최우선이며 中焦 濕鬱이 해결되면 火降水升이 되며 灼金肺도 되지 않을 것이고 腎도 살아날 것이다,
帝曰 治之는 奈何요. : 여기 이런데 다스리는 것은 어떻게 하는가?
岐伯曰 此四時之病이니 以其勝으로 治之면 愈也니이다. : 이는 四時之病이니 그 이기는 것으로 治하면 낫는다. 만일 肝에 病이 들었으면, 즉 木이 實할 때 金克木으로 하면 된다는 말이다. 다시 말하면 木을 勝하는 것이 金이므로 가을 기운의 약(麥門冬, 天門冬, 薏苡仁, 乾栗, 石菖蒲, 五味子, 蘿葍子, 桔梗 등)으로 木을 다스린다. 침 치료로 木實을 해결하기 위하여 經渠, 中封을 隨鍼하여 經渠의 혈문을 열어 金氣를 발송하고 中封의 혈문을 열어 經渠에서 발송한 金氣를 수용하여 金克木을 시키고 陰谷, 曲泉을 迎鍼하여 陰谷의 혈문을 닫아 水氣가 발송되지 못하게 하며 曲泉의 혈문을 닫아 經脈 속에서 활동하고 있던 水氣마저 거부하게 한다. 金克木은 하고 水生木은 되지 않

게 시술하면 木은 설 곳을 잃게 되는 것이다. 扁鵲은 「難經」 75難에서 木欲實 金當平之로 가르치고 있다. 반대로 木이 虛할 때의 침 치료는 隨鍼으로 水生木이 되게 하고 迎鍼으로 金克木은 되지 않게 하면 되는 것이다. 즉, 木虛를 해결하기 위해 陰谷, 曲泉을 隨鍼하여 陰谷의 혈문을 열어 水氣를 발송하고 曲泉의 혈문을 열어 陰谷에서 발송한 水氣를 수용하여 水生木이 되게 한다. 經渠, 中封을 迎鍼하여 經渠의 혈문을 닫아 金氣가 발송되지 못하게 하고 中封의 혈문을 닫아 經脈 속에서 활동하고 있던 金氣마저 거부하게 한다. 水生木은 하고 金克木은 되지 않게 시술하면 木은 드디어 제자리를 찾게 되는 것이다.

典據 **黃帝問曰 平人은 何如오. 岐伯이 對曰 人一呼에 脈再動하고 一吸에 脈亦再動하고 呼吸定息에 脈五動하고 閏以大息을 命曰平人이니 平人者不病也라. 常以不病으로 調病人하나니 醫不病故로 爲病人平息以調之爲法이니다.**

解說 **黃帝問曰 平人은 何如오.** : 平人, 즉 병들지 않은 사람의 맥은 어떻게 뛰는가?

岐伯이 對曰 人一呼에 脈再動하고 一吸에 脈亦再動하고 呼吸定息에 脈五動하고 : 우리가 숨을 들이쉴 때 脈이 두 번 뛰고, 또 숨을 내쉴 때 脈이 두 번 뛰고, 숨을 들이쉬고 내쉬는 중간에 한 번 뛴다. 그래서 맥이 五動이라, 이것이 平人의 脈動이며 병이 없는 건강한 사람이다.

閏以大息을 命曰平人이니 平人者不病也라 : 閏以大息이라는 것은 呼에 두 번, 吸에 두 번, 호흡 중간에 한 번 이렇게 골고루 뛰는 것을 말하는 것이다.

常以不病으로 調病人하나니 : 병들지 않은 사람의 脈으로 병든 사람의 脈을 감별한다.

醫不病故로 爲病人平息以調之爲法이니다. : 그러니 醫者는 병들지 않

은 사람이니 병들지 않은 사람으로서 病人을 위하여 平息을 하는 것이다. 즉 환자와 醫者의 숨을 조절해 醫者의 숨으로써 비교를 하여 다섯 번 뛰는 것을 관찰하는 것이다.

典據 **人이 一呼에 脈一動하고 一吸에 脈一動을 曰少氣요. 人이 一呼에 脈三動하고 一吸에 脈三動을 曰躁요.**

解說 **人이 一呼에 脈一動하고 一吸에 脈一動을 曰少氣요.** : 사람이 一呼에 脈이 一動하고 一吸에 脈이 一動하는 사람은 기운이 없는 사람이고

人이 一呼에 脈三動하고 一吸에 脈三動을 曰躁요. : 一呼에 脈이 三動하고 一吸에 脈이 三動하는 사람은 躁라, 정상이 아닌 것이다. 그러나 노인이나 소아는 脈이 좀 빠르다. 소아는 한참 발육 중이라서 脈이 빠르며 노인은 脈管이 노화되어 빠르지만 둘 다 정상이다.

典據 **尺熱曰病溫이요 尺不熱脈滑曰病風이요 脈濇曰痺이니다.**

解說 **尺熱曰病溫이요** : 尺은 腎脈이다. 尺熱이라고 표현한 것은 尺脈이 빨리 뛰고 유력하게 뛴다는 말이다. 傷寒은 그냥 浮數하고 尺쪽에서는 脈의 감지가 약한 데 비하여 溫病은 脈이 尺 쪽에서도 빨리 뛰고 有力한 것이다.

尺不熱脈滑曰病風이요 : 尺은 腎脈이다. 尺不熱이라고 표현한 것은 尺脈이 빨리 뛰지도 않고 유력하지도 않지만 滑한 맛이 있으면 傷風인 것이다. 脈이 滑하다고 하는 것은 손가락 밑을 구슬이 굴러가는 것 같이 매끄럽게 지나가는데 지나가는 시간이 짧고 脈이 뛰는 面積이 좁아 슬쩍 왔다 가는 모습이다.

脈濇曰痺이니다. : 濇脈의 모습은 흘러가는 혈액 속에 찌꺼기가 많은 것처럼 껄끄럽게 느껴지는 맥이다. 이것은 風, 寒, 濕에 의한 痺症이

다.

典據 **人이 一呼에 脈四動以上曰死요 脈絶不至曰死요 乍疎乍數曰死이니다.**

解說 **人이 一呼에 脈四動以上曰死요** : 사람이 一呼에 脈이 四動以上으로 뛰면 위험한 상태이다.
脈絶不至曰死요 : 맥이 뛰다가 2~3초 끊어져서 뛰지 않다가 다시 뛰는 것으로 맥이 뛰지 않을 때는 갑자기 얼굴색이 하얘졌다가 다시 뛰면 얼굴색이 빨개졌다가 하는 것은 아주 위험한 상태이다.
乍疎乍數曰死이니다. : 脈象이 금세 빨라졌다가 금세 느려졌다가 하는 것도 아주 위험한 상태이다.

典據 **平人之常氣는 稟於胃하니 胃者는 平人之常氣也라. 人無胃氣曰逆이니 逆者는 死이니다. 胃之大絡을 名曰虛里니 貫鬲絡肺하야 出於左乳下하니 其動應衣하니 脈宗氣也라. 盛喘數絶者는 病在中이요 結而橫은 有積矣요 絶不至曰死이니다.**

解說 **平人之常氣는 稟於胃하니 胃者는 平人之常氣也라.** : 보통 사람의 기운은 위에서 받는다. 입맛이 있어야 먹을 것이고 소화되고 먹어야 산다. 건강한 사람은 식욕도 소화도 정상이며 먹고 소화시키고 흡수하는 것으로 기운을 쓰는 것이다.
人無胃氣曰逆이니 逆者는 死이니다. : 사람의 생명이 다할 때 다른 기운이 다 떨어지더라도 마지막까지 버텨 주는 것이 胃氣인데 그 胃氣마저 떨어져 먹지 못하게 되면 얼마 지나지 못하고 생명을 다하는 것이다.
胃之大絡을 名曰虛里니 貫鬲絡肺하야 出於左乳下하니 其動應衣하니 脈宗氣也라. : 胃經은 얼굴에서부터 발끝까지 이어져 있는 大絡이며

膈을 뚫고 올라가 肺에 연락하고 乳下로 내려가는데 腹中의 動氣가 입은 옷까지 움직이는 것은 多氣多血한 기운이 크게 움직이는 것으로 이것은 病이 심한 사람이다. 이미 죽어 가는 것이다.

盛喘數絶者는 病在中이요 結而橫은 有積矣요 絶不至曰死이니다. : 숨이 차기를 아주 힘들게 하고 脈이 곧 끊어질 듯이 빠르게 나타나는 것은 병이 있는 것이고, 結脈, 즉 脈이 끊어졌다가 다시 뛰고, 脈이 빠르게 뛰다가 갑자기 느리게 뛰고, 脈이 크게 뛰었다가 갑자기 작게 뛰었다가 하는 것은 積이 있는 것이다. 아주 위급한 상황이다.

典據 **頸脈이 動喘疾咳曰水요 目裏微腫하야 如臥蠶起之狀曰水요 溺黃赤하며 安臥者는 黃疸이요 已食如飢者는 胃疸이요 面腫曰風이요 足脛腫曰水요 目黃者曰黃疸이요 婦人足少陰脈이 動甚者는 任子也니이다.**

解說 **頸脈이 動喘疾咳曰水요** : 胃內停水한 水氣가 上溢하여 頸動脈이 평상시보다 부담되고 숨차하며 잦은 기침을 하고 눈꺼풀 또는 눈 주위 근육이 떨리는 것은 수분대사 장애, 즉 溢飮이라고 하는 것이다. 水氣凌心하여 심장이 쉽게 두근거린다. 白茯苓 二錢, 桂枝, 白朮 各一錢半, 甘草 五分, 즉 苓桂朮甘湯으로 치료한다.

目裏微腫하야 如臥蠶起之狀曰水요-눈두덩이에 누에가 드러누운 것 같이 붓는 것도 수분대사 장애인 것이다. 胃內停水한 水氣가 上溢된 것으로 溢飮의 여파라고 보면 된다.

溺黃赤하며 安臥者는 黃疸이요 : 오줌이 黃赤하고 눕기를 좋아하는 것은 黃疸인데 濕熱이 있기 때문에 기운이 없어 눕기를 좋아하는 것이다.

已食如飢者는 胃疸이요 : 금방 밥을 먹었건만 자꾸 시장기가 도는 것은 위에 濕熱이 있어 그런 것으로 胃疸이라고 한다.

面腫曰風이요 : 風濕傷으로 기침을 해서 面腫하는 데는 桑白皮가 무방하고, 또 中焦가 막혀 水氣가 上溢해서 面腫하는 것은 中焦를 열고

大腹皮를 가하여 치료하면 된다. 중요한 것은 中焦를 여는 것이다.

足脛腫曰水요 : 水升火降이 안 되므로 水氣가 유동하지 못하여 足脛이 붓는 것이다. 中焦를 열면 火降이 될 것이고 腎水는 유동할 조건을 갖추게 되니 살짝 利水만 시키면 될 것이다.

目黃者曰黃疸이요 : 目黃은 中焦에 濕熱이 있어 황달이 된 것이다.

婦人足少陰脈이 動甚者는 任子也니이다. : 婦人의 腎脈이 動甚한 것은 임신이다. 脈象이 위로 올라오는 기운이 아래로 내려가는 기운보다 많은 것, 이것이 妊娠脈이다. 칠정이 있는 사람은 心肺脈이 다 내려가는 모습이다. 그렇지 않은 사람으로 肺脈이 약간 까라지고 心脈은 그대로 있는데 腎脈이 조금 動하는 것은 經度가 있는 것이다.

九章 玉機眞藏論

著之玉板하고 藏之藏府하야 每旦讀之하고 名曰玉機라. 얼마나 중요한 가르침이기에 옥판에 새겨 간직하며 매일 아침에 새겨보고 또 새겨보겠다고 한 것인가. 眞藏이란 오장의 생명력이 표현하고 있는 모습인 絶對脈 卽 正常脈의 모습을 설명하고 있다.

肝脈에 대하여 가르치다

典據 **黃帝問曰 春脈이 如弦은 何如而弦고.**

解說 春脈이 弦하다고 하는데 어떤 것이 弦한 것인가? 여기서 肝脈이라 하지 않고 왜 春脈이라 했는가. 곧 언급될 구절이지만 弦脈의 모습은 軟弱輕虛而滑 端直而長이라고 가르치고 있는데 그것이 도대체 어떻게 맥이 뛰는 것인지를 가늠하기 힘들다. 그런데 肝脈이라 하지 않고 春脈이 弦하다고 한 이유가 여기에 있는 것이다. 바로 봄의 기운, 즉 木의 모습인 것이다. 그렇게 자상하게 가르치고 있는 것이다. 봄의 냄새, 봄의 풍광, 봄의 햇볕, 봄의 기운을 느껴 보라. 새싹이 돋아나고 언 땅이 녹기 시작하는 봄의 생동감이란! 이것들을 상상해 보노라면 봄의 모습이 軟弱輕虛而滑 端直而長인 것이다. 더 어떻게 글로 표현할 수 있단 말인가. 아마 王叔和도 「素問」의 五脈法을 이해하기 부족했든지, 五脈을 모르겠으니 扁鵲의 「難經」을 재편찬하면서 「難經」에 五脈法도 기술하고 三部九候脈法을 첨가하여 기술하였는지 모르겠다. 안타까운 일이 아닐 수 없다. 「難經」 以後에 五脈法은 산실되었으나 石谷 李奎晙 師祖에 이르러서야 재발굴되고 無爲堂 李元世 師父에 이르러서 널리 素問學會 會員들에게 전해지고 이어져 내려오게 되었으니 천만다행한 일이 아닐 수 없다. 脈들 보시는가. 한의학도들이여! 治之要極은 無失色脈이라 「素問」에서 가르치고 있음을…

「素問」을 쓰신 지극한 존재들의 자상한 가르침을 새기고 새겨볼 일이다.

典據 **岐伯이 對曰 春脈者는 肝也라 東方木也니 萬物之所以始生也이니다. 故로 其氣來에 耎弱輕虛而滑하며 端直而長이니 故로 曰弦이니 反此者는 病이니다.**

解說 **岐伯이 對曰 春脈者는 肝也라 東方木也니 萬物之所以始生也이니다.** : 春脈이 바로 肝이다. 四時 中에 봄의 기운이 바로 肝의 모습이고 동방이며 木이다. 만물이 始生하는 모습이다. 木은 자라나는 성질을 가지고 있다. 이것은 升達이다. 그러므로 肝脈은 升達하는 모습인 것이다. 다시 말해서 春夏는 生長하니 위로 올라오는 기운이 많은 편인데 肝心脈 또한 위로 올라오는 기운이 많은 편이다. 똑같다. 四時의 활동하는 모습이나 五藏이 활동하는 모습이 똑같다는 말이다. 또 秋冬은 收藏하니 아래로 내려가는 기운이 많은 편인데 肺腎脈 또한 아래로 내려가는 기운이 많은 편이다. 이것 또한 똑같다. 四時의 활동하는 모습이나 五藏이 활동하는 모습이 똑같다는 말이다.
故로 其氣來에 耎弱輕虛而滑하며 端直而長이니 故로 曰弦이니 反此者는 病이니다. : 드디어 여기에 肝脈의 絶對脈, 즉 正常脈을 가르치기 위하여 글로 표현하고 있다. 그 脈이 오는 모양이 연하면서도 약하고 가볍고 虛하고 滑하다. 만물이 始生하는 모습이고 生하는 계절인 春三月은 此爲發陳이니 天地俱生하는 모습으로 시작하는 것이다. 脈은 五藏이 자신들의 상태를 脈象으로 표현하고 있는 모습이며 生氣이므로 肝脈은 봄의 기운을 상상해서 어떨 것이라고 짐작해 볼 수는 있어도 그림을 그려서 가르쳐 줄 수도 없고, 말이나 글로써 가르치려고 해도 쉽지 않은 것이다. 그래도 글로써 가르치자니 어쩔 수 없이 耎弱輕虛而滑 端直而長이라고 기술하고 있는 것이다. 봄의 시작은 겨울의 끝에서부터 시작되니 겨울 기운이 沈而摶해 있다가 차츰차츰 활동해 나가서 冬至에 一陽이 始生하여 미약한 陽氣지만 생명 활동을 시작하여 차차 45일이 경과하면 제법 활동을 하게 되는 것이다. 天地氣運이 겨울부터 이렇게 한 것처럼 우리도 잘 때는 脈이 비교적 잠잠할 것이고 일어날 때는 생명력의 활동이 본격적으로 시작되듯이 肝脈 또한 그런 것이다. 端直而長이라 耎弱輕虛而滑한 모습의 肝脈이 端直而長해야 되는 것이다. 반드시 端整하고 곧고 長하여야 하는 것이다. 肝脈이 그렇게 뛰는 것이 弦脈이다. 肝脈이 그렇게 뛰지 않으면 病에 걸린 것이다. 端直而長은 꼭 肝에만 해당하는 것이 아니라 心脈은 心脈이 뛰고 있는 모습 그대로 端直而長하여야 하고, 肺脈은 肺脈이 뛰고 있는 모습 그대로 端直而長하여야 하고, 腎脈은 腎脈이 뛰고 있는 모습 그대로 端直而長하여야 한다. 端은 端整하다는 뜻이고, 直은 정상으로 脈이 노는 것이다.

春脈이 太過, 不及에 대하여 가르치다

典據 **帝曰 何如而反고. 岐伯이 曰其氣來에 實而强을 此謂太過니 病在外요 其氣來에 不實而微를 此謂不及이니 病在中이니다. 帝曰 春脈이 太過與不及에 其病이 皆何如오. 岐白이 曰太過則令人善忘하며 忽忽眩冒而癲疾하고 其不及則令人胸痛하야 引背下則兩脅이 胠滿이니다.**

解說 **帝曰 何如而反고.** : 그러면 어떻게 맥이 뛰는 것이 절대맥, 즉 정상맥의 반대인가?

岐伯이 曰其氣來에 實而强을 此謂太過니 病在外요 其氣來에 不實而微를 此謂不及이니 病在中이니다. : 肝脈의 絶對脈, 즉 正常脈은 耎弱輕虛而滑하여야 하는데 脈象의 기운이 실하고 강한 것은 此爲太過라. 浮하면서도 緊强하게 뛰는 것을 말한다. 肝合膽하니 病在外는 膽에 병이 있는 것이고, 肝脈의 絶對脈, 즉 正常脈은 耎弱輕虛而滑하여야 하는데 脈象의 기운이 來不實而微는 肝에 병이 있는 것이다. 즉 脈이 아주 약하고 봄과 같은 생동감이 없는 것을 말한다.

五脈圖(정상맥)

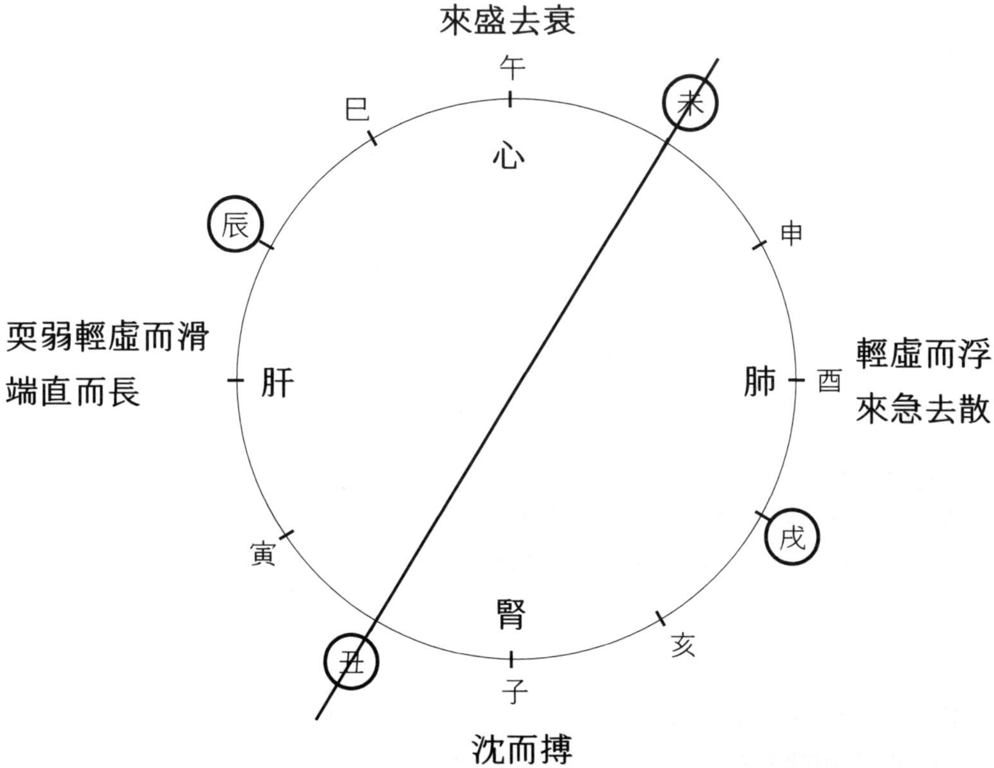

帝曰 春脈이 太過與不及에 其病이 皆何如오. : 春脈, 즉 肝脈이 太過하든지 不及하면 병이 어떠한가?

岐伯이 曰太過則令人善忘하며 忽忽眩冒而癲疾하고-春脈이 弦인데 實而强이 太過이고 病在外는 膽에 병이 있는 것이다. 脈象이 浮하면서도 緊强하게 뛰는 것이 太過의 脈象이며 이런 사람의 병증은 잘 잊어버리고, 홀연히 문득문득 어지럽고 癲疾이 있다. 여기서의 癲疾은 간질발작이 아니고 성질이 평상적이지 않고, 무슨 돌아이 같이 희비가 들쑥날쑥하여 제정신이 아닌 것 같은 사람을 표현한 것이다. 膽은 甲木이고 陽府이고 陽怒니 같은 怒性이라도 肝의 怒와 膽의 怒는 다르다. 膽의 怒는 한마디로 지랄이다. 性質이 금방 욱한다. 무지하게 급하다는 말이다. 원인이 膽이 實한 것이며 또한 膽實體質인 경우에 칠정에 사로잡히면 상기한 증상들이 쉽게 나타난다.

其不及則令人胸痛하야 引背下則兩脅이 胠滿이니다. : 肝脈의 絶對脈, 즉 正常脈은 耎弱輕虛而滑하여야 하는데 脈象의 기운이 來不實而微는 肝에 병이 있는 것이다. 즉 脈이 아주 약하고 봄과 같은 생동감이 없는 것을 말한다. 흉통이 있고 背部까지 당기고 兩脅이 뻐근하며 그득하다. 太陽人 肝虛體質이 주로 가슴이 갑갑한 것이 특징이다.

心脈에 대하여 가르치다

典據 **帝曰善타 夏脈이 如鉤는 何如而鉤오. 岐伯曰 夏脈者는 心也南方火也니 萬物之所以盛長也라 故로 其氣來盛去衰 故로 曰鉤니 反此者는 病이니다.**

解說 **帝曰善타 夏脈이 如鉤는 何如而鉤오.** : 鉤는 갈고리인데 위로 둥그스름하게 올라온 부분을 가리킨다. 夏脈이 鉤하다고 하니 어떤 것이 鉤한 것인가? 여기서 心脈이라 하지 않고 왜 夏脈이라 했는가? 곧 언급될 구절이지만 鉤脈의 모습은 其氣來盛去衰라고 가르치는데 그것이 도대체 어떻게 맥이 뛰는 것인지를 가늠하기 힘들다. 그런데

心脈이라 하지 않고 夏脈이 鉤하다고 한 이유가 여기에 있는 것이다. 바로 여름의 기운, 즉 火의 모습인 것이다. 그렇게 자상하게 가르치고 있는 것이다. 여름의 냄새, 여름의 풍광, 여름의 햇볕, 여름의 기운을 느껴 보라. 이미 식물이 다 성장하며 푸른 잎을 자랑하고 꽃은 만개하고 장마가 지고, 계곡의 물도 콸콸 쏟아지고! 이것들을 상상해 보노라면 여름의 모습이 其氣來盛去衰인 것이다. 더 어떻게 글로 표현할 수 있단 말인가.

岐伯曰 夏脈者는 心也南方火也니 萬物之所以盛長也라 故로 其氣來盛去衰 故로 曰鉤니 : 드디어 여기에 心脈의 絶對脈, 즉 正常脈을 가르치기 위하여 글로 표현하고 있다. 그 脈이 오는 모양이 其氣來盛去衰 반드시 위로 올라오는 기운이 많다는 의미이다. 올라오는 기운이 많고 내려가는 기운은 적다는 말이다. 불 기운이 그런 모양새다. 만물이 확확 커 나가는 모습이다. 萬物이 성장하는 모습이고 長하는 계절인 夏三月은 此爲蕃秀이니 天地氣交 萬物華實하여 脈象이 蕃秀하고 견실하다. 脈은 五藏이 자신들의 상태를 脈象으로 표현하고 있는 모습이며 생기이다. 心脈은 여름의 기운을 상상해서 어떨 것이라고 짐작해 볼 수는 있어도 그림을 그려서 가르쳐 줄 수도 없고, 말이나 글로써 가르치려고 해도 쉽지 않은 것이다.

그래도 글로써 가르치자니 어쩔 수 없이 其氣來盛去衰라고 기술하고 있는 것이다. 여름의 시작은 봄의 끝에서부터 시작되니 봄기운이 만물이 始生하는 모습으로 활동해 나가다가 차차 45일이 경과하면 만물이 성장하는 왕성한 활동을 하게 되는 것이다. 心脈 또한 왕성한 모습인 것이다. 心脈이 그렇게 뛰는 것이 鉤脈이다.

反此者는 病이니다. : 心脈이 뛰는 모습이 이렇지 않은 것은 병에 걸린 것이다.

心脈이 太過, 不及에 대하여 가르치다

典據 **帝曰 何如而反고. 岐伯曰 其氣來盛去亦盛을 此謂太過니 病在**

外요 其氣來不盛去反盛을 此謂不及이니 病在中이니다. 帝曰 夏脈이 太過與不及에 其病이 皆何如오. 岐白曰 太過則令人身熱而膚痛하야 爲浸淫하고 其不及則令人煩心하야 上見欬唾하며 下爲氣泄이니다.

解說 **帝曰 何如而反고. 岐伯曰 其氣來盛去亦盛을 此謂太過니 病在外요 其氣來不盛去反盛을 此謂不及이니 病在中이니다.** : 그러면 어떻게 脈이 뛰는 것이 絶對脈, 즉 正常脈의 반대인가? 脈이 올라오는 것도 세고 내려가는 것도 세면 太過니 病在外, 心脈의 絶對脈, 즉 正常脈은 其氣來盛去衰하여야 하는데, 脈象이 올라오는 기운은 많고 내려가는 기운은 적다는 말이다. 그런데 脈象이 올라오는 기운도 많고 내려가는 기운도 많은 것은 太過이다. 心合小腸하니 病在外는 小腸에 병이 있는 것이고, 心脈의 絶對脈, 즉 正常脈은 其氣來盛去衰하여야 하는데 其氣來不盛去反盛이라 脈象이 올라오는 기운은 적고 내려가는 기운이 많으면 不及이니, 炎上하는 기운이 적다. 心에 병이 있는 것이다. 즉 병이 든 것이다.

帝曰 夏脈이 太過與不及에 其病이 皆何如오. : 夏脈, 즉 心脈이 太過하든지 不及하면 병이 어떠한가?

岐白曰 太過則令人身熱而膚痛하야 爲浸淫하고 其不及則令人煩心하야 上見欬唾하며 下爲氣泄이니다. : 脈이 올라오는 것도 세고 내려가는 것도 세면 太過라 心合小腸하니 病在外는 小腸, 즉 丙火에 병이 있는 것이고, 太過한 것은 暑熱에 침습당하여 몸에 열이 나고, 暑濕에도 침습당하면 몸에 暑濕이 정체되어 손바닥으로 살갗을 쓰다듬으면 살가죽이 아프다. 清暑利濕하면 치료된다. 脈象이 올라오는 기운은 적고 내려가는 기운이 많으면 不及이니, 炎上하는 기운이 적은 것이다. 心에, 丁火에 병이 있는 것이다. 즉 病在中인 것이다. 發表가 안 되니 暑濕은 정체되고 水氣는 凌心하니 번심하는 것이다. 더위 먹고 시일이 경과되면 나타난다. 이미 中焦는 막힌 것이며 위로는 灼金肺하여 欬唾하고 暑濕이 정체되어 입맛도 없고 갈증도 나지 않으며 물도 먹히지를 않는다. 먹은 것이 없으니 氣泄이 되는 것으로 기운이 하나도

없다. 三焦 활동이 안 되니 氣泄이 되는 것으로 氣泄은 방귀가 자주 나오는 것이다. 淸暑益氣하면 치료된다.

肺脈에 대하여 가르치다

典據 **帝曰善타 秋脈이 如浮는 何如而浮오. 岐伯이 曰秋脈者는 肺也라. 西方金也니 萬物之所以收成也라. 故로 其氣來에 輕虛而浮하야 來急去散 故로 曰浮니 反此者는 病이니다.**

解說 **帝曰善타 秋脈이 如浮는 何如而浮오.** : 秋脈이 浮하다고 하는데 어떤 것이 浮한 것인가? 여기서 肺脈이라 하지 않고 왜 秋脈이라 했는가. 곧 언급될 구절이지만 秋脈의 모습은 輕虛而浮하야 來急去散 故로 曰浮라. 가을 기운은 경쾌하므로 輕虛하면서 浮한 것이지 滑數의 浮는 아니며 가을 기운이 산뜻산뜻하므로 浮라고 가르치고 있는데 그것이 도대체 어떻게 脈이 뛰는 것인지를 가늠하기 힘들다. 그런데 肺脈이라 하지 않고 秋脈이 浮(毛한 모습)하다고 한 이유가 여기에 있는 것이다. 바로 가을의 기운은 산뜻산뜻하고 경쾌한 것이다. 즉 만물이 수성하는 모습인 것이다. 그렇게 자상하게 가르치고 있는 것이다. 가을의 냄새, 가을의 풍광, 가을의 햇볕, 가을의 기운을 느껴 보라. 만물은 결실을 맺고 낙엽은 지고 수렴하는 모습을! 이것들을 상상해 보노라면 가을의 모습이 輕虛而浮하야 來急去散인 것이다. 더 어떻게 글로 표현할 수 있단 말인가.
岐伯이 曰秋脈者는 肺也라. 西方金也니 萬物之所以收成也라. 故로 其氣來에 輕虛而浮하야 來急去散 故로 曰浮니 : 드디어 여기에 秋脈의 絶對脈, 즉 正常脈을 가르치기 위하여 글로 표현하고 있다. 그 脈이 오는 모양이 輕虛而浮하야 來急去散이라. 脈象이 가을의 기상처럼 가볍고 뾰족하며 빠르게 떠오르고 내려가는 것은 收斂하듯이 分散되며 흩어지는 듯한 느낌이라는 意味이다. 왜 급한가 하면 거두려니 급한 것이고 거두어서 아래로 내리려니 흩어지는 것이다. 그것은 收藏

하기 위해서 그런 것이다. 만물이 결실을 맺고 收藏을 준비하고 일을 마치고 쉬는 모습인 것이다. 만물이 수성하는 모습이고 收하는 계절인 秋三月은 容平이니 天氣以急하니 脈象이 容平하고 급하다. 脈은 五藏이 자신들의 상태를 脈象으로 표현하고 있는 모습이며 生氣이므로 肺脈은 가을의 기운을 상상해서 어떨 것이라고 짐작해 볼 수는 있어도 그림을 그려서 가르쳐 줄 수도 없고, 말이나 글로써 가르치려고 해도 쉽지 않은 것이다. 그래도 글로써 가르치자니 어쩔 수 없이 輕虛而浮하야 來急去散이라고 기술하고 있는 것이다. 가을의 시작은 여름의 끝에서부터 시작되니 여름 기운이 만물이 성장하는 모습으로 활동해 나가다가 차차 45일이 경과하면 만물이 收成하고 收斂하는 활동을 하게 되는 것이다. 그러므로 肺脈 또한 收斂하는 모습인 것이다 肺脈이 그렇게 뛰는 것이 浮(毛)脈이다.

反此者는 病이니다. : 肺脈이 뛰는 모습이 이렇지 않은 것은 병에 걸린 것이다.

肺脈의 太過, 不及에 대하여 가르치다

典據 帝曰 何如而反고. 岐伯曰 其氣來에 毛而中央堅하고 兩傍虛를 此謂太過니 病在外요 其氣來毛而微를 此謂不及이니 病在中이니다. 帝曰 秋脈이 太過與不及에 其病이 皆何如오. 岐白曰 太過則令人逆氣而背痛慍溫然하고 其不及則令人喘하야 呼吸少氣而欬하며 上氣見血하고 下聞病音이니다.

解說 **帝曰 何如而反고.** : 그러면 어떻게 脈이 뛰는 것이 絶對脈, 즉 正常脈의 반대인가?

岐伯曰 其氣來에 毛而中央堅하고 兩傍虛를 此謂太過니 病在外요 其氣來毛而微를 此謂不及이니 病在中이니다. : 脈象이 輕虛而浮 來急去散하지 않고 가운데만 폭폭 찌르는 맛이다. 中央堅 兩傍虛는 중간으로 모이는 기운만 있지 가장자리는 기운이 없다는 말이다. 脈象이 중

앙에만 모여 뾰족해도 甚하게 뾰족한 맛만 있고 兩傍은 脈의 모습이 거의 없으며, 또한 전체적으로 경쾌하고 산뜻한 맛도 없다. 이것이 太過이고 病在外이며 肺合大腸이니 大腸에 병이 있는 것이다. 其氣來毛而微는 脈이 오기는 오는데 뾰족한 맛이 있는 듯해도 너무 약한 것이다. 이것은 肺氣가 약하다는 말이다. 이것이 不及이며 收斂하는 기운이 적다. 肺에 병이 있는 것이다. 즉 病在中인 것이다.

帝曰 秋脈이 太過與不及에 其病이 皆何如오. : 秋脈, 즉 肺脈이 太過하든지 不及하면 병이 어떠한가?

岐伯曰 太過則令人逆氣而背痛慍慍然하고 其不及則令人喘하야 呼吸少氣而欬하며 上氣見血하고 下聞病音이니다. : 脈象이 중앙에만 모여 뾰족해도 심하게 뾰족한 맛만 있고 兩傍은 脈의 모습이 거의 없으며 경쾌하고 산뜻한 맛도 없다. 이것이 太過이며 大腸이 實한 상태로 병의 뿌리이다. 이렇든 저렇든 金侮火의 상황이다. 火克金이 정상적이고 생리적인 데 비해 大腸實한 상태라면 金侮火의 상황, 즉 陽金侮陽火의 상황이 되는 것이다. 收斂 기운이 비이상적으로 활동을 하니 炎上 기운에 충격을 받아 신경은 예민해지고 온온연하게 될 것이다. 慍이란 불편한 마음, 이를 짜증이라 해야 할지 화나는 것이라 해야 할지 하여간 마음이 불편한 모습이 慍이다. 또한 金乘木되어, 즉 憂勝怒되어 怒則氣逆처럼은 아니더라도 은근히 逆氣될 것이며 氣順해야 되는데 逆氣하니 背痛할 것이다. 不及은 脈이 오기는 오는데 뾰족한 맛이 있는 듯해도 너무 약한 것이다. 이것은 肺氣가 약하다는 말이다. 이것이 不及이며 收斂하는 기운이 적다. 肺에 병이 있는 것이다. 폐기능의 약화로 조금만 움직여도 쉽게 숨차고 호흡도 약하고 기침도 하고 때로는 가래를 뱉고 나면 피가 보일 때도 있고, 기운이 딸리니 옆에서 앓는 소리를 들을 수 있다.

腎脈에 대하여 가르치다

典據 **帝曰善타 冬脈如營은 何如而營고. 岐伯曰 冬脈者는 腎也라 北**

方水也니 萬物之所以合藏也라. 故로 其氣來에 沈而搏 故로 曰營이니 反此者는 病이니다.

解說 **帝曰善타 冬脈如營은 何如而營고.** : 冬脈이 營하다고 하니 어떤 것이 營한 것인가? 여기서 腎脈이라 하지 않고 왜 冬脈이라 했는가. 곧 언급될 구절이지만 冬脈의 모습은 기운이 오는 것이 沈而搏 故로 曰營이라. 겨울의 기운은 收藏하므로 만물은 쉬면서 봄을 준비하므로 營(石)이라고 가르치고 있는데 그것이 도대체 어떻게 脈이 뛰는 것인지를 가늠하기 힘들다. 그런데 腎脈이라 하지 않고 冬脈이 營(石)하다고 한 이유가 여기에 있는 것이다. 바로 겨울 기운은 만물의 활동은 줄어들고 비축하는, 즉 만물이 합장하는 모습인 것이다. 그렇게 자상하게 가르치고 있는 것이다. 겨울의 냄새, 겨울의 풍광, 겨울의 햇볕, 겨울의 기운을 느껴 보라. 만물이 쉬고 비축하려 다음을 준비하는 이것들을 상상해 보노라면 겨울의 모습이 沈而搏한 營의 모습인 것이다. 더 어떻게 글로 표현할 수 있단 말인가.

岐伯曰 冬脈者는 腎也라 北方水也니 萬物之所以合藏也라. 故로 其氣來에 沈而搏 故로 曰營이니 : 드디어 여기에 冬脈의 絶對脈, 즉 正常脈을 가르치기 위하여 글로 표현하고 있다, 그 脈이 오는 모양이 沈而搏이라. 脈象이 겨울의 기상처럼 收藏하므로 만물은 쉬면서 봄을 준비하는 듯한 느낌이라는 의미이다. 그것은 閉藏하기 위해서 그런 것이다. 만물이 일 년의 일을 끝내고 비축하여 새로운 生(봄)을 준비하는 모습인 것이다. 이는 만물이 합장하는 모습이고 藏하는 계절인 冬三月은 此爲閉藏이니 水氷之坼하니 脈象이 石하다. 脈은 五藏이 자신들의 상태를 脈象으로 표현하고 있는 모습이며 生氣이므로 腎脈은 겨울 기운을 상상해서 어떨 것이라고 짐작해 볼 수는 있어도 그림을 그려서 가르쳐 줄 수도 없고, 말이나 글로써 가르치려고 해도 쉽지 않은 것이다. 그래도 글로써 가르치자니 어쩔 수 없이 沈而搏이라고 기술하고 있는 것이다. 겨울의 시작은 가을의 끝에서부터 시작되니 가을 기운이 만물이 收成하는 모습으로 활동해 나가다가 차차

일이 경과하면 만물이 합장하는, 閉藏하는 활동을 하게 되는 것이다. 그러므로 腎脈 또한 閉藏하는 모습인 것이다. 腎脈이 그렇게 뛰는 것이 營(石)이다.

反此者는 病이니다. : 腎脈이 뛰는 모습이 이렇지 않은 것은 병에 걸린 것이다. 沈而搏 아래로 처지는 듯하면서 콕콕하는 모습이다.

腎脈의 太過, 不及에 대하여 가르치다

典據 **帝曰 何如而反고. 岐伯曰 其氣來에 如彈石者는 此謂太過니 病在外오 其去이 如濇者를 此謂不及이니 病在中이니다. 帝曰 冬脈이 太過與不及에 其病이 皆何如오. 岐白曰 太過則令人解㑊하야 脊脈痛而少氣不欲言하고 其不及則令人心懸如病飢하며 䏚中이 淸하고 脊中이 痛하며 少腹滿하고 小便變이니다.**

解說 **帝曰 何如而反고.** : 그러면 어떻게 脈이 뛰는 것이 絶對脈, 즉 正常脈의 반대인가?

岐伯曰 其氣來에 如彈石者는 此謂太過니 病在外오 其去이 如濇者를 此謂不及이니 病在中이니다. : 腎脈의 絶對脈, 즉 正常脈은 沈而搏하여야 하는데 脈象의 기운이 오는 것이 돌을 던져서 튕겨 나오는 것과 같은 것을 太過니 病在外라. 彈石은 공이나 돌을 벽을 향해 던지면 튕겨 나오는 것이다. 腎合膀胱하니 病在外는 방광의 壬水에 병이 있는 것이고, 腎脈의 絶對脈, 즉 正常脈은 沈而搏하여야 하는데 脈象의 기운이 其去이 如濇하면 不及이다. 腎에 癸水에 병이 있는 것이다. 濇은 흘러가는 혈액 속에 찌꺼기가 많은 것처럼 껄끄럽게 느껴지는 모습이다.

帝曰 冬脈이 太過與不及에 其病이 皆何如오. : 冬脈, 즉 腎脈이 太過하든지 不及하면 병이 어떠한가?

岐伯曰 太過則令人解㑊하야 脊脈痛而少氣不欲言하고 其不及則令人心懸如病飢하며 䏚中이 淸하고 脊中이 痛하며 少腹滿하고 小便變이니

다. : 腎脈의 絶對脈, 즉 正常脈은 沈而搏하여야 하는데 脈象의 기운이 오는 것이 돌을 던져서 튕겨 나오는 것과 같은 것, 이것이 太過이며 방광이 實한 상태이자 壬水가 實한 상태로 이것이 병의 뿌리이며 이렇든 저렇든 水侮土의 상황이다. 土克水가 정상적이고 생리적인 데 비해 방광이 實한 상태라면 水侮土의 상황, 즉 陽水侮陽土의 상황이 되는 것이다. 肺藏 기운이 비이상적으로 활동을 하니 濡濕 기운에 충격을 받을 것이니 解㑊이라 解㑊은 게을러지고 피곤하여 팔다리가 나른해지고 소화력도 약해지고 만사 의욕이 없는 것을 말한다. 脊脈痛而少氣不欲言이라 脊脈이 통하고, 기운이 없어 말하고 싶지도 않은 것이다. 水乘火되어 소심하고 만사 부정적 사고에 사로잡힌다. 腎脈의 絶對脈, 즉 正常脈은 沈而搏하여야 하는데 脈象의 기운이 其去이 如濇하면 不及이다. 腎에, 癸水에 병이 있는 것이다. 즉 腎이 약한 것이다. 令人心懸如病飢이라 가슴이 텅 빈 것 같고 䏚中이 淸 옆구리가 휑하니 서늘하다. 脊中이 痛, 小腹滿은 下焦의 기운이 모자라 활동이 부실하니 아랫배가 그득하고 소변은 색도 진하고 양도 부실하니 나오는 것도 찔끔찔끔 나오는 것이다.

脾脈에 대하여 물어보다

典據 **帝曰善타 四時之序에 逆從之變이 異也라 然이나 脾脈은 獨何主오. 岐伯曰 脾脈者는 土也라 孤藏以灌四傍者也니이다.**

解說 **帝曰善타 四時之序에 逆從之變이 異也라 然이나 脾脈은 獨何主오.** : 그런데 四時之序는 春, 夏, 秋, 冬이며 肝, 心, 肺, 腎은 逆하기도 하고 從하기도 해서 変하는 것이 다 다른 것이다. 겨울은 藏하고 봄은 生한다. 그것이 逆이면서 바로 從인 것이다. 変하고 다른 것이지만 모양은 変하는데 內容은 꼭 같다. 생명력 자체가 그런 것이다. 다 그러한데 脾脈은 홀로 무엇을 주장하는가?
岐伯曰 脾脈者는 土也라 孤藏以灌四傍者也니이다. : 脾脈者는 土也라

長夏이며 환절기라. 四時 사이사이에 있으며 봄, 여름, 가을, 겨울의 중간자 구실을 한다. 脾는 倉廩之官, 즉 肝, 心, 肺, 腎의 공동 창고와 같아서 사방, 즉 이곳저곳으로 다 보내준다. 灌은 물을 대주듯이 대 준다는 말이다. 그러므로 孤藏이라 혼자 외롭다. 그래서 春脈, 夏脈, 秋脈, 冬脈을 합한 것이 脾脈이다. 그래서 脾脈은 보기 어려운 것이다.

脾脈의 善, 惡에 대하여 가르치다

典據 **帝曰 然則脾善惡을 可得見之乎아. 岐伯曰 善者는 不可得見이어와 惡者는 可見이니다. 帝曰 惡者는 何如可見고.**

解說 **帝曰 然則脾善惡을 可得見之乎아.** : 그러면 어떻게 脈이 뛰는 것이 絶對脈, 즉 正常脈이며(善脈), 惡脈을 가히 볼 수 있는가?
岐伯曰 善者는 不可得見이어와 : 春脈, 夏脈, 秋脈, 冬脈이 합한 것이 脾脈이다. 長夏는 生長收藏을 다 가지고 있기 때문에 이것을 분간하기가 어렵다. 그래서 脾脈의 絶對脈, 즉 正常脈을 알 수가 없다.
惡者는 可見이니다. : 하지만 비정상의 脾脈은 잘 나타나므로 볼 수 있다.
帝曰 惡者는 何如可見고. : 惡者는 어떻게 보이는가?

脾脈의 太過와 不及에 대하여 가르치다

典據 **岐伯曰 其來에 如水之流者는 此謂太過니 病在外요 如鳥之啄者는 此謂不及이니 病在中이니다. 帝曰 夫子이 言脾爲孤藏하야 中央土라 以灌四傍이라 하니 其太過與不及에 其病皆何如오. 岐白曰 太過則令人四肢不擧하고 其不及則令人九竅不通이니 名曰重彊이니다.**

解說 **岐伯曰 其來에 如水之流者는 此謂太過니 病在外요** : 물이라는 것은 끊임없이 주르륵 흐른다. 脈이란 升降이 있어야 되므로 올라오는 맛, 내려가는 맛이 느껴져야 되는데 升降이 없다는 말이다. 脾脈의 모습이 그러하면 太過요 病在外라 脾合胃하니 病在外는 胃에 辰, 戌 土에 병이 있는 것이고

如鳥之啄者는 此謂不及이니 病在中이니다. : 脈象의 기운이 如鳥之啄者는 不及이다. 病在中이니 脾의 丑, 未 土에 병이 있는 것이다. 鳥之啄은 새가 먹이를 쪼듯이 콕콕콕하는 맛이다. 脾가 무력한 것이다. 脾胃脈의 絶對脈, 즉 正常脈은 알 수 없다 하더라도 증상과 복진, 문진으로 가늠하면 될 것이다.

帝曰 夫子이 言脾爲孤藏하야 中央土라 以灌四傍이라 하니 其太過與不及에 其病皆何如오. : 脾가 홀로 외로운 藏이라는 것은 長夏의 성정(환절기)이 있어 봄, 여름, 가을, 겨울의 사이사이에 홀로 모든 것을 중화하여야 하므로 자기 주장을 할 수 없고 肝, 心, 肺, 腎의 사방으로 공급하며 모두를 아우르니 그 太過하든지 不及하면 그 병은 또 어떠한가?

岐伯曰 太過則令人四肢不擧하고 其不及則令人九竅不通이니 名曰重彊이니다. : 脾脈의 絶對脈, 즉 正常脈은 없다 하더라도 증상과 복진, 문진으로 가늠하면 될 것이다. 脾脈의 정상맥이 없다 하는 것은 脾, 胃土는 春夏, 秋冬의 사이에 長夏(辰, 戌, 丑, 未 土)로서 존재하므로 肝, 心, 肺, 腎(寅卯 木, 巳午 火, 申酉 金, 亥子 水)의 성질을 모두 갖고 있기 때문에, 즉 木, 火, 金, 水의 성질도 갖고 있기 때문에 몸에서 나의 脾, 胃의 상태가 이렇다고 정상의 모습을 표현할 길이 없기 때문이다. 惡者는 可見이니 脈象이 如水之流하면 이것이 太過이며 病在外는 胃, 즉 辰, 戌 土에 병이 있는 것이며 辰, 戌 土가 實한 상태 이것이 병의 뿌리이며 이렇든 저렇든 土侮木의 상황이다. 木克土가 정상적이고 생리적인 데 비해 胃腸이 實한 상태라면 土侮木의 상황, 즉 陽土侮陽木의 상황이 되는 것이다. 胃腸 기운이 비이상적으로 활동을 하니 升達 기운에 충격을 받아 四肢不擧이고 土乘水하니 결국

肝腎의 생명 활동은 충격을 받게 되어 生과 藏의 기전은 깨지게 되는 것이다. 근육은 힘을 잃게 되고 무력해져서 四肢不擧가 되는 것이다. 脈象이 鳥之啄하면 不及이다. 脾의 丑, 未 土에 병이 있는 것이다. 즉 脾가 약한 것이다. 잘 먹지도, 잘 소화시키지도 못하고 쉽게 思卽氣結되니 신경도 예민해지는 것이다. 通中이 안 되니 火降이 되지 않고 水升도 안 되고 九竅의 기능은 저하될 수밖에 없는 것이다. 상하가 따로 노는 것이다. 上焦는 上焦대로 갑갑해지고 下焦는 下焦대로 갑갑해지는 것이다. 火는 火대로, 水는 水대로 거듭 자기의 성능만을 주장하는 것으로 이것이 重彊이다.

典據 **帝瞿然而起하야 再拜而稽首曰善타 吾得脈之大要하니 天下至數이 五色脈變이니 揆度奇恒에 道在於一이라 神轉不迴하니 迴則不轉하야 乃失其機리라 至數之要가 迫近以微로다. 著之玉版하고 藏之藏府하야 每旦讀之하고 名曰玉機라 하니라.**

解說 **帝瞿然而起하야 再拜而稽首曰善타** : 천사의 말을 듣고 난 뒤 "아! 참으로 그렇구나!" 놀라고 감탄하며 일어나 두 번 절하고 머리를 조아려 가로되 참으로 그렇겠다.

吾得脈之大要하니 天下至數이 五色脈變이니 : 내가 脈의 大要를 얻고 보니 生長收藏, 春夏秋冬, 毛鉤代弦石, 五行, 五色이 모두가 우주의 생명 활동과 똑같이 활동하는 것이다.

揆度奇恒에 道在於一이라 : 奇恒은 陰陽을 意味한다. 奇恒을 헤아려서 보니 생명력, 天眞, 마음, 精, 氣, 神이 藏德不止하여 우주가 생성된 이치 그대로 생명체도 똑같이 생성된 것이다. 道在於一이다. 春夏의 陽과 秋冬의 陰이, 즉 生長, 收藏의 陰陽 활동이 하나가 되어 終而復始하고 如環無斷하는 것이 道在於一인 것이다.

神轉不迴하니 迴則不轉하야 乃失其機리라. : 神은 마음이다. 神은 轉化되어야지 迴歸하면 안 된다. 神은 轉化되기만 할 뿐 迴歸하는 法이 없다. 시작도 끝도 없이 藏德不止하는 것이다. 여름이 지나 가을이

오고 또 겨울이 지나서 봄이 오듯이 끝없이 멈춤이 없는 것이다. 그것이 天氣인 것이다. 乃失其機라 迴歸한다면 그 기틀을 잃어버리는 것이다. 우주 공간의 기틀을 잃어버리면 생명의 질서인 春夏秋冬, 生長收藏, 五行, 五脈의 秩序가 깨져 버리는 것이다. 그렇게 되면 重彊될 것이다. 怒(肝, 春), 喜(心, 夏), 悲(肺, 秋), 恐(腎, 冬), 思(脾, 長夏)가 迴則不轉하야 乃失其機리라.

至數之要이 迫近以微로다. : 지극한 수는 우주의 생명력이 지극한 수이다. 천하의 요긴한 수이다. 迫近은 내 몸(마음)을 의미한다. 오행을 생성하고, 우주를 생성하는 것이 내 몸에 있는 것이다. 생명력! 藏德不止(장덕부지)하고 있는 그것! 즉, 天眞인 것이다.

三, 八 木(春), 二, 七 火(夏), 四, 九 金(秋), 一, 六 水(冬), 五, 十 土(長夏)가 온전한 생명 활동을 하는 것을 至數之要가 迫近以微로다.

著之玉版하고 藏之藏府하야 每旦讀之하고 名曰玉機라 하니라. : 옥판에 새겨 내 藏府에 간직해 두고 매일 아침 讀之하리니 이를 일컬어 玉機라. 기틀이라는 뜻이다.

至數圖

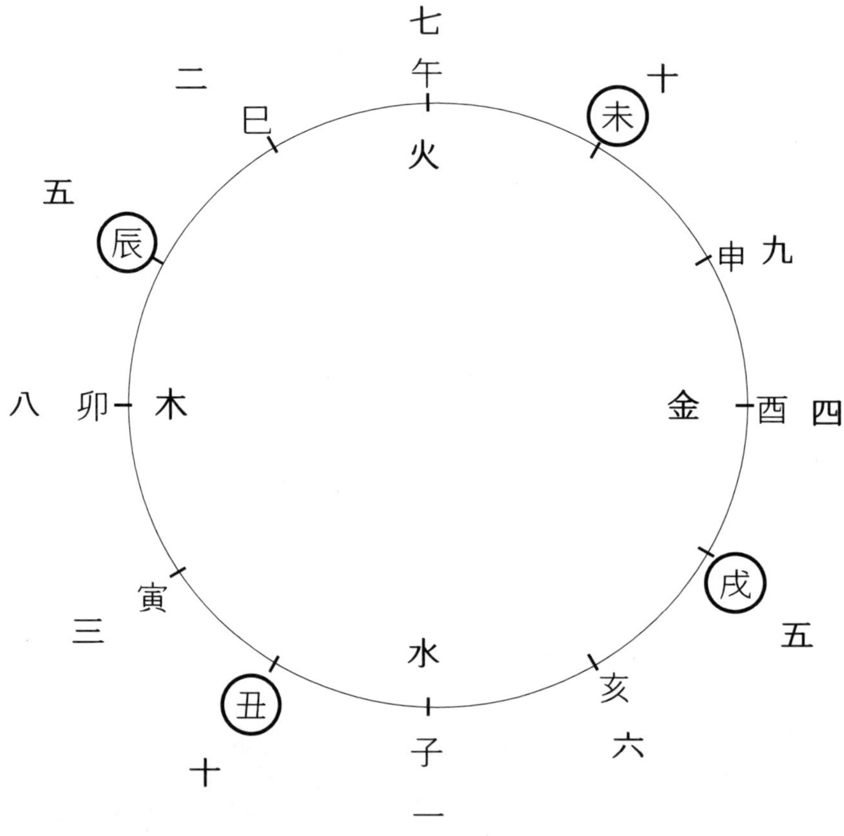

四時와 十二正經과의 關係에 대하여 가르치다

典據 **黃帝問曰 人有四經十二從이라 하니 何謂요. 岐伯對曰 經應四時하고 十二從이 應十二月하고 十二月이 應十二脈이라.**

解說 **黃帝問曰 人有四經十二從이라 하니 何謂요.** : 사람이 四經이 있고 十二從이 있다 하니 무슨 말인가? 四經이란 春夏秋冬을 말하고 十二從은 六藏六府를 말하는 것이다.
岐伯對曰 經應四時하고 十二從이 應十二月하고 十二月이 應十二脈이라. : 기백이 가로되 經은 四時에 應하고 十二從은 十二月에 應하고 十二月은 十二脈에 應한다. 經은 十二正經을 말하며 四時의 속성에 應하니 春夏秋冬이며 肝, 心, 肺, 腎이다. 四時에다 中央土인 長夏를 넣으면 五行이 되며 五藏이 된다. 六藏六府는 十二月에 應하고, 十二月은 十二正經에 應한다. 十二地支, 즉 寅, 卯, 辰(春), 巳, 午, 未(夏), 申, 酉, 戌(秋), 亥, 子, 丑(冬)이 木, 火, 土, 金, 水의 五行氣가 되며 十二正經 역시 五行의 기운을 가지고 있는 것이다.

知陽, 知陰에 대하여 가르치다

典據 **脈有陰陽하니 知陽者는 知陰하고 知陰者는 知陽이니 凡陽有五하니 五五二十五陽이요**

解說 **脈有陰陽하니 知陽者는 知陰하고 知陰者는 知陽이니** : 脈에 陰陽이 있고 經絡에도 陰陽이 있으니 藏은 陰이고 府는 陽이다. 肺合大腸이니 陽을 아는 자는 陰을 알고, 陰을 아는 자는 陽을 안다. 서로 알아 조화를 이루는 것이다. 즉, 陰平陽秘하는 것이다. 知陽이 되고 知陰이 되어 각자 맡은 바를 알아 조화를 이룬다. 脈象이 위로 올라가는 것은 陽이고, 아래로 내려가는 것은 陰이다. 心은 炎上이니

應四經十二從圖

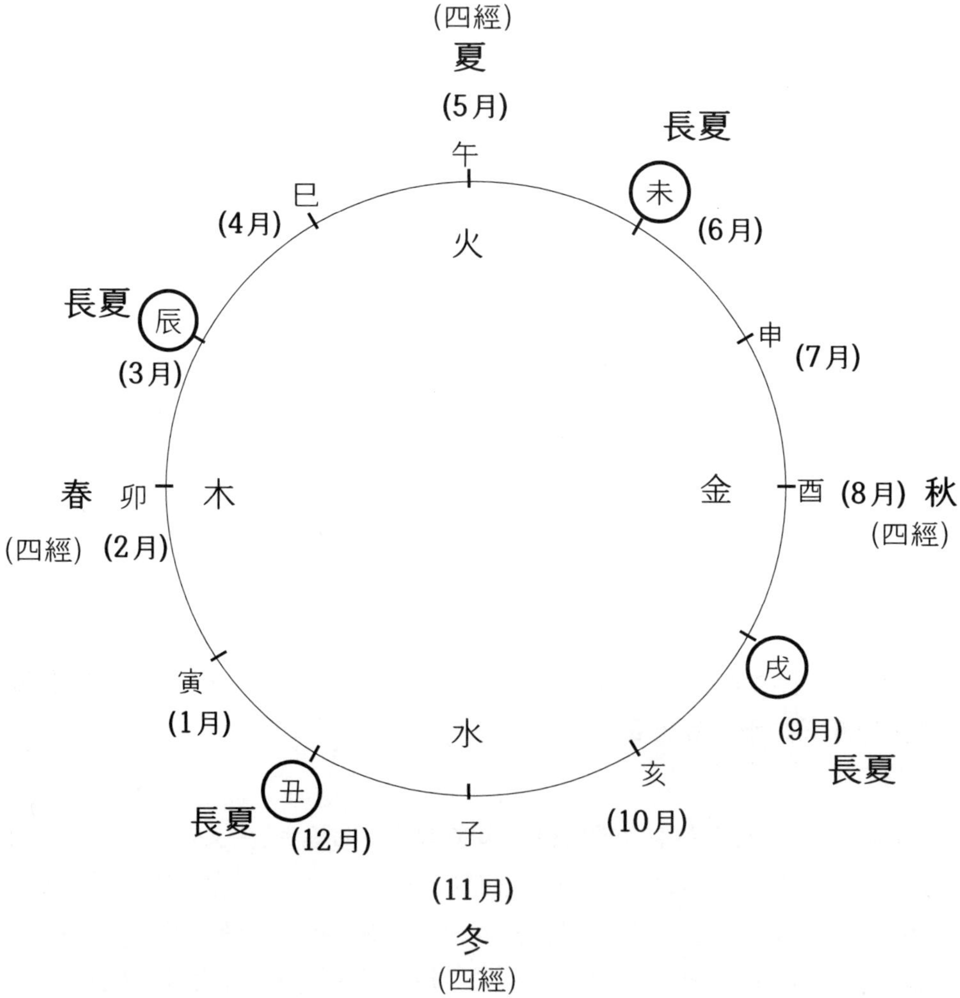
(四經)
夏
(5月)
午
長夏
未
(6月)
巳
(4月)
火
長夏
辰
(3月)
申
(7月)
春
卯
木
(四經)
(2月)
金
酉
(8月)
秋
(四經)
戌
(9月)
長夏
寅
(1月)
水
丑
長夏
(12月)
子
亥
(10月)
(11月)
冬
(四經)

應十二脈圖

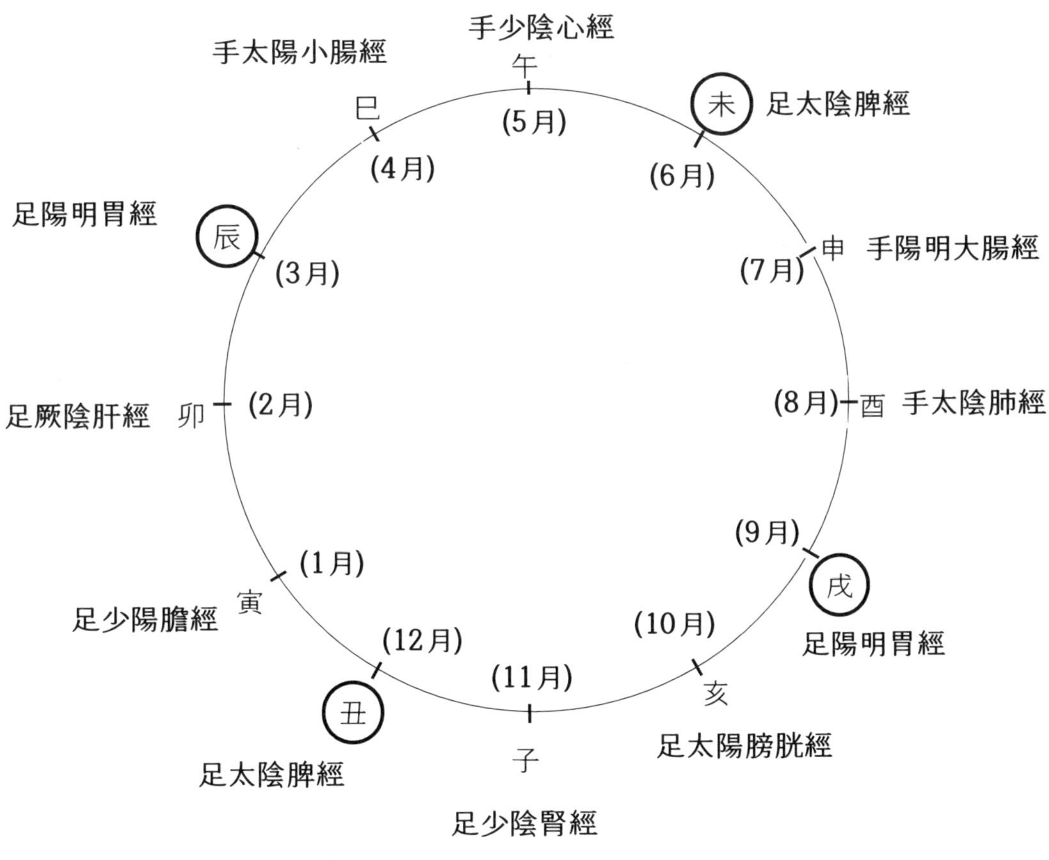
手少陰心經
午
(5月)
手太陽小腸經
巳
(4月)
未
足太陰脾經
(6月)
足陽明胃經
辰
(3月)
申
手陽明大腸經
(7月)
足厥陰肝經
卯
(2月)
(8月)
酉
手太陰肺經
(9月)
戌
足陽明胃經
(1月)
寅
足少陽膽經
(12月)
丑
足太陰脾經
(11月)
子
足少陰腎經
(10月)
亥
足太陽膀胱經

心 기능이 회복될 때 맥이 위로 많이 올라오면 회복되는 것이다. 肝은 升達이니 肝脈도 위로 올라오면 회복된다고 보면 된다. 즉, 肺腎은 收藏하니 肺腎脈은 아래로 내려가면 회복되므로 知陽者 知陰者이다. 만약 肝心脈이 知陽이 안 되어 내려가는 것이 많으면 병이 더해가는 것이다.

凡陽有五하니 五五二十五陽이요. : 五藏脈에 五脈의 모습이 다 있어 五藏의 상황을 판단할 수 있으니 五五二十五陽이 된다. 陽有二十五면 陰有二十五일 것이다. 이와 같이 陰陽이 꼭 같아야 하는 것이 바로 知陽者는 知陰이고 知陰者는 知陽하는 것이다.

典據 **所謂陰者는 眞藏也니 見則爲敗하고 敗必死也요. 所謂陽者는 胃脘之陽也라.**

解說 **所謂陰者는 眞藏也니 見則爲敗하고 敗必死也요.** : 知陽者는 知陰하고 知陰者는 知陽하고 이렇게 知陽이 되고 知陰이 되어 각자 맡은 바를 알아 조화를 이뤄야 하는데 이 조문에서 소위 陰者라 하는 것은 知陰이 아니고 眞藏이다. 완전히 陰으로만 되면 知陽이 없는 생명 활동이 정지된 상태가 되는 것이다. 즉, 眞藏脈이 나타나면 敗症이며 敗하면 죽을 수밖에 없는 것이다. 그러므로 陰陽이 항상 화합하여 陰平陽秘가 되어야 하는 것이다.

所謂陽者는 胃脘之陽也라. : 그러므로 知陰이 되면 知陽이 될 것이며 知陽의 모습이 胃脘의 기운으로 가장 많이 나타나는 것이다. 다시 말하면 胃脘의 기운으로 가장 많이 나타난다는 뜻은 中焦가 막히면 心火는 下降치 못한다. 즉 허공에 구름이 꽉 끼면 태양의 빛과 열이 지구에 도달할 수 없게 되고 그렇게 되면 水升은 이루어질 수 없게 되며 火降해야 되는데 도리어 火升만 되니 水升火降의 생명 현상이 이루어지지 않아 上焦와 下焦가 모두 병들게 되는 것이다. 濁氣는 도리어 在上하고 淸氣는 도리어 在下하게 되는 것이다.

別於陽者, 別於陰者에 대하여 가르치다

典據 **別於陽者는 知病處也요. 別於陰者는 知死生之期니 謹熟陰陽하야 無與衆謀니**

解說 **別於陽者는 知病處也요.** : 陽은 浮數인데 表症이며 陽症이니 病處를 쉽게 알 수 있고
別於陰者는 知死生之期니 : 陰은 遲沈인데 裏症이며 陰症이니 병이 오래되고 중한 상태라 죽는 것이다. 別於陽者는 치료하기가 쉽고, 別於陰者는 치료하기가 어렵다는 말이다.
謹熟陰陽하야 : 삼가 陰脈, 陽脈을 익혀서 숙달이 되도록 해야 한다. 陰脈은 脈象이 遲沈하는 것이고, 陽脈은 脈象이 浮數하는 것이다.
無與衆謀니 : 本人이 陰脈, 陽脈을 익혀 숙달하는 것이지 이것은 다른 사람들과 토론하여 습득되는 것이 아니다. 五脈의 絶對脈인 正常脈의 내용을 충분히 공부하고 나서 환자의 脈을 보며 익히고 숙달시켜야 한다. 또한 각각 五脈에 浮沈遲數이 있으니 본인만의 감각으로 익히고 숙달할 수밖에 없는 것이다. 「素問」에 脈要精微論과 玉機眞藏論을 공부하면 된다.

脈象의 陰陽에 대하여 가르치다

典據 **所謂陰陽者는 去者爲陰이요 至者爲陽이며 靜者爲陰이요 動者爲陽이며 遲者爲陰이요 數者爲陽이라.**

解說 **所謂陰陽者는** : 소위 陰脈, 陽脈이라고 하는 것은
去者爲陰이요 至者爲陽이며 : 脈象이 가는 것, 즉 아래로 내려가는 것은 陰이고, 脈象이 이르는 것, 즉 위로 올라가는 것은 陽이다.
靜者爲陰이오 動者爲陽이며 遲者爲陰이오 數者爲陽이라. : 脈象이 활

발하지 못한 것은 陰이고, 脈象이 활발하게 뛰는 것은 陽이다. 脈象이 느리게 뛰는 것은 陰이고, 脈象이 빠르게 뛰는 것은 陽이다.

死陰, 生陽의 生死에 대하여 가르치다

典據 **死陰之屬은 不過二日而死하고 生陽之屬은 不過四日而生이니**

解說 **死陰之屬은 不過二日而死하고** : 心之肺를 謂之死陰이요. 乘하는 것, 즉 火乘金을 死陰이라 한다. 더운 기운이 燥寒한 기운을 공격하므로 더 燥해지면 불과 二日만에 죽는다.
生陽之屬은 不過四日而生이니 : 肝之心은 謂之生陽이요. 生하는 것, 즉 木生火는 生陽이라 하고, 肝은 升達이고 心은 炎上이니 木生火가 되어 升達이 炎上을 도와주면 불과 四日만에 살아난다.

生陽, 死陰, 重陰, 辟陰에 대하여 가르치다

典據 **所謂生陽死陰者는 肝之心을 謂之生陽이요. 心之肺를 謂之死陰이요. 肺之腎을 謂之重陰이요. 腎之脾를 謂之辟陰이니 死라 不治이니다.**

解說 **所謂生陽死陰者는** : 소위 生陽, 死陰이라고 하는 것은
肝之心을 謂之生陽이요. : 生하는 것, 즉 木生火는 生陽이라 한다. 肝은 升達이고 心은 炎上이니 木生火가 되어 升達이 炎上을 도와주면 사는 것이고
心之肺를 謂之死陰이요. : 克하는 것, 즉 火克金을 死陰이라 한다. 더운 기운이 燥寒한 기운을 공격하므로 더 燥해지는 것이다. 灼金肺된 것이다. 이것 또한 灼金肺된 원인을 알아야만 근본 치료가 될 수 있는 것이다.

生陽圖 例

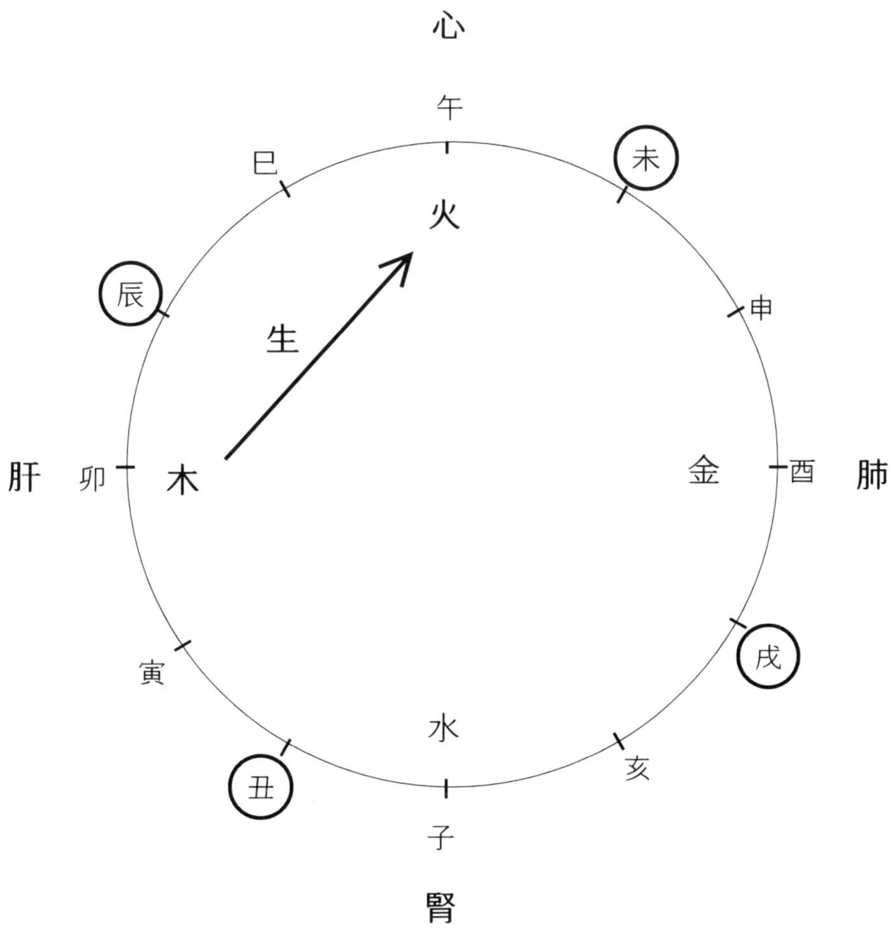

死陰圖 例

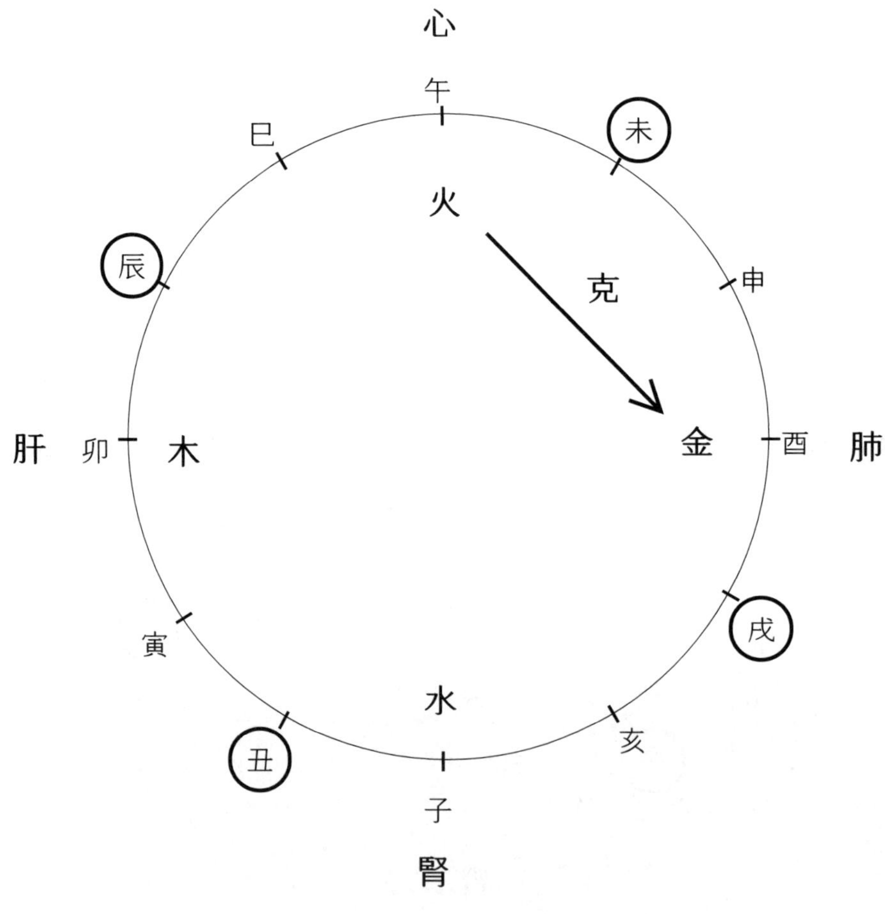

重陰圖 例

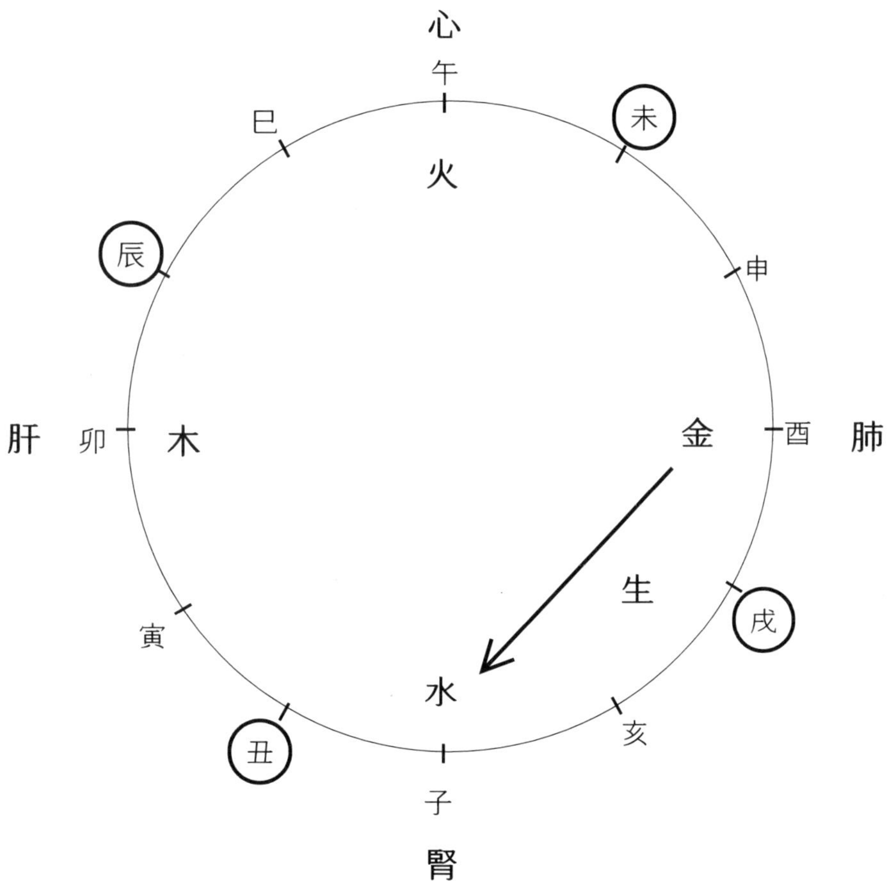

辟陰圖 例

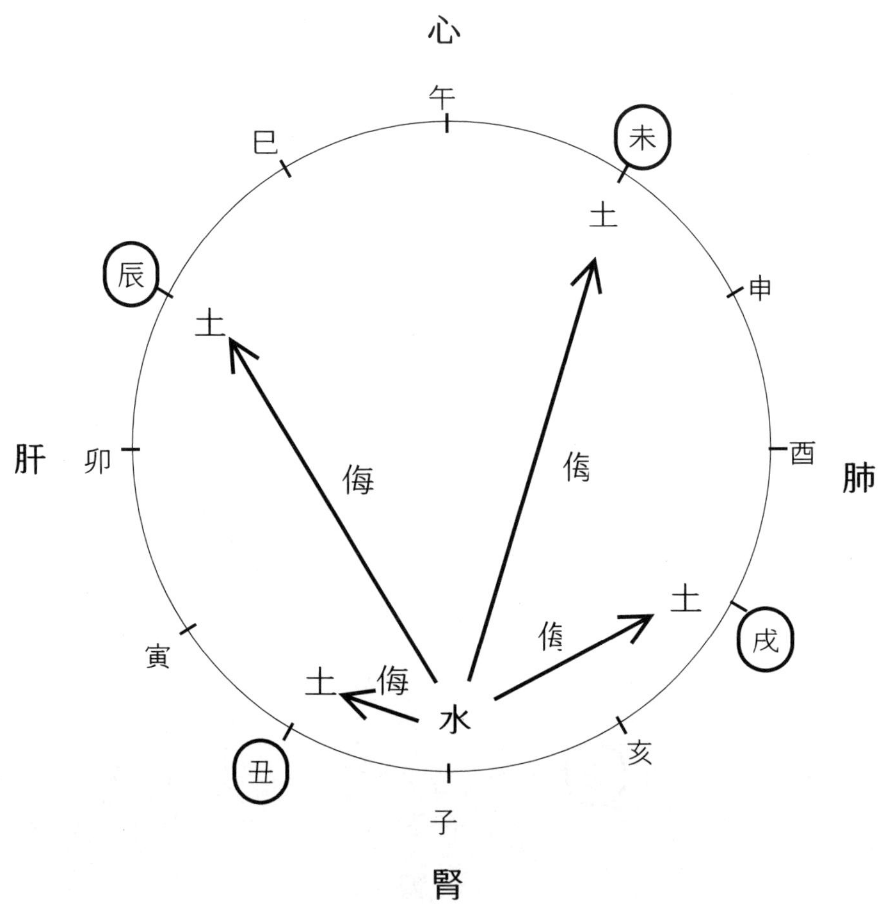

肺之腎을 謂之重陰이요. : 金生水도 적당해야지 이상 항진된 肺의 燥寒한 것이 腎의 차가운 것을 더 부추기니 重陰이 된다. 重陰되면 위독한 것이다. 重陰되었다 함은 金生水를 말하는 것이 아니라, 生長은 없고 收藏만 하는 것이다. 기운이 너무 편중된 것을 말한다 脈 하나에도 陰陽이 합해 있으니 아래로 내려가는 기운이 있으면 올라오는 기운도 있어야 하는데 아래로 내려가는 기운도 없고 올라오는 기운도 없다. 重陰은 가을의 收와 겨울의 藏이 동시에 기운이 편중되어 버리면 重陰이 되어 버리는 것이다. 반드시 陰陽의 氣運이 합해 있어야 하는데 重陰이 되면 陽의 활동은 없어지는 것이다.

腎之脾를 謂之辟陰이니 死라 不治이니다. : 水侮土이다. 土克水를 해야 정상이다. 土의 기운이 水를 통제해야 정상인데 水侮土하여 土가 水를 통제할 수 없으므로 土는 설 자리를 잃게 되는 것이다. 이것을 辟陰이라 하고 辟陰이 되면 陽이 없어지고 土의 활동은 상실되는 것이다. 火生土는 木生火가 되므로 火生土가 되는 것이고, 木의 升達을 받아야 炎上이 된다. 炎上하는 기운이 있어야 土를 生해 준다. 火生土한 연후에는 土生金이 되지 바로 土生金은 안 된다. 金生水도 반드시 위에 火生土 土生金을 해야 水를 生해 준다. 다시 말하자면 이미 水侮土되어 土가 克을 할 능력도, 生을 받을 능력도, 生하여 줄 능력도, 克을 받을 능력도 없는 것이다. 五行은 相生으로 도와주기도 하지만 相克으로 생명 활동을 견고히 하며 相生相克으로 五藏六府는 모두 같이 조력하고 견제함으로써 생명 활동을 지속하고 있는 것이다. 또한 中央 土라! 長夏라! 辰, 戌, 丑, 未(土)로서 春(寅卯辰), 夏(巳午未), 秋(申酉戌), 冬(亥子丑), 즉 肝(寅卯=木), 心(巳午=火), 肺(申酉=金), 腎(亥子=水)의 사이사이에서 中化의 역할을 하는 고로 土의 기능이 상실되면 肝, 心, 肺, 腎의 기능 또한 모두 상실되는 것이다. 한마디로 못 먹으면 죽는다.

結陽者, 結陰者에 대하여 가르치다

典據 **結陽者는 腫四支하고 結陰者는 便血一升하고 再結再升하고 三結三升하고 陰陽結斜하야 多陰少陽曰 石水이니 少腹이 腫하고**

解說 **結陽者는 腫四支하고** : 四肢는 諸陽之本이라. 實際로 生氣가 가지에 제일 많이 간다. 그런데 물을 안 주면 가지부터 말라 버린다. 그런데 結陽되면 사지로 生氣가 가지 못하게 되고 말초까지 生氣가 출입을 못하게 되어 순환과 배설이 부족하게 되므로 노폐물이 쌓여 四肢腫이 되는 것이다. 濕氣를 通하게 하고 生氣를 소통시키면 된다. 하지만 이 방법은 증상 치료인 것이며 근본 치료는 못 된다. 脾主四末이란 말이 있다. 木(寅, 卯), 火(巳, 午) ,金(申, 酉), 水(戌, 亥), 즉 肝, 心, 肺, 腎 사이에 辰, 戌, 丑, 未 土, 즉 脾胃(소화기)인 長夏가 중화작용을 한다. 소화기가 충격을 받으면 肝, 心, 肺, 腎의 생명 활동이 저하되고 만다. 소화기가 충격을 받는 이유는 木乘土, 水侮土된 것이니 체질적 치료를 해야만 온전한 근본 치료라 할 수 있다.

結陰者는 便血一升하고 再結再升하고 三結三升하고 : 結陰, 結陽 모두 陰陽을 하나로 봐야 한다. 죽은 사람은 陰陽이 둘이 되지만 살아 있는 사람은 절대 陰陽이 둘이 될 수가 없다. 생명이란 陰平陽秘이기 때문이다. 陰은 收斂인데 結陰은 收斂이 지나쳐 막힌 것이며 生氣의 출입이 막혀 腸 점막이나 腸 근육이 용을 쓰다 보니 細管이 터지는 것이다. 이로 인해 大便下血이 생기게 되고 부인들이 結陰되면 근종이 생기고 生氣의 출입이 막혀 자궁점막이나 근종의 세관이 터져 자궁출혈도 생기게 되는 것이다.

陰陽結斜하야 : 收斂과 發散이 모두 안 되니 陰도 陽도 제 구실을 못하는 것이다. 자기 멋대로 하는 것이다,

多陰少陽曰石水이니 : 陰陽이 結斜하므로 多陰少陽이 되었다. 靜하는 기운이 많고 활동하는 기운이 적다는 뜻이다. 多陽이면 流水라고 할 것인데 石水는 갇힌 물이다.

少腹이 腫하고 : 多陽少陰이면 手足이 부을 것인데, 多陰少陽이므로 手足은 아무렇지도 않고 아랫배가 붓는 것이다.

陽加於陰, 陰虛陽搏, 陰搏陽別에 대하여 가르치다

典據 **陽加於陰은 謂之汗이요 陰虛陽搏은 謂之崩이요 陰搏陽別은 謂之有子이니다.**

解說 **陽加於陰은 謂之汗이요** : 陽이 陰에 더하면 땀이 난다. 인체가 정상적일 때는 陰陽의 활동력이 똑같아야 하는데 陽이 더 많이 활동을 하니 陽加於陰이 되는 것이다. 만약 氣滯된 곳이 있다면 陽氣가 生氣가 氣滯된 그곳을 해결하려고 평상시보다 더 많이 활동을 해서 열이 나고 땀이 나는 것이다. 또한 陽加於陰은 陽氣가 평상시보다 더 많이 활동하므로 시간이 지날수록 陽氣가 소모되고 지치게 되는 것이다. 활동하던 陽氣에 收斂하는 陰氣가 가해지면 땀이 난다. 우리가 운동할 때도 처음에는 땀이 안 나지만 한참 후에는 기운이 지치면서 땀이 나는 것이다. 亡陽이 되는 것이다. 이것이 陽加於陰이다. 그러므로 운동을 마친 직후에 땀이 묻어나는 정도가 자기 체력에 알맞아야 운동이 되는 것이지 땀이 줄줄 흐를 정도로 운동을 한다면 이것은 운동이 아니라 노동이 되어 버려 도리어 몸에 해롭다. 무엇이든지 無爲之事해야 하는 것이다.

陰虛陽搏은 謂之崩이요 : 陰은 收斂하고 陽은 활동을 한다. 그런데 陰이 虛한데다(陰은 收斂하며 자료이며 물체를 의미) 陽搏을 해 대니 爲之崩이라. 收斂이 부족하고 자료도 부족한데 陽의 기운이 팍팍 활동을 해 대니 그 충격으로 하혈하게 되는 것이다. 陰의 기운이 虛하면 陽도 搏을 하면 안 된다. 陰平陽秘로 서로서로 陰과 陽의 收斂 활동이 알맞아야 하는 것이다. 즉, 음양이 㩳㩳해야 되는 것이다.

陰搏陽別은 謂之有子이니다. : 陰이 陽의 別에 搏한다. 陽別은 水升火降을 말하는 것인데 반드시 陰平이 되어야 陽氣의 출입이 원활한데 임신을 하게 되면 心腎交濟, 水火交濟, 즉 水升火降이 부족하게 된다. 그 이유는 임신하게 되면 제일 먼저 肝이 많은 활동을 하게 되므로(태아 생육으로 肝의 升達 기운을 더 많이 필요로 하게 된다.) 收藏이 부족하게 되며 자료가 부족해지니 心腎交濟가 덜 되는 것이다.

素問撮要

-황제내경 소문이야기-

초판 1쇄 인쇄 | 2022년 11월 15일
초판 1쇄 발행 | 2022년 11월 20일

지은이 | 최재훈
발행인 | 강희일 · 박은자
발행처 | 다산출판사

주소 | 서울시 마포구 대흥로 6길 8 다산빌딩 402호
전화 | (02) 717-3661
팩스 | (02) 716-9945
이메일 | dasanpub@hanmail.net
홈페이지 | www.dasanbooks.co.kr
등록일 | 1979년 6월 5일
등록번호 | 제3-86호(윤)

ISBN 978-89-7110-629-7 93510

정가 24,000원